이 책을 향한 찬사

"과학적 근거와 실천 가능한 팁, 힘을 주는 조언들로 가득한 이 책은 독자에게 몸과 마음을 주도적으로 돌보도록 영감을 줄 것이다."
— 엘렌 랭어, 하버드대학교 심리학과 교수, 『마음챙김』 『노화를 늦추는 보고서』 저자

"과학이 영성과 만나는 곳에서 마법이 시작된다. 삶에 다시 불꽃을 넣고 싶다면 반드시 읽어야 할 책."
— 토머스 에릭슨, 『도무지 내 맘 같지 않은 사람들과 잘 지내는 법』 저자

"건강하고 지속 가능한 방식으로 살아 있음을 느끼고 싶다면 이 책을 읽어라. 호르몬의 치유력을 활용해 방향성과 안정감, 연결감을 찾는 독창적인 자기돌봄의 접근법. 매혹적이다!"
— 수지 리딩, 심리학자, 『자기돌봄 혁명 The Self Care Revolution』 저자

"부오리살미 박사의 책은 과학적 연구와 실제 경험을 훌륭하게 엮어, 호르몬이 우리의 웰빙에 어떻게 영향을 미치는지에 대한 신선한 통찰을 제공한다. 복잡한 주제를 누구나 이해할 수 있도록 풀어냈다."
— 모나 모이살라 박사, 뇌건강 전문 심리학자

"에밀리아 부오리살미 박사는 호르몬 건강의 열정적인 옹호자로서, 마음·몸·영혼의 조화를 위해 호르몬 균형이 필요함을 이해하고 있다. 그는 각 사랑 호르몬을 설명하며, 건강한 호르몬 균형을 되찾기 위한 실천적 활동을 제안한다. 이 책은 호르몬이 생리적·심리적으로 전달하려는 메시지를 이해하도록 영감을 줄 것이다."
— 디애나 미니치 박사, 영양 과학자, 『홀 디톡스 Whole Detox』 저자

부오리살미 박사에 대한 찬사들

"록스타 같은 연설가의 에너지와 의학 박사의 전문성이 만난, 지금 시대에 꼭 필요한 책이다. 의사가 나를 위해 처방해준 듯 꼭 맞는 책이다."

— 페카 히매넌 박사, 『해커, 디지털 시대의 장인들』 저자

"영리하고 아름답고 대담한 저자, 에밀리아 박사는 사랑의 힘에 대해 통찰력 있는 목소리를 낸다. 그녀는 누구의 책장에나 반드시 꽂혀 있어야 할 책을 쓴다."

— 존 블룸, 아카데미·에미상 후보 영화감독

에밀리아 부오리살미는 우리가 '사랑'이라 부르는 것을 신비화하지 않고 풀어내어, 다시금 우리 스스로 감정적 보상과 충족을 주도할 수 있게 해준다. 전체론적으로 진실되고 직관적으로 정밀한 그녀의 글은 '사랑 호르몬의 과학'을 통해 우리의 본래적 힘의 원천과 다시 연결시켜준다." — 수잔 윈터, 『이별의 고통 Breakup Triage』 저자, 관계 전문가

"에밀리아의 '사랑' 메시지는 전 세계 여성에게 힘을 주고 영감을 준다. 나는 그녀와 함께 일하고 사랑·호르몬·행복을 연구하며 그녀만의 독창적인 사랑의 공식을 발견하는 과정을 지켜보았다. 그녀의 삶 속에서 일어난 변화를 목격했기에, 이제 전 세계 사람들이 그녀의 인생을 바꾸는 방법을 배울 수 있다는 것이 기쁘다."

— 미나 랑게, 《코스모폴리탄》 핀란드 편집장

"전문가의 능숙함과 따뜻한 코코아 한 잔 같은 온기를 지닌 에밀리아 박사의 책은 유용한 조언으로 가득하다. 그녀가 제시하는 사랑의 공식은 타인과의 관계는 물론 무엇보다 자기 자신과의 관계에 귀중한 자산이 된다." — 진 스미스, 『플러톨로지 Flirtology』 저자

"인간 경험 가운데 사랑만큼 근본적으로 중요한 요소는 드물다. 사랑을 과학적으로 탐구하면 그 신비가 퇴색된다고 주장하는 이들도 있지만, 부오리살미의 새 책은 사랑의 과학이야말로 우리 자신을 이해하는 데 도움이 된다고 설득력 있게 보여준다. 근거 기반의 권고로 가득하며, 실용적이면서도 따뜻하고 매혹적인 책이다."

— 코리 플로이드 박사, 『외로움을 치유하는 법 The Loneliness Cure』 저자, 워싱턴대학교 인간발달학과 교수

멈춰버린 몸과 마음을 다시 일으키는
호르몬 혁명

THE HEALING POWER OF HORMONES

Copyright © 2025 by Dr. Emilia Vuorisalmi M.D.
Korean Translation Copyright © 2025 by Book21 Publishing Group
Korean edition is published by arrangement with Albatros Agency
through Duran Kim Agency.

이 책의 한국어판 저작권은 듀란킴 에이전시를 통한
Albatros Agency와의 독점계약으로 (주)북이십일에 있습니다.
저작권법에 의하여 한국 내에서 보호를 받는 저작물이므로
무단전재와 무단복제를 금합니다.

멈춰버린 몸과 마음을 다시 일으키는

호르몬 혁명

에밀리아 부오리살미 지음
최가영 옮김
이시형 감수

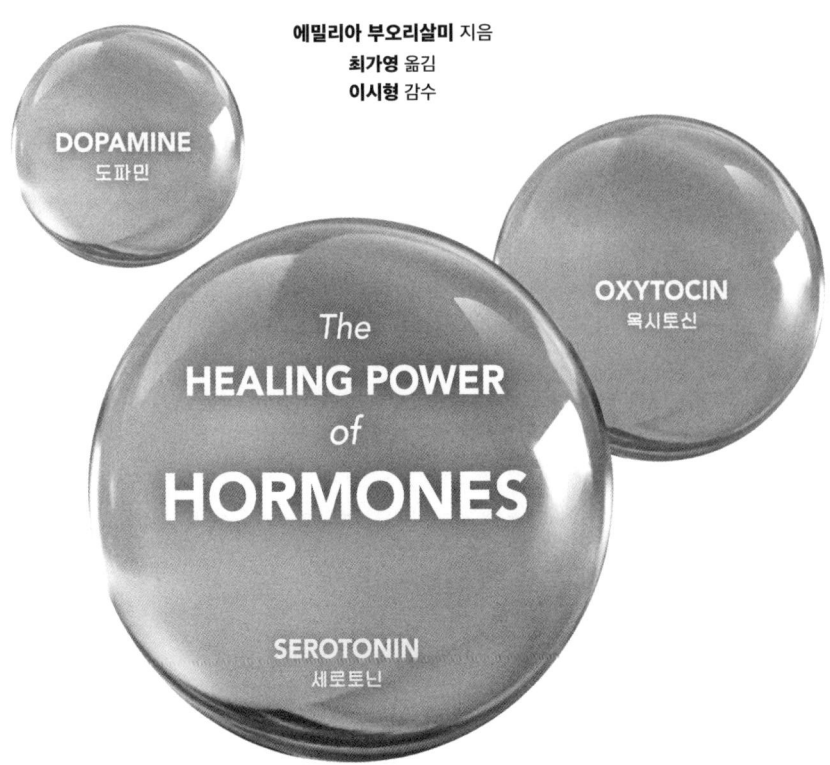

DOPAMINE
도파민

OXYTOCIN
옥시토신

The
HEALING POWER
of
HORMONES

SEROTONIN
세로토닌

21세기북스

| 감수의 말 |

나는 오랫동안 '행복은 특별한 순간의 흥분이 아니라, 매일의 일상에서 느끼는 평온에서 온다'고 강조해왔다. 우리가 흔히 찾는 엔도르핀의 짜릿한 쾌감보다 더 중요한 것은 세로토닌이 주는 잔잔한 안정감이다. 세로토닌은 우리 뇌와 몸을 차분히 다스려주며, 파도가 거세게 몰아쳐도 균형을 지켜낼 수 있게 도와준다. 미국에서 수련을 마치고 귀국했을 당시, 나는 한국 사회 곳곳에서 화와 불안이 쌓여가는 모습을 목격했다. 병원 대기실에서는 원인을 알 수 없는 불안과 통증을 호소하는 환자들이 많았고, 학교와 군대에서는 억눌린 긴장과 분노가 터져 나왔다. 그때 나는 약물만으로는 이 문제를 해결할 수 없

다는 것을 절실히 느꼈다. 결국 마음을 회복시키는 길은 생활 속에 있다는 깨달음을 얻었다. 햇빛을 쐬고, 숲길을 걷고, 여럿이 함께 북을 치며 호흡을 맞추는 활동이야말로 세로토닌을 깨우고 사람을 변화시키는 힘이었다.

이런 경험은 내 삶을 바꾸어놓았다. 나는 세로토닌 문화운동을 시작했고, 2009년에는 세로토닌문화원을 세웠다. 청소년과 장병, 직장인이 함께 북을 치며 웃음을 되찾는 장면을 전국 곳곳에서 확인할 수 있었다. 삶은 단번에 바뀌지 않는다. 그러나 매일 조금씩 세로토닌을 일깨우는 습관이 쌓이면 결국 방향이 달라진다. 이것이 내가 줄곧 강조해온 '햇빛, 걷기, 관계'라는 세로토닌 3요법이다.

이번에 에밀리아 부오리살미 박사의 원고를 감수하면서, 나는 반가움과 놀라움을 함께 느꼈다. 그는 자신의 고통을 숨기지 않고 드러내며, 그 경험을 과학적 지식과 연결해 독자에게 전달한다. 도파민, 세로토닌, 옥시토신을 삶의 중심축으로 놓은 설명은 내가 오랫동안 강조해온 세로토닌의 역할과 이어진다. 책장을 넘기며 '세계 어디서든 같은 해답을 찾고 있구나' 하며 공감했다.

부오리살미 박사는 단순한 이론가가 아니다. 불면과 통증, 관계의 상처를 겪으며 바닥을 경험했고, 그 과정에서 도파민은 방향을, 세로토닌은 안전감을, 옥시토신은 연결을 주는 힘임을 깨달았다. 그의 글을 읽으며 나는 임상 현장에서 만난 수많은 얼굴을 떠올렸다. 불안과 외로움 속에서 길을 잃었던 이들이 세로토닌을 회복하며 웃음을 되찾던 모습과 겹쳐졌다.

이 책의 장점은 누구나 따라 할 수 있는 방법을 제시한다는 점이다. 규칙적인 수면, 햇빛과 운동, 호흡과 명상, 감사하는 태도, 자신을 지켜내는 경계 세우기 같은 생활 습관이 그것이다. 작은 습관이 쌓이면 뇌와 몸이 바뀌고 결국 삶도 달라진다. 감수자로서 나는 '내가 강조해 온 메시지가 세계적으로 통한다'는 확신을 새롭게 얻었다.

또한 이 책은 내게 배움도 주었다. 나는 세로토닌을 중심으로 이야기해왔지만, 이 책은 도파민과 옥시토신까지 함께 다룬다. 추진력과 안전감, 그리고 연결감이 맞물릴 때 비로소 진정한 균형을 이룰 수 있다는 점에서 내 시야도 넓어졌다. 감수자이지만 독자로서 귀한 깨달음을 얻은 것이다.

오늘날 우리는 빠르고, 크고, 복잡한 것을 추구하다가 오히려 지치고 병든다. 그러나 건강은 그 반대쪽에서 시작된다. 나는 늘 '천천히, 작게, 단순하게'라는 세 단어를 강조해왔다. 삶을 천천히 살고, 작은 습관을 지키고, 단순하게 관계를 가꾸는 것, 그것이 세로토닌을 깨우는 길이다. 부오리살미 박사는 이 메시지를 호르몬이라는 언어로 풀어낸다. 도파민은 삶에 의미 있는 추진력을 주고, 세로토닌은 평정의 안전망을 제공하며, 옥시토신은 따뜻한 연결을 준다. 이 세 가지가 함께 흐를 때 우리는 안정된 추진력을 얻고, 흔들림 없는 삶을 살아갈 수 있다.

나는 이 책을 병원 밖에서 스스로를 돌보는 백신 같은 책이라 부르고 싶다. 의학은 병을 줄이는 데 그치지 않고, 사람을 온전하게 만드는 데 그 목적이 있다. 이 책은 그 길을 가는 훌륭한 안내서가 될 것이다. 감수하면서 나 역시 오랫동안 걸어온 길에 동지가 있다는 확신을 얻었다. 독자들이 이 책을 따라 자신만의 리듬을 찾고, 균형 있는 삶을 회복하기를 진심으로 바란다. 그것이 곧 건강이고 행복이며, 인간다운 삶의 품격이다.

더구나 앞으로 닥쳐올 장수 사회, 그리고 우울과 불안, 고독이 짙어지는 불확실성의 시대에 이 책은 한 줄기 구원의 빛이 되어줄 것이다.

_이시형,
정신과 신경정신과학 박사, 『세로토닌하라!』 저자

| 들어가는 글 |

고향 핀란드에서 사람들은 나를 '러브 닥터'라는 별명으로 부른다. 나 자신의 중독 행동을 이해하고 건강하고 균형 잡힌 삶으로 돌아가고 싶다는 혼자만의 간절한 마음으로 떼기 시작한 발걸음이 나를 여기까지 이끌었다. 밑바닥으로 떨어지기 직전, 나는 삶의 활기를 몸의 세포 하나하나로 느끼면서 꿈을 향해 나아가는 중이었다. 차창을 내리고 얼굴에 불어오는 바람을 맞으며 LA의 선셋 대로를 달리면 그렇게 자유로울 수가 없었다. 나는 탄탄대로 위에 있었고 하루하루가 충만하고 안락했다.

하지만 이혼 후 핀란드로 귀국하면서 내 인생은 완전히 달라졌다.

짧지만 강렬했던 연애와 결별은 나를 황량하고 낯선 곳으로 내몰았다. 마치 펴보기도 전에 날개가 꺾인 것처럼 온몸이 한없이 무거웠다. 나는 고국 핀란드에서 모든 걸 다시 시작해야 했다.

그 시절 내 삶은 온통 잿빛이었다. 잠도 오지 않았다. 나는 11월의 진눈깨비가 헬싱키 전체에 무거운 담요처럼 내려앉는 모습을 작은 사무실 창문으로 바라봤다. 예전에는 착실하게 노력하면서 진정으로 활기찬 삶을 살던 이곳에서 나는 정처 없이 표류하고 있었다. 위성항법장치도 닻도 잃어버린 배 같았다. 나는 방향감각을 잃고 어디로 가야 할지 몰라 안절부절못했다.

이혼의 충격은 감정적 위기뿐 아니라 내 몸에도 말 그대로 비명을 지르며 바닥을 구를 정도의 통증을 안겼다. 이 감각은 내게서 모든 기쁨을 앗아갔다. 나는 손가락 하나 까딱하기 어려운데 어느 병원에 가도 통증의 원인을 못 찾겠다는 말만 들어야 했다. 나는 어떤 일에도 집중하지 못했고 때로는 머릿속이 몽롱해서 식료품점에서 집으로 돌아오는 길조차 잊었다. 그런데도 다들 내게 아무 이상이 없다는 말만 되풀이했다. 평생의 사랑이라고 믿었던 사람이 떠난 일로 내 몸과 영혼이 산산조각 난 것 같았다. 나 자신을 되찾고 싶었다. 하지만 내가 아는 유일한 방법은 다시 새 사랑을 찾는 것뿐이었다.

나는 사랑에 빠진 나를 사랑했다. 솔직히 얘기하면 나는 그쪽으로 고수였다. 사랑에 중독된 나는 내 영혼의 짝이 될 남자를 호시탐탐 찾았다. 사랑이라는 약에 취해 있을 때는 에너지가 넘쳤지만 약효가 오래가는 법은 없었다. 나는 곧 깨달았다. 섹스도 스킨십도 데이트도 갈수록 더 많이 필요하다는 걸. 사랑이 독으로 변한 것이다.

어쩌면 천천히 성실하게 삶의 균형으로 되돌아가는 자신만의 길을 개척하려면 바닥까지 떨어져봐야 하는 것일지도 모른다. 관계에 대한 중독은 나로 하여금 사랑의 과학을 깊이 탐구하게 만들었다. 나는 일명 사랑 호르몬으로 불리는 도파민, 세로토닌, 옥시토신 삼총사가 균형을 이룰 때 사람은 스스로 치유될 수 있을 뿐만 아니라 의미와 기쁨과 모험으로 가득한 인생을 시작할 수 있다는 것을 깨달았다. 이게 바로 내가 책을 쓴 이유다. 나는 살아 있음을 느끼는 삶을 구축할 도구를 당신 손에 쥐여 주고 싶다. 치유와 건강으로 돌아가는 길을 찾는 동안 내가 했던 모든 잘못된 선택을 하지 않도록 이 책이 당신을 보호해주기를 바란다.

우리의 길잡이, 사랑 호르몬
• • •

누군가는 물을지 모르겠다. 사랑 호르몬이 뭐 그렇게 특별하냐고. 낭만적 사랑에서 주연 역할을 하는 것 외에도 사랑 호르몬은 *신경조절물질로도 작용한다*. 다시 말해 사랑 호르몬은 다른 호르몬들의 작용을 관리하는 화학물질이라는 뜻이다. 뇌를 북적이는 대도시 같은 복잡한 네트워크라고 생각해보자. 이 도시에서는 도로망(신경경로)을 따라 한 곳(뉴런)에서 다른 곳(또 다른 뉴런)으로 정보를 전달하는 교통(뇌가 주고받는 메시지)이 상시 일어난다. 도시에서, 교통 흐름은 단지 자동차와 도로 자체만으로 이루어지지 않는다. 자동차가 언제 가고, 멈추고, 속도를 줄일지를 알려주는 신호등, 표지판 그리고 지시 장치 등이 있어야 한다. 이게 바로 뇌의 신경조절물질이다.

신경조절물질은 스스로 메시지를 생성하지는 않지만, 메시지가 송수신되고 처리되는 방식에 영향을 미친다. 신경조절물질은 특정 메시지의 볼륨을 높이거나(초록불) 낮추고(빨간불), 수신 장치의 감도를 조정(더 잘 보이도록 신호등 불의 밝기를 조정)한다. 이런 식으로 신경조절물질은 사람의 기분부터 우리가 스트레스를 어떻게 학습하고 반응할지에 이르기까지 거의 모든 일의 조절을 보조한다. 잘 배치된 교통신호가 도시의 교통을 보다 원활하고 안전하게 만드는 것처럼, 신경조절물질은 뇌의 메시지 송수신 시스템이 능률적으로 잘 작동하게 한다.

그러므로 도파민, 세로토닌, 옥시토신 수치를 잘 관리하고 이 중요한 분자들이 오래도록 유유히 흐르는 건강한 삶의 방식을 배워야 한다. 그래야 호르몬 시스템 전체가 덤으로 개선되어 몸과 마음과 영혼이 살아가는 내내 진정한 균형을 이룰 수 있다.

사랑 호르몬은 에너지 분배를 관리하는 몸속 길잡이다. 여기서 에너지란 비단 체력만 가리키지 않는다. 책을 읽다 보면 이해되겠지만 마음과 영혼의 에너지도 포함된다.

말이 나온 김에, 호르몬과 에너지가 정확히 뭔지 더 자세히 살펴보자. 호르몬은 내분비계의 화학적 전령이다. 내분비계는 여러 선腺으로 구성된 우리 몸의 메시지 전달 시스템으로, 이 선들은 특별한 분자를 분비하는데 이것이 바로 호르몬이다. 호르몬은 전령 역할을 해 혈류를 타고 온몸을 돌아다니면서 여러 신체 부위에 다양한 정보를 전달한다. 가령 갑상선은 몸이 에너지를 사용하는 방식을 조절하는 호르몬을 분비하고, 췌장은 인슐린을 분비해 세포가 혈중 당분을 연료로 적절하게 소비하도록 돕는다. 또 부신은 위기에 대처할 때 필요한 스트레스 호르몬을 분비한다.

사람의 몸이 집이라고 상상해보자. 모든 가정에는 집 안 곳곳에 전기를 배분하는 전기 배전반이 있고, 호르몬은 모든 것을 원활하게 작동시키는 다양한 스위치와 조절 장치와 같다. 호르몬을 우리 몸이 에너지를 배분하고 에너지 균형을 관리하도록 도와주는 전령으로 생각해보라. 호르몬들은 협동해 세포가 새로 자라게 하고, 음식물을 처리하고, 섹스하고, 균 감염에 맞서 싸우는 것 같은 다양한 과정과 기능 조절에 관여한다.

그중에서도 사랑 호르몬에 주목하자면 도파민은 에너지에 방향성을 부여해 우리가 특정 목표로 향하도록 이끈다. (내가 진정한 내 목소리에 귀 기울이고 있는가? 나는 기쁨의 감정을 온전하게 누리는가? 내가 내 창의력과 특출한 재능을 공공의 선을 위해 올바르게 쓰고 있는가?) 반면에 세로토닌은 에너지를 보호한다. (나는 안전하고 소중히 여겨지고 있나? 내가 스스로를 아끼는가?) 또, 옥시토신은 우리를 다른 사람들이나 주변의 모든 것과 연결시킨다. (나는 내면의 자아와 이어져 있나? 나는 보살핌을 받고 있고 소속감을 느끼고 있다고 생각하는가?)

인생에서 방향을 잃고, 당신이 하는 일과 하루를 보내는 방식에서 의미를 찾지 못하며, 두려움이나 의무감 때문에 익숙한 것에만 매달릴 때, 이런 모습은 당신이 영혼의 길로부터 천천히 멀어지고 있다는 신호일 수 있다. 깊은 내면의 자아와의 이러한 불일치는 무의식적인 스트레스를 야기할 수 있다. 그런 까닭에 당신의 영혼이 몸과 마음의 증상을 통해 당신에게 고충을 호소하는 것이다.

내 인생에서 가장 불행했던 시기를 되돌아보면 그때의 나는 확실히 내면의 자아와 단절됐었던 걸 알 수 있다. 당시 나는 스스로 길을 찾아 나아가는 게 아니라 다른 사람이 나 대신 삶의 의미를 채워주고 이끌어주기만 기다렸다. 내 안에서 안전감을 찾으려 하지는 않고 누군가 내 마음을 보듬어 불안감을 눌러주길 바란 것이다. 게다가 사람을 비롯해 어떤 것에도 연결되어 있다는 감각이 없었기에 어디든 진정으로 내가 속한 곳이라고 생각하기 힘들었다. 연애를 통해 도피하려 했지만, 고통의 근원은 결국 나 자신과의 관계가 깨어진 데 있었다.

사랑 호르몬이 균형을 이루려면 신경계의 균형을 맞추는 방법을 배우는 것이 매우 중요하다. 스트레스 호르몬과 사랑 호르몬은 기본 재료가 같기에 스트레스 호르몬을 합성하느라 모든 재료를 소진하면 도파민, 세로토닌, 옥시토신을 만들 자원이 남지 않기 때문이다. 사람의 자율신경계는 정보 고속도로와 같아서 어느 신체 부위에 에너지를 쓸지, 스트레스 반응을 언제 켤지 그리고 사랑 호르몬이 어떻게 작동하게 할지를 통솔한다. 이 책에서도 곧 안내하겠지만 각자 자신의 내면을 마주하고 살필수록 우리는 무의식적 스트레스의 주범인 과거의 아픔과 트라우마를 놓아줄 줄 알게 된다. 그러면 결국 호르몬 균형을 위한 탄탄한 밑바탕이 구축될 것이다.

지난 10년 동안 나는 사랑 호르몬의 심오한 의미와 가르침을 이해하고자 연구에 몰두했다. 그러는 동안 내면의 자아와 한 몸이 되어 심장이 진정으로 펄떡거리는 삶을 통해서만 호르몬 균형을 이룰 수 있다는 사실을 배웠다. 자신의 목적을 스스로 찾는 대신 이리저리로 가라는 남들 얘기에 휘둘릴 때는 도파민의 기본 수치가 요동을 친다. "싫어"가 본심인데 "좋아"라고 대답할 때 세로토닌 수치는 휘청인다. 또, 주변 사람들과 동떨어져 있어 불안하고 외롭다고 느낄 때는 옥시토신 수치가 기우뚱한다. 따라서 더 깊은 자아가 내는 목소리에 귀를 기울이고 스스로 자신의 에너지를 올바르게 사용하기 시작하면 사랑 호르몬도 균형을 찾아간다. 그 결과 우리는 긍정적 에너지, 의미, 유대감, 기쁨을 더 누릴 수 있다.

많은 현대인이 일에 치여서 혹은 각자의 근심거리에 짓눌려 제대로 숨도 쉬지 못하고 매일매일을 멍하니 버텨내는 이 시대에 활기차고 능동적인 삶이라니, 터무니없는 소망으로 보이기까지 한다. 오늘날 돈 걱정과 미래에 대한 두려움은 밤낮없이 우리를 괴롭힌다. 모두가 친밀한 관계를 갈망하지만 가장 가까운 가족조차 단절된 게 우리의 현실이다. 우리는 그 어느 때보다 불안하고 외롭고 고립된 세상을 살고 있다. 내 인생을 스스로 붙잡아 주도하기는 요원해 보이고, 삶은 그런 우리를 보란 듯 스쳐 지나간다. 세계보건기구WHO의 조사에 따르면 2020년 이후 불안과 우울증이 25%나 증가했다고 한다. 지구촌은 점점 더 가까워지건만 개개인은 그 어느 때보다 고립감과 외로움을 느낀다는 얘기다.

이런 정서적 결핍에는 호르몬 불균형이 자주 동반된다. 자신을 우선순위 맨 끝으로 밀어내는 데 너무 익숙해진 나머지 균형을 되찾으려는 노력은 시도조차 않는다. 그렇게 고장 난 심신의 상태는 우리의 새로운 일상이 된다. 며칠이 몇 주, 몇 달로 늘어나고 그동안 우리는 언제쯤 다시 빛이 들까 기다리면서 자욱한 안개 속에서 하루하루를 보낸다.

나 역시 이런 어둠 속에서 허우적대던 시기가 있었다. 하지만 삶의 모든 굴곡은 새로운 곳으로 나아갈 문이라는 사실을 깨달았다. 바닥을 쳤다가 지금 당신이 읽고 있는 이 책을 내기까지 나는 지옥 같은 연애를 했고 호르몬 불균형과 견디기 힘든 육체적 고통을 겪었다. 진정한 자아를 잃고 한참 방황하기도 했다. 그러나 종국엔 날 이끌어 치유하고 균형을 되찾게 한 것 역시 이 여정이었다. 나는 이 책이 당신에게 그런 길잡이가 되길 바란다. 당신이 이 책을 통해 희망을 품고 내면의 자아를 다시 만나 스스로를 건강하게 회복시킬 실용적 방법을 얻으면 좋겠다.

그렇다고 사랑 호르몬의 건강상 이점을 체험하겠다고 일부러 아무 연애나 시작할 필요는 없다. 진짜 중요한 건 사랑 호르몬에 담긴 깊은 의미를 아는 것이다. 그래야 어떤 실천과 행동이 사랑 호르몬을 건강하고 지속적으로 생성하는지 이해할 수 있기 때문이다. 그러고 나서 저마다 이 호르몬들이 필요할 때 수치를 높이는 실천을 통해 사랑이 충만한 하루하루를 도모하면 된다.

내가 이 책을 쓴 목적은 단순하다. 당신이 사랑 호르몬 각각의 본질을 이해하고 그 안에 담긴 지혜를 일상에 녹여내도록 돕기 위해서다. 이 책을 잘 활용한다면 우리 몸이 속삭이는 소리를 더 경청하고 내게 딱 필요한 영양분을 바로바로 공급할 수 있게 될 것이다. 텅 비고 단절된 채 아무 의욕 없이 방황하며 하루하루를 허비하는 대신, 삶을 스스로 즐겁고 편안하고 자유롭게 만들어 삶의 주도권을 되찾길 바라마지않는다.

이 책 활용법
● ● ●

　　　　　　이 책은 뇌와 신체의 놀라운 능력을 단련해 건강, 치유, 진정한 균형을 되찾도록 돕는 안내서다. 사랑 호르몬 삼총사가 모두 균형을 이루면 우리를 새로운 차원의 인생 경험으로 인도하는 문이 열린다. 내면의 에너지원과 삶의 목적이 나라는 사람과 더 잘 합치되면 우리는 실패에 대한 두려움을 이기면서 자신의 힘을 과감하게 발휘하고 포부를 실현하고자 정진할 수 있다. 영혼을 풍요롭게 하고 등골을 짜릿하게 만드는 유대감이 생기면 삶이 총천연색으로 생동하기 시작한다. 또, 넘치는 자신감과 신뢰는 우리를 뜨겁게 사랑하고 열렬히 살아가게 한다. 호르몬 균형을 찾는 것은 이처럼 우리 삶에 마법 같은 일을 더 많이 불러들이는 일이다. 에너지와 목적과 신념이 상승기류를 타고 비상하면 언뜻 황당해 보이던 꿈도 현실이 될 것이다.

　편의상 호르몬별로 부를 나누어 설명했지만, 원래 이 호르몬은 조화롭게 어우러져 작용하며 특정 행동이나 습관이 여러 호르몬의 상승을 동시에 견인한다는 사실을 기억해야 한다. 일상에 어렵지 않게 적용할 수 있는 실천요령을 기억하기 쉽도록, 이 책에서는 세 호르몬을 아래의 순서로 하나씩 살펴볼 것이다.

- 모든 의욕이 사라진 것 같고 실천이 힘들다면, 도파민 균형을 맞추는 법

을 배우는 것이 의욕과 자신감 향상에 도움이 될 것이다.
- **마음의 평화가 필요하고 기분을 조절하고 싶다면, 세로토닌**에 집중하자. 세로토닌은 평안과 균형감을 오래도록 유지하는 데 밑바탕이 되는 호르몬이다.
- **옥시토신의 균형**은 나를 내면의 자아와 합치시키고 주변 세상과 이어 주어 **유대감을 형성한다**.

이 책은 크게 3부로 구성되어 있다. 1부는 **도파민**의 세계를 탐구하는 이야기다. 도파민은 추진력, 보상, 전반적 행복감 그리고 에너지와 관련된 호르몬이다. 나는 도파민을 '방향의 호르몬'이라고 부르는데, 나만의 길을 되찾게 하고 하루하루를 삶의 목적으로 채운다는 점에서 그렇다. 여기서는 도파민이 선사하는 반짝 쾌감에 대한 의존도가 높은 현대사회의 특징을 지적하고, 빠르지만 그 순간뿐인 도파민 자극에 어떻게 의존성이 생기는지를 논한다. 우리 사회에는 밤늦도록 손에서 놓지 못하는 컴퓨터 게임부터 온라인 쇼핑, 가공식품, 합법적인 혹은 불법적인 약물에 이르기까지 건강하지 않은 방식으로 사람들의 쾌락 포인트를 자극하는 요소가 넘쳐난다. 하지만 이런 도파민 자극은 점점 더 많은 것을 갈구하게 만들 뿐이라 정점과 바닥을 반복해 오가는 쾌락 패턴을 만든다. 정점의 즐거움은 점점 줄고 바닥은 갈수록 깊어지는 모양새로 말이다. 1부에서는 도파민이라는 신경전달물질이 어떻게 우리의 심신에 마법을 부리는지를 이해하고, 우리 삶에 도파민을 건강하고 바람직하게 공급하는 다양한 방법을 배울 수 있다. 건강하지 않은 도파민 자극에 대한 의존을 점차 줄이고 그 자리를 지속 가능하면서 효과는 비슷한 도파민 원천으로 대체하는 법도 소개한다. 이 방법을 익히면 예전 같은 기복 없이 즐거움과 의욕이 넘치는 매일매일을 만들 수 있을 것이다. 도파민에 숨은 지혜를 깨달으면 매일 기쁨과 의미 가득한 삶을 되찾아 내 꿈을 좇으며 살아갈 수 있다.

2부에서는 자애로운 **세로토닌**의 세계로 들어간다. 사람이 신체적으로도 정신적으로도 건강하려면 이 놀라운 신경전달물질이 반드시 필요하다. 우리가 안전감을 느껴 용기 내 도약하고 자신만의 빛을 발하는 데 가장 중요한 호르몬이기 때문이다. 세로토닌 수치가 정상일 때는 집중력이 높다. 그뿐만 아니라 정서적으로도 안정되어 행복하고 평온해진다. 반면 세로토닌 수치가 감소하면 가장 흔한 결과로 우울증과 불안이 생기고 종종 수면장애와 소화불량이 따라온다. 안팎에서 불균형의 신호를 내보내는 셈이다. 그런 의미에서 2부 중반부터는 내면의 에너지를 보호하고 안전감을 탄탄하게 다져 세로토닌 시스템을 안정화하는 방법을 함께 알아볼 것이다.

3부에서는 사랑으로 따뜻하게 품는 **옥시토신**에 대해 이야기한다. 애정을 표현하고 스킨십을 할 때마다 분비된다고 해서 흔히 '포옹 호르몬'이라고도 하는 옥시토신은 부모와 자녀 사이를 돈독하게 만들고 사람들의 마음을 연결해 포근한 기분에 감싸이게 한다. 그런데 여기까지는 대부분 이미 아는 얘기이고 사실은 그게 다가 아니다. 옥시토신은 사람과 사람 사이의 유대감과 사회적 결속을 촉진하고 우리의 정서적 반응을 조절하는 데에도 중요한 역할을 하는 신경전달물질이다. 옥시토신 수치가 딱 적당할 때 우리는 배우자나 친구들과 마음이 통한다는 느낌을 받는다. 공감과 소통 능력이 향상되고 스트레스가 줄어 행복감도 커진다. 그뿐만 아니다. 옥시토신은 유대의 호르몬답게 우리를 내면의 자아와도, 주변 세상과도 연결해준다. 따라서 여기서는 자아와 다시 이어지는 방법을 배우게 될 것이다. 자아와 이어지면, 산다는 것의 좋은 면들이 보이고 온몸의 세포로 평온함을 느낄뿐더러 주변의 온 세상이 내 편이라는 기분이 들 것이다.

각 부 안에는 각 호르몬의 건강한 균형을 찾을 구체적이고 검증된 방법이 소개되어 있다. 모든 방법은 생물학과 의학에 대한 이해에 기반하고 있으며, 고대의 지혜부터 최근 떠오르는 양자의학까지 연결되어 있다. 각 장에서 나는 현재 당신이 경험하고 있을 수 있는 더 깊은 걸림돌이나 깊이 뿌리박힌 고통을 발굴하기 위한 내면 작업으로 당신을 안내할 것이다. 이런 걸림돌이나 고통은 사랑 호르몬들이 조화를 이루며 자유롭게 흐르는 것을 방해할 수 있다. 나는 가장 은밀하고 사적인 내면으로 깊숙이 들어가 자신의 영혼과 마주할 용기를 당신에게 주고 싶다. 그러기 위해 호흡과 명상처럼 몸과 마음을 모두 살피는 전인적 실천요령을 소개할 텐데, 이 수련을 통해 변화의 다음 단계로 나아가는 문이 열리길 기대한다. 여기서 주의할 점은 종종 진정한 진실은 안전지대에서 한 발 벗어났을 때 비로소 드러난다는 것이다. 안주해온 가짜 안전감을 포기해야만 앞으로 나아가 지금껏 꿈꿔온 삶을 실제로 살 수 있다.

책을 읽다 보면 곳곳에서 '돌아보고 실천하기'라는 글 상자를 만날 텐데, 잠시 멈춰서 호흡을 가다듬으면서 각 단원의 주제가 자신 안에서 어떻게 울리는지 생각할 시간을 주기 위한 장치다. 이 글 상자는 각자에게 의미 있는 질문을 던지고 지금 당장 시작할 만한 실천이 무엇인지 생각하게 할 것이다. 나는 사람들이 자신의 무한한 잠재력을 꿰뚫어 보도록 돕고 일상에 적용할 수 있는 실용적 지침을 제공하고자 이 책을 썼다. 그중에서 당신과 가장 잘 공명하는 요소를 취사 선택하길 바란다. 그렇게 변화를 위한 자신만의 처방을 만들어갈 때 당신은 본래 당신이 되어야 할 모습으로 성장해나갈 것이다.

이 책을 읽는 동안 기억할 것이 한 가지 있다. 매일 매 순간 행복하고 만족스럽고 활기차야 한다는 기대는 현실적이지 않다. 다만 우리는 그런 시간을 점점 늘릴 수 있고, 정서적 회복력과 전반적인 안녕감을 증진시킬 수 있다.

진정한 자신과의 만남을 위해

...

나만의 방식으로 환자를 치료하고 싶어

서 따로 클리닉을 열어 개원을 한 지 이제 10년여가 되었다. 그전까지는 전통적인 의사의 역할에 스스로를 억지로 끼워 맞춰 환자와의 진정한 소통 없이 겉으로 보이는 증상만 치료하는 데 너무 많은 시간을 허비했었다. 하지만 진정한 자신과 싸우고 저항하는 것은 쓸데없는 소모전이고 결코 생산적인 결과로 이어지지 않는다. 나는 용기 내어 사회의 틀을 깨고 나와 내 자아와 능력을 솔직하게 표현했고, 그 순간부터 일뿐만 아니라 삶 전체가 완전히 달라졌다.

현재는 다양한 플랫폼을 통해 사람들이 진짜 균형을 찾도록 돕는 일을 한다. 클리닉은 '전인적 의료'라는 뜻을 함께하는 멋진 팀원들 덕분에 환자들에게 이 치료의 개념을 인식시키고 해당 기법을 활용해 진심으로 소통하면서 환자를 치유하는 공간으로 성장 중이다. 내가 사랑 호르몬을 주제로 지금까지 쓴 책 두 권은 여러 언어로 번역된 베스트셀러가 되었다. 나는 내 이름을 건 TV 프로그램과 팟캐스트를 진행했고, 일대일 온라인 코칭을 통해 더 많은 이들이 삶의 균형을 찾도록 도왔다. 또, 한때는 헬싱키 시걸스Helsinki Seagulls라는 남자 농구팀의 팀닥터이자 공동 구단주였고 핀란드에서 황금시간대에 방영된 로맨틱 코미디 드라마에서 주요 배역으로 출연하기도 했다. 내가 하려는 얘기는 남에게 설교만 하는 게 아니라 나 역시 직접 실천하며 살려고 노력 중이라는 것이다. 내게 기쁨과 에너지를 주는 일을 하고, 자신을 어떤 틀에도 가두지 않는 용기 있는 삶을 말이다. 내가 깨달은 바로, 용기를 내어 자신의 꿈을 좇고 진정한 자아와 교감하면서 마음 맞는 좋은 이들과 어울릴 때 우리가 어디까지 이뤄낼 수 있는지를 절대 과소평가해서는 안 된다.

  이 책은 내가 배운 과학적 지식과 짧지 않은 의사로의 경력 그리고 절망의 끝에서 완전한 변화와 성장을 이룬 개인적 경험이 어우러진 집약체라 할 수 있다. 의사로서 나는 옛 지혜와 새로운 통찰 사이에 다리를 놓아 연결하는 것을 목표로 한다. 한편으론 실천의 선봉에 서서 대중에게 다양한 질문을 던지고 삶과 건강에 대한 새로운 시각을 제시하고도 싶다. 하지만 지금은 무엇보다 진정한 자아를 만날 방법을 찾고 그 여정의 끝에서 일어나는 마법을 당신이 체험하기를 소망한다.

  내가 당신에게 가장 바라는 것은 이 책을 통해 각 호르몬의 핵심 성질을 알고 그 안에 담긴 지혜를 이해하는 것이다. 그래서 각자 몸과 마음에 감춰진 자신의 욕구를 인식하고 사랑 호르몬이 오래도록 건강하게 흐르게 하는 방법을 배워가길 바란다. 말하자면 이 책을 각자의 맞춤형 도구상자로 삼는 것이다. 의미와 창의력과 참된 기쁨이 흘러넘치는 삶을 되찾아 매일매일을 더 행복하고 활기차게 살 수 있도록 말이다.

  나는 이 책이 어둠 속에서 빛을 밝히는 등불이 되어 변화와 성취가 기다리는 자기만의 길로 당신을 인도했으면 한다. 그런 당신의 여정에 함께한다고 생각하니 벌써 설렌다.

덧붙이자면, 자신의 내면을 들여다보고 성찰하는 이 여정 동안 건강을 스스로 잘 돌보기를 당부한다. 내가 의사이긴 하지만 이 책에서 우울증, 불안, 심신의 증상에 대한 임상 지침이나 치료 약물을 소개하지는 않는다. 기분장애, 만성 불안, 우울증이 있거나 더 깊은 수준의 개입이 필요한 고통을 겪고 있다면, 지체하지 말고 의사를 찾아가 도움을 요청하길 권한다.

| 차례 |

감수의 글 … 4
들어가는 글 … 9

도파민 : 방향의 호르몬

──── • DOPAMINE • ────

1장 도파민은 어떤 호르몬인가? … 31
2장 목적지까지 기쁨을 따라가라 … 63
3장 나만의 길을 걸을 용기를 발휘하라 … 83
4장 꿈을 실현하라 … 99

세로토닌 : 안전의 호르몬

──── • SEROTONIN • ────

5장 세로토닌은 어떤 호르몬인가? … 125
6장 신경계를 두려움에서 안전감으로 전환하라 … 143

7장 건강한 경계를 세워라 ··· 183

8장 내면의 장해물을 걷어내라 ··· 198

3부

옥시토신 : 연결의 호르몬

— • OXYTOCIN • —

9장 옥시토신은 어떤 호르몬인가? ··· 221

10장 내면의 자아와 다시 만나라 ··· 237

11장 감사하는 마음을 일깨워라 ··· 258

12장 일체감을 키워라 ··· 268

13장 사랑 호르몬의 치유 능력 ··· 285

나가는 글 ··· 293

감사의 말 ··· 297

참고자료 ··· 300

1부

THE HEALING
POWER OF
HORMONES

도파민: 방향의 호르몬

DOPAMINE: THE HORMONE OF DIRECTION

도파민은 어떤 호르몬인가?

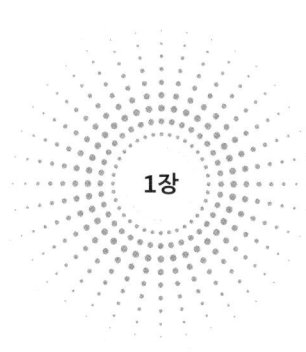

도파민은 방향과 보상의 호르몬이다. 도파민은 끊임없이 새로운 고지에 오르고 자신의 한계를 넘어서도록 우리를 부추긴다. 세상 끝자락에 위태롭게 서서 미증유의 가능성을 즐거이 탐색하는 모험가를 떠올려보라. 그것이 딱 도파민의 모습이다. 만약 도파민이 투자전문가였다면 항상 앞으로 얻을 보상을 기대하면서 고위험 고수익률 종목에 집중 투자했을 것이다.

사람이 내딛는 모든 발걸음 뒤에는 기본적으로 도파민이 있다. 건강한 수준의 도파민은 동기 부여, 보상, 즐거움, 각성, 기분, 집중력 그리고 긍정적인 추진력과 행복감에 매우 중요하다. 커피 마시기든, 휴대전화 집어 들기든, 집 안 물건 정리든 어떤 결정을 행동으로 옮기도록 화력을 높여주는 게 바로 도파민이다. 하지만 도파민은 더 심오한 역할도 한다. 만사의 중심에 에너지가 있다고 칠 때 도파민은 이 에너지가 삶의 목적을 향하도록 이끈다.

진정한 삶의 목적을 찾은 사람은 마음이 평화롭다. 그래서 오래가지 않을뿐더러 유해하기까지 한 엉뚱한 곳에서 괜스레 도파민을 찾아 헤매지 않는다. 진정한 방향과 목적에 따라 사는 삶은 양질의 도파민 시스템을 구축하는 열쇠이며 우리를 세포 하나하나까지 건강하게 한다.

도파민은 동기를 부여하고 목표지향적 행동을 촉진하는 데 도움을 준다. 이를 통해 우리는 보상을 추구하고 목표를 달성하기 위한 행동을 취할 수 있게 된다. 도파민은 운동기능 조절에도 중요한데, 부드럽고 정확하게 움직임을 조정하도록 돕는다. 일례로 파킨슨병 같은 질환은 낮은 도파민 수치와 연관이 있으며, 이로 인해 떨림 등의 증상이 나타나고 동작을 자연스럽게 하기 어려워진다. 그런 한편 역으로 움직임이 도파민 생성의 큰 동력으로 작용하기도 한다. 춤이나 운동 같은 신체 활동이 일상에서 도파민 수치를 높이는 좋은 방법이라고들 하는 이유다.

도파민은 주의력, 학습, 기억 등의 인지 과정에도 영향을 미친다. 연구에 따르면 건강한 사람은 보상 상황에서 해마와 측좌핵에 도파민 방출이 증가해 기억력이 향상된다. 반면, 알츠하이머 환자나 도파민 기능이 저하된 집단은 이 효과가 현저히 줄어들었다. 이는 도파민이 해마의 시냅스 가소성을 조절해, 어떤 기억을 오래 저장할지를 결정하는 데 중요한 역할을 한다는 사실을 뒷받침한다. 즐거운 활동이나 보람 있는 경험을 하면 도파민이 뇌로 방출된다. 뇌 속 도파민은 뉴런의 특정 수용체에 결합해 즐거움과 만족감이 들게 하는 신호를 퍼뜨린다. 신호 전달을 마친 도파민은 아까 도파민을 분비했던 뉴런에 다시 흡수되거나(이를 재흡수라고 함) 효소에 의해 분해된다. 그렇게 뇌의 도파민 수치가 조절된다.

도파민이 가장 많이 분비되는 순간은 뇌가 보상을 *기대*할 때다. 산책하러 나가기 전에 신이 나서 꼬리를 흔들어대는 강아지를 떠올려보자. 도파민의 본질을 잘 보여주는 장면이다. 산해진미를 즐기거나 비디오 게임을 하거나 섹스를 하는 등 즐거움을 경험할 때 뇌로 쏟아지는 도파민의 홍수는 궁극적으로 우리의 *내적 보상 시스템*을 강화한다. 그러면 우리는 이러한 보상에 기반한 무의식적인 패턴과 습관을 형성해 반응하게 되고, 이는 우리가 즐거운 활동을 더 많이 추구하도록 만든다. 뇌는 궁극적으로 우리의 생존을 보장하고자 하며, 생존에 유리한 방향으로 우리를 행동하게 할 최선의 방법을 찾기 위해 끊임없이 골몰한다. 여기서 핵심은 진화학적으로 인간의 생존은 보상과 즐거움을 추구하는 뇌의 특징과 밀접하게 관련 있다는 것이다. 뇌는 인간이 튼튼하게 자라게 하고 먹을거리가 풍부하고 살기 좋은 정착지를 더 잘 찾도록 돕기 위해 그렇게 한다. 이는 태어날 때부터 프로그래밍되어 있는 본능이다. 인간이 먹고 섹스하고 어울려 교류하면서 집단을 이루는 것은 안전을 보장받기 위한 생물학적 욕구인 것이다. 그러나 곧 다시 얘기하겠지만 우리가 사는 이 세상은 인간의 본능에 아로새겨진 이런 고대의 생물학적 특성을 고려하지 않는다. 그 결과, 즐거움이 넘치면 고통으로 변할 수도 있다.

도파민의 어두운 면
● ● ●

도파민 수치가 균형을 이루지 못하면 방향을 잃기 쉽다. 이때 사람들은 외부에서 즉각적으로 쉽게 얻을 수 있는 도파민에 의존하게 되는데, 패스트푸드나 무의미한 SNS 스크롤링, 술이나 약물 등이 그 예다. 이러한 지속 불가능한 도파민 공급원은 도파민 수치를 순간적으로 확 높여 에너지와 의미가 충만해진 것 같은 착각에 빠뜨린다. 하지만 효과는 그때뿐인 데다 같은 만족감을 얻으려면 점점 더 많은 자극이 필요해진다.

도파민 시스템의 균형이 깨졌을 때 사람은 진로를 잘못 잡았다는 생각이 들거나, 본인의 자질이 충분하지 못하거나 잠재력을 발휘하지 못할까 봐 두려워하게 될 수도 있다. 한마디로 길을 잃었다는 느낌이 드는 것이다. 이것이 바로 외부의 일시적인 도파민 공급원에만 의존해서 도파민 시스템을 구축하는 것이 정신적·신체적·영적 안녕에 아무런 도움이 되지 않는 이유다. 의미 있는 삶, 즉 각자의 재능을 십분 발휘하고, 번영하며, 완전히 살아 있다고 느끼는 삶을 살기 위해서는 나만의 방향을 따라야 한다.

자신만의 인생 방향을 따르지 않으면 표면상의 자신과 내면의 진정한 자아 사이에 간극이 생긴다. 진정한 자아와의 이런 불일치는 고통이 비집고 들어올 수 있는 여지를 만든다. 그리고 우리는 마음속 그 고통을 느끼지 않기 위해 할 수 있는 거의 모든 것을 할 것이다. 이 공허함은 다양한 중독적 행동의 근원이다. 사랑 중독에 빠져 있던 시절 내가 그랬던 것처럼 말이다.

도파민의 이런 어두운 면을 이해하고 어느 부분에 위험이 도사리고 있는지 주지하는 것은 보상 시스템의 새로운 청사진을 만들기 위한 준비의 시작이다. 그래야 나의 성취, 성공, 잠재력을 완전히 다른 틀 안에서 인식할 수 있다. 이 첫걸음을 떼면 지속 가능한 원천에 뿌리를 둔 건강한 도파민 시스템을 세우는 것이 꾸준한 추진력과 행복에 어째서 중요한지를 알게 될 것이다. 건강한 도파민 시스템은 진정한 성취를 이루는 삶, 자신이 있어야 할 바로 그 자리에 있다고 느끼는 삶의 열쇠이기 때문이다.

그래서 우리는 도파민 기본값이 어떻게 작동하는지, 정점 경험의 본질은 무엇이고 그것이 어떻게 중독의 핵심에 있는지를 이해할 필요가 있다.

도파민 기본값

'도파민 기본값'은 특별한 자극이 없어도 체내에 일정하게 존재하는 도파민의 양을 뜻한다. 도파민 기본값이 건강한 사람은 충분한 도파민이 혈류를 타고 순환하기 때문에 늘 의욕이 있고 기분이 상쾌하다.

반면에 도파민 기본값이 이미 낮은 사람의 도파민 수치가 그 밑으로 떨어지면 공허함이 심신을 장악한다. 마치 에너지가 고갈된 것처럼 발을 뗄 기운조차 안 난다. 이 정도로 도파민 수치가 떨어지면 집중이 잘 안 되고 정보를 수집하고 처리하기도 어려워진다. 에너지가 부족해 의욕적으로 열심히 살기가 힘들다. 심지어는 도파민 폭락 때문에 삭신이 뻣뻣해지고 쑤시기까지 한다. 대개 사람들은 도파민 수치가 기본값 아래로 떨어질 때 오는 이런 공허함과 저에너지 상태를 견딜 수 없어한다. 그래서 급한 마음에 바깥으로 눈을 돌려 지속성 없는 도파민 공급처라는 미봉책을 찾는 것이다. 매칭앱에서 새 데이트 상대를 검색하거나, 늘 다음 해외여행 생각에 빠져 있거나, 일에 미친 듯이 몰두하거나, 음식이나 술에 의지하는 것이 그런 예다.

특히 언제든 접속할 수 있는 소셜미디어는 빠르고 간편한 디지털 도파민의 간편한 공급처다. 사람들은 '좋아요'와 '댓글'을 통해 뇌의 도파민 분비를 자극해 즉각적인 만족감을 얻는다. 게다가 액정화면에 손을 대기만 하면 새로운 것이 늘 눈앞에 짜잔 나타난다. 빠른 박자로 편집된 비디오 영상들은 산만하게 이 영상 저 영상 찔러보는 우리에게 흥분과 기대감을 선사하고 도파민 분비를 증가시킨다. 빠른 템포 편집의 예측 불가능성은 무제한으로 넘쳐나는 콘텐츠와 함께 도파민 수치를 높이는 또 다른 요소다. 다음에 무엇이 나올지 알 수 없고 항상 뭔가가 더 있기 때문이다.

이런 지속 불가능한 도파민 출처의 문제점은 처음의 도취감이 금방 사라지는 탓에 전처럼 기분이 좋아지고 의욕이 생기게 하려면 점점 더 많은 자극이 필요해진다는 것이다. 이것이 도파민의 본질이다. 도파민은 늘 더 많이 원하게 만든다. 쇼핑도, 스마트폰 사용도, 섹스도, 일도 매번 전보다 더 해야 성에 찬다.

뒤에서 더 자세히 다루겠지만, 도파민 시스템의 균형을 맞추고 건강한 도파민 기본값을 구축하며 내면의 자아를 마주할 준비를 할 때 핵심은 속도가 아닌 방향이다. 나를 비롯한 많은 사람이 조급해하면서 모든 걸 단숨에 이루고 싶어 한다. 그래서 시간을 들여 도파민 수치가 충분한 수준으로 자연스럽게 회복되고 서서히 통찰이 떠오르기를 기다리지 못하고 틀린 방향으로 달려가기 일쑤다. 하지만 기존의 방식으로는 새로운 문을 열 수 없는 법이다. 내면 작업을 시작하고 도파민 공급원을 지속 불가능한 것에서 지속 가능한 것으로 바꾸고자 할 때, 우리의 가장 좋은 친구는 인내심이다.

언급했듯 도파민은 방향의 호르몬인 까닭에 사람 마음에 불을 붙이고 기운을 내 꿈을 향해 달려가게 한다. 이때 그 길이 내가 나를 위해 정한 방향이라면 삶은 순풍에 항해하는 배처럼 환하고 충만해진다.

그러나 자신의 영혼이 가리키는 방향을 따르지 않는다면 삶이 공허해질 수 있다. 바로 이 공허함이 중독이 비집고 들어올 틈을 만든다.

중독, 아픔을 가리기 위한 안간힘

'들어가는 글'에서 잠깐 얘기했는데, 바닥까지 떨어졌을 때 나는 자신을 위로하고 아픔을 잊는 데 매번 효과를 봤다고 생각한 방법, 즉 섹스와 연애에 매달렸다. 나는 사랑에 빠지는 것으로 자신을 '치료'하는 방법을 익혔다. 욕망과 육체적 화학반응이 일으키는 감정을 마치 구명줄이라도 되는 양 붙잡고 놓지 못했다. 갓 시작한 연애가 주는 도취감은 나를 휘감은 공허함을 떨쳐낼 탈출구였다.

내게는 누군가의 사랑을 받는 것이 가장 큰 보상이었다. 새로운 상대와 연애를 시작할 때마다 아찔할 정도의 에너지가 분출됐고 펄떡이며 살아 있는 듯한 느낌이 들었다. 그 파급효과로 한동안은 삶의 방향감각도 생겼다. 내게 남자가 없는 삶은 텅 비고 지루할 뿐이었다. 나의 사업파트너는 농담으로 이런 말까지 했다. "에밀리아와는 기밀유지협약NDA이 아니라 NAFL, 그러니까 연애금지협약Not Allowed to Fall in Love을 맺어야 해." 연애 초반의 떨림이 만드는 호르몬 칵테일은 내 아픔을 치유하고 다시 내 자신이 되었다는 기분을 느끼게 해주었다.

하지만 연애 초의 들뜸은 곧 암흑으로 변했다. 사랑 중독자인 나의 도파민 시스템은 어느새 '도파민 정점 경험'에 심각하게 의존하고 있었다. 여기서 '정점 경험'이란 하룻밤의 관계, 승진, 마라톤 입상 같은 일시적 도파민 공급원이 체내 도파민 수치를 확 높이는 것을 말한다. 이 정점 경험은 즐겁고 황홀하기까지 해서, 자꾸 그런 순간을 갈망하게 만든다. 한 경기가 끝나자마자 다음 경기 준비를 시작하거나 새로운 대형 프로젝트를 바로 맡는 식이다. 도파민 정점 경험에 지나치게 의존하는 뇌의 관점에서는 스스로를 다그칠 이유, 가만히 있지 않고 할 무언가가 끊임없이 필요하다. 그러나 정점 경험이 사그라들고 나면 흔히 공허함이 밀려든다. 추격전의 짜릿함 뒤엔 그토록 기다렸던 보상이 아무것도 아닌 것처럼 느껴질 수 있다는 소리다. 나는 연애와 사랑에 중독된 뒤로 곧 전과 똑같은 진정 효과를 얻으려면 문자메시지, 데이트, 섹스, 스킨십 등의 자극이 더 많이 필요하다는 것을 깨달았다. 이처럼 갈수록 많은 것을 원하면서 그것을 '어떻게' 얻느냐는 개의치 않는 것이 도파민의 본성이다.

   장기적으로 뇌의 지속적인 도파민 과부하는 도파민 수용체의 감도를 떨어뜨리는 결과를 낳는다. 그래서 도파민 시스템이 외부의 공급처에 의존하다 보면 처음보다 많은 양의 도파민을 필요로 하게 된다. 문제는 더 많은 도파민을 끌어올수록 도파민 내성도 함께 커진다는 것이다. 즉 물질이든 행동이든 전과 똑같은 정도로는 더 이상 예전만큼의 즐거움과 만족감을 얻지 못한다. 결과적으로 도파민 기본값은 더 떨어지고, 도파민 수치를 전처럼 유지하기가 점점 더 어려워진다. 그렇게 되면 동일한 도취감이나 보상 감각을 얻기 위해 행동의 크기를 키우거나 빈도를 늘릴 수밖에 없다. 더욱 큰 사탕 봉지를 사고 더 오랫동안 소셜미디어를 무의식적으로 스크롤하는 시간을 보내야만 이전과 같은 신경화학적 효과를 얻을 수 있게 되는 것이다.

이런 변화는 내성 발생으로 이어지고 종국엔 의존성이나 중독으로 발전하기 쉽다. 뇌가 지금과 다른 상태나 쾌감을 좇도록 리모델링되면 중독 물질이나 중독적 행동을 갈망하기 시작할 수 있는데, 이를 신경적응이라고 한다.

이 신경적응 반응은 약, 술, 도박, 섹스, 나아가 사랑을 비롯한 광범위한 보상 경험에 일어날 수 있다. 내 경우에는 사랑에 목을 맬수록 언젠가부터 만족감을 느끼는 대신 자아와 괴리되고 내가 나 자신이 아닌 것 같은 느낌이 들기 시작했다. 나는 불안하고 초조했다. 종종 이런 변화의 첫 징후는 마음 가는 남자로부터 메시지가 오나 안 오나 확인하려고 계속 휴대전화만 확인하는 것이었다. 당시의 나는 그냥 가만히 있을 수가 없었다. 예전의 주의집중력은 온데간데없고 무엇에도 집중할 수 없었다. 더 이상 책도 못 읽겠고 영화 한 편 진득하게 볼 끈기도 없었다.

갈수록 더 많은 것을 원하는 이런 심리는 서구문화뿐 아니라 이제는 온 지구촌을 집어삼키고 있다. 사람들은 더 큰 집, 더 좋은 차, 더 화려한 일상이 필요하다고 스스로를 세뇌한다. 삶의 의미와 목적을 먹는 것에서 찾으려 하고 공허함을 채우고자 과소비를 한다. 그러나 끝없이 '더, 더, 더'를 외치는 욕망은 그토록 원하는 자유와 기쁨을 주는 대신 스스로를 노예로 만들기 십상이다.

이 이야기에서 자신의 모습을 발견하고 가슴이 뜨끔할지도 모르겠다. 또는 내면의 공허함을 채우거나 즐거움을 얻기 위해 이미 달콤한 음식, 술, 소셜미디어 같은 빠른 도파민 공급처에 의존하게 되었을 수도 있다. 이런 도파민 공급처는 흔히 부정적 사이클을 형성한다. 도파민을 더 많이 필요로 하지만, 정작 그만큼 얻고 나면 그것이 주는 긍정적 추진력, 에너지, 영감, 행복감은 점점 줄어든다. 중독적 행동을 이해하기 위해서는 신경적응을 반드시 이해해야 한다. 빠르지만 지속성 없는 공급원이 아니라 지속 가능한 원천에 의지하는 도파민 시스템을 재건하기 위해서도 마찬가지다.

사랑에 중독됐던 나는 사랑에 빠진 나 자신을 포기할 필요가 있었다. 그렇게 나 자신을 버림으로써 나는 방향감각을 되찾았다. 누군가의 '반려자'가 되고 싶다는 소망은 내게 의미를 부여하고 도파민이 흐를 방향을 알려주는 듯했지만 결국은 내게 아무 도움도 되지 않았다. 남의 좌표를 따라가는 것은 올바른 나의 경로에서 이탈하는 지름길일 뿐이다. 우리는 각자 저마다의 북극성을 찾아야 한다. 그리고 이를 위해 무엇보다 중요한 것은 도파민 기본값이 어떻게 작동하는지, 정점 경험의 본질이 무엇인지를 이해하는 것이다.

무엇이든 지속성 없는 도파민 공급원에 의존하는 것은 다음과 같은 여러 측면에서 우리에게 해를 끼칠 수 있다.

- **즉각적 보상에 대한 갈망이 커진다.** 커진 갈망은 필요한 양만큼의 도파

민 분비를 위해 중독적 행동을 하도록 만든다. 가령, 소셜미디어의 '좋아요'에 점점 더 목말라하거나 나아가 '좋아요' 숫자로 경쟁해서 이기고 싶어 하는 식이다.

- **보상에 둔해진다.** 다시 말해 항상 나를 즐겁게 해주던 활동에서 오는 즐거움과 만족감이 사라진다. 더 이상 평범한 정도로는 충분하지 않고 취미와 사교생활이 전과 같은 즐거움을 선사하지 않는다.
- **고통과 즐거움의 균형이 고통 쪽으로 기운다.** 그래서 빠르되 일시적인 외부의 도파민 공급처에 기대서 고통을 가리기 시작한다.
- **집중력을 유지하고 정보에 입각해 결정을 내리기가 어려워진다.** 그래서 할 일을 미루거나 목표 달성을 방해하는 활동에 빠진다.

지속성 없는 도파민 공급원에 의지해 정점 경험을 갈망하는 것은 작은 수영장에 거대한 파도를 일으켜서 서핑을 하는 것과 같다. 파도는 높고 온몸의 세포가 전율한다. 하지만 힘을 주체하지 못한 파도가 물을 수영장 밖으로 밀어낸다. 사방에 물이 튀고 물벼락을 맞은 주변 사물이 다 쓰러진다. 결국 수영장 안에는 물이 얼마 남지 않는다. 체내에 존재하는 도파민을 전부 써버린 사람은 물이 없어진 이 수영장처럼 안이 텅 빈 느낌을 받는다.

삶의 의미와 목적을 잠깐 느끼려고 지속되지 않는 도파민 공급원에 매달리기 시작하면 도파민 시스템을 대혼란에 빠뜨리기 십상이다. 정점 경험에 의존하는 사람은 충만해지는 게 아니라 점점 더 비참해진다. 그럼에도 아픔을 잊으려고 똑같은 잘못을 반복한다. 그렇게 중독의 소용돌이에 점점 더 깊이 빠지는 것이다.

많은 사람이 편안하고 행복해지기 위해 고군분투한다면서 실제로는 스스로를 해치고 있다. 인생 만사가 그렇듯 아픔과 쾌락 사이에는 균형이라는 게 있기 때문이다. 애나 렘키 Anna Lembke 박사의 저서 『도파민네이션』에도 이 '쾌락과 고통의 균형'이 나오는데, 저울이 쾌락 쪽으로 기울수록 우리 도파민 시스템이 균형을 되찾기까지 더 많은 고통이 필요하다고 렘키 박사는 설명한다. 도파민 기본값에 대해 이야기하면서 배웠듯, 도파민 수치가 낮은 상태는 우리 몸과 마음 모두에 고통스러울 수 있다. 수치심, 우울감, 절망은 (내가 뚜렷한 원인 없이 지속되는 요통으로 고생했던 것처럼) 육신을 아프게 할 뿐만 아니라 영혼을 파고드는 고통을 일으킬 수 있다.

인간은 추구하는 존재다. 우리는 의미 있는 무언가를 이루고자 불편을 감수하고 열심히 노력한다. 우리 조상에게는 식량을 구하러 다니는 것이 생존을 위한 필수 활동이었다. 그런데 열심히 먹을 것을 찾으려면 용기와 욕구가 있어야 했고 그렇기에 의지를 일으키는 도파민이 없어서는 안 됐다. 수렵과 채집은 위험한 데다 고되고 체력 소모가 큰 활동이었지만 내적 보상이 보답이 되었다. 무리를 살아남게 하는 행동을 하고 난 뒤 내면에서부터 차오르는 만족감이 그것이었다.

현대사회에서는, 적어도 문명화된 곳에서는, 더 이상 음식 같은 물자 때문에 불편함을 참고 노동을 하지 않아도 된다. 대부분의 현대인은 식재료를 직접 재배하지 않는다. 심지어 요리를 직접 할 필요조차 없다. 스마트폰 앱을 몇 번만 클릭하면 따끈따끈하게 완성된 음식이 곧장 집 앞으로 배달된다. 얼마나 간단한가.

하지만 여전히 선사시대에 머물고 있는 우리의 도파민 시스템에 이는 위기다. 우리 도파민 시스템은 쾌락-고통 저울의 균형을 유지하기 위해 반드시 불편함을 필요로 하기 때문이다. 도파민 시스템은 긍정적인 추진력, 행복감, 활력으로 하루하루를 채우려면 노력이 필요한 의미 있는 일을 하면서 살아가라고 요구한다.

의미는 도파민을 샘솟게 한다. 애정 없는 직장, 개인의 핵심 가치에 어긋나는 직업, 오직 타인만을 위해 하는 일이 그 사람의 도파민 시스템에 해로운 이유가 바로 여기 있다. 사람은 꿈을 품고 진정한 자신의 길을 따르면서 일상적인 실천을 할 때 건강하게 균형 잡힌 도파민 시스템을 구축할 수 있다.

물론 과잉쾌락에 빠짐으로써 중독적 행동을 자초하는 사람도 있다. 그러나 나는 내면의 자아와 단절된 채 자기 방향에 따라 살지 않는 데 따른 고통이 중독적 행동을 불러오는 것을 더 자주 목격한다. 흔히 사람들은 이처럼 깊은 불일치에서 오는 고통을 안간힘을 다해 숨기거나 회피한다.

가리고 싶은 아픔이 있을 때는 가장 건강한 활동조차 중독성을 띨 수 있다. 우리는 종종 물질이나 행동에서 얻는 쾌락이 중독의 핵심요소라고 생각한다. 하지만 렘키 박사가 지적하듯, 중독을 특징짓는 것은 고통에서 도망치려는 행동이다. 박사는 때로 우리가 저지를 수 있는 가장 고통스러운 일이 자신의 생각과 기분을 외면한 채 홀로 있는 것이라고 통찰력 있게 지적한다. 박사는 이렇게 적는다. "사람은 자기 자신으로부터 관심을 돌리기 위해 거의 뭐든지 하려 든다."

우리 사회는 중독적 행동에 대한 시각을 형성한다. 정서적 고통에서 도망치고자 일에 매달리는 사람은 타인의 눈에 열정적인 사업가로 비친다. 일 중독이 삶의 나머지 영역을 엉망진창으로 만들고 정신적·신체적 증상을 유발하는데도 말이다. 이런 사람에게는 자기계발조차 늘 개선할 부분이 생기는 끝나지 않는 프로젝트다. 그래서 자아와 단절된 채 바깥세상에서만 의미를 찾고 진정한 자신이 아닌 세상이 정한 틀에 스스로를 끼워 맞추려 한다. 공허함을 잊으려고 다음 마라톤 경기를 준비하며 훈련에 매진하는 사람은 또 어떤가. 이런 사람은 성실하고 뛰어난 운동선수로 인식되지만 사실은 늘 목적의식과 매달릴 다음 목표를 찾아다님으로써 고통으로부터 도망치는 게 본모습일지 모른다.

사랑은 왜 그렇게 중독적일까?

로맨틱한 사랑의 초기 단계, 즉 '신혼기'에서는 말 그대로 사랑에 취한 상태가 된다. 욕망의 대상에 매혹되고 사로잡혀 다른 어떤 것도 생각하지 못한다. 잠이 오지 않고 식욕을 잃을 수도 있다. 성적 욕구와 연결감, 의미에 대한 황홀한 느낌이 너무 강렬해서 침대에서 나오고 싶지 않을 수도 있다. 이 시기에 치솟는 도파민 수치는 사랑하는 사람과 함께한다는 인생 최고의 목표에 몰두하게 만든다.

신혼기에는 벅차게 황홀한 한편으로 스트레스 호르몬인 코르티솔이 증가하는 탓에 심신의 긴장도 역시 증가하기 쉽다. 다행히 자연은 만남을 지속한 지 18개월 무렵이면 터질 것 같던 에너지가 고요하고 정적인 사랑의 형태로 가라앉도록 인간을 설계했다. 이른바 '애착기'에 접어드는 것이다. 신혼기의 강렬하고 집착적이던 욕망은 탄탄한 안전감으로 변모하고, 앞날에 대한 기대로 고조됐던 조바심은 누그러진다. 그렇게 우리는 평화로움과 편안함을 느낀다. 자연의 설계에 따르면 애착기는 부모가 어린 자녀를 돌보고 가정을 꾸려갈 신경화학적 지반을 다지는 단계다.

행복감에 도취된 신혼기에서 애착기로 관계가 발전할 때는 뇌와 몸과 마음에도 큰 변화가 생긴다. 그릇을 한가득 채운 도파민과 코르티솔에 뇌를 계속 절인다고 상상해보자. 뇌가 긴장을 할까, 안 할까? 당연히 한다. 뇌가 항상 들떠 있고 에너지가 넘칠까? 맞다. 그런데 도파민, 세로토닌, 옥시토신의 수치가 변하고 스트레스 호르몬이 줄어 이 고에너지 상태가 달라지기 시작하면 사람들은 심지어 지루하기까지 한 이 새로운 국면을 불안해하게 된다.

그러면 인체는 스트레스 호르몬과 도파민 수치를 예전처럼 높이고 (내가 그랬던 것처럼) '내가 나 자신임을 다시 느끼고자' 착 가라앉은 애착기를 위험으로 인식해(이 부분은 2부에서 더 자세히 다룬다) 적색경보를 울린다. 이때 누군가는 일부러 관계 진행에 훼방을 놓는 일을 찾아서 저지른다. 또 누군가는 코르티솔, 아드레날린, 도파민 수치를 올리려고 연인에게 싸움을 건다(싸울 때는 대응 행동을 위해 도파민과 스트레스 호르몬이 함께 증가한다).

때로는 관계의 끝이 심신을 뒤흔들기도 한다. 〈타이타닉〉의 잭과 로즈, 〈웨스트 사이드 스토리〉의 토니와 마리아 그리고 그 유명한 로미오와 줄리엣이 엮어낸 아름다운 러브스토리는 사랑이 신혼기의 최정점에서 종말을 맞을 때 무슨 일이 벌어지는지를 잘 보여준다. 사랑의 갑작스러운 종말 뒤에 우리를 기다리는 것은 심장이 찢어지는 고통과 뼈를 에는 상실감이다. 종종 사람들은 짧은 연애와 한여름의 로맨스는 덜 아플 거라고 생각한다. 빨리 끝났으니까 말이다. 하지만 신경생물학적 관점에서는 이처럼 급작스러운 변화가 자아 상실감과 금단증상을 초래할 수 있다. 관계가 끝난 직후에는 보통 도파민 수치가 여전히 높아서 상대방에게 계속 집착하게 된다. 그러다 이별 기간이 길어지면 금단증상의 양상이 복잡해지곤 한다.

열정은 생산하고
중독은 소비한다

● ● ●

 이쯤이면 도파민과 중독을 결코 흑백논리로 설명할 수 없다는 걸 배웠으리라 믿는다. 야심에 찬 일 중독 사업가는 모두 정서적 고통 때문에 일에만 매달리는 걸까? 아니다. 장거리 육상선수나 익스트림스포츠 애호가는 무엇인가를 억누르기 위해 고된 훈련을 통해 자신을 한계까지 밀어붙이는 것일까? 그렇지 않다. 그렇게 생각한다면 다른 사람의 도파민 시스템이 어떻게 생겨먹었는지를 지나치게 단순화해 지레짐작하는 것이다.

 행동이나 물질이 얼마나 중독적인지는 늘 개인적인 문제다. 왜냐하면 궁극적 목표라고 생각하는 것에 의미를 부여하는 건 바로 그 사람이기 때문이다. 가령 내게는 이 목표가 사랑에 취하는 것이었고 렘키 박사에게는 에로소설이었다. 가보 마테Gabor Mat 박사는 자신의 클래식 음반 중독을 고백하고, 심지어 출산이 임박한 아내를 병원에 버려두고 음악 CD를 사러 레코드 가게에 간 적도 있다고 공개적으로 이야기한 바 있다. 아마도 중독 극복의 핵심은 균형을 찾았을 때 그 선택이 자유의지에서 나온다는 것이다. 일이든 쇼핑이든 인간관계든 자신만의 길을 걷는 자유, 더 이상 과거의 고통에 기반하여 결정을 내리지 않는 자유 말이다.

 중독의 순환에서 벗어나려면, 목적의식과 삶이 올바른 방향으로 나아가고 있다는 느낌으로 하루하루를 채워줄 내적 도파민 공급원을 만드는 것이 매우 중요하다. 나는 이것을 의미의 길로 안내하는 내적 작업이라고 부르는데, 다음과 같은 방법으로 실천할 수 있다.

- **삶의 기쁨을 되찾는다.** 기쁨은 사람에게 힘을 불어넣고 방황할 때 길을 찾도록 도와준다. 6장에서는 자신만의 창의성과 초능력을 이용해 영혼에 반짝임을 불러일으킬 방법에 대해 다룰 것이다.
- **나만의 길을 갈 용기를 갖는다.** 세상의 기대를 벗어던지고 자유로워지는 데에는 용기가 필요하다. 이어지는 3장에서는 어떻게 꿈과 가치에 부합하는 삶을 살면서 목표를 향해 나아갈 수 있는지를 살펴볼 것이다. 여기서는 내가 내딛는 모든 걸음걸음이 어떻게 지속 가능한 도파민 공급원이 되는지 알게 될 것이다.
- **실현한다.** 신경가소성을 활용하는 요령과 내 꿈을 실현하는 데 유용한 도구는 4장에서 탐색한다.

다음 장들에서는 도파민의 힘을 자연스럽게 그리고 천천히 충전하고, 자신만의 방향을 찾으며, 존재의 모든 세포에 에너지를 불어넣는 삶을 구축하는 방법을 발견하게 될 것이다. 지금 당장 도파민 시스템을 도울 지원책이 있는지 궁금하겠지만, 지속적인 변화는 이 책 전반에 걸쳐 추구하는 내적 작업에서 나온다. 그래도 균형을 되찾기 위한 이 여정에서 당장 힘이 될 만한 몇 가지 간단한 실천 방법이 있다.

내면의 여정을 돕는 몇 가지 실천

• • •

본디 내 맘대로 되지 않는 게 인생이다. 삶은 파도처럼 굴곡진 희로애락의 연속이고 그 무엇도 그 자리에 머물지 않는다. 도파민 시스템의 균형을 조정하는 과정은 더더욱 그렇다. 매일매일의 도파민 수치를 관리하는 데 유용한 요령 몇 가지를 소개하니 실행해보기 바란다.

도파민 수치를 높이는 음식 섭취하기

몸 생각 안 하고 아무렇게나 먹은 날의 기분이 어떤지는 다들 잘 알 것이다. 속은 더부룩하고 몸이 무거우면서 괜히 초조하다. 잠을 자도 재충전되지 않고 머릿속은 안개가 낀 듯 멍하다. 이때 영양가 높고 알록달록 보기에도 예쁜 컬러푸드를 깨끗하게 다듬어 먹으면 놀라울 정도로 빠른 효과를 볼 수 있다. 활력이 생기고 어쩐지 피부도 좋아 보인다. 실제로 식단을 바꾸면 그 결과가 다음 날 장내 미생물총에 바로 나타난다는 연구 결과도 있다.

호르몬과 생활의 균형이 잘 잡혀 있을수록 직관적으로 잘 챙겨 먹기가 더 쉬워진다. 반면에 균형이 깨지면 일상의 실천을 통해 도파민 시스템을 어떻게 지원할지 더 적극적으로 고민하고 노력해야 한다. 올바른 식습관으로 도파민 시스템의 기능을 돕는 몇 가지 팁을 소개하자면 다음과 같다.

- **하루 활력을 결정하는 레몬수 한 잔**: 하루를 레몬수 한 잔으로 시작해 도파민 시스템을 깨우자. 이 습관은 수분 보충과 호르몬 균형에 유익할 뿐만 아니라 아침을 상쾌하게 여는 효과도 있다.
- **티로신이 풍부한 음식 챙기기**: 티로신은 도파민 생성의 필수 재료다. 아몬드, 호박씨 같은 견과류와 아보카도, 달걀, 닭이나 칠면조의 살코기, 렌틸콩, 병아리콩 등에 이 아미노산이 풍부하다.
- **페닐알라닌 공급원을 잊지 않기**: 페닐알라닌은 체내에서 티로신으로 변환되는 아미노산이다. 페닐알라닌이 풍부한 음식으로는 살코기, 생선, 치즈, 두부, 풋콩, 참깨 같은 씨앗류가 있다. 요거트에 씨앗류를 뿌리거나 샐러드에 치즈를 곁들여 먹자. 원하는 대로 조합해도 좋다.
- **비타민 B6와 엽산 섭취 늘리기**: 이 두 비타민은 도파민 합성에 중요한 역할을 한다. 내가 가장 좋아하는 식품은 콩류, 시금치, 브로콜리, 시트러스계 과일, 바나나.
- **항산화제 충분히 섭취하기**: 환경오염, 불량식품, 자연적인 대사 반응 등에서 생기는 해로운 활성산소free radical와 체내 항산화물질 사이에 불균형이 발생하여 세포와 조직의 손상을 일으키는 현상을 산화 스트레스라고 한다. 이러한 산화 스트레스는 도파민에 악영향을 미칠 수 있다. 이때 항산화제가 풍부한 식품을 먹으면 도파민 수용체를 보호하는 데 도움이 된다. 베리류(블루베리, 딸기 등-냉동제품도 상관없다), 녹색 잎채소(시금치, 케일 등), 십자화과 채소(브로콜리,

콜리플라워), 시트러스계 과일(오렌지, 자몽 등)을 꼭 챙겨 먹자.
- **건강한 지방은 우리의 친구**: 올리브오일, 생선에 풍부한 오메가-3 지방산, 호두, 치아씨드, 아마씨는 뇌 건강과 도파민 조절에 유익한 효과가 있다. 자신의 직감에 귀 기울이고 건강한 지방 공급원을 다양하게 활용해 도파민 수치를 최적으로 맞추자.
- **발효식품**: 요거트, 케피르(양젖을 발효시킨 음료-옮긴이), 사워크라우트(독일식 양배추 절임-옮긴이), 김치는 장내 미생물총의 건강을 촉진해 도파민 수치 균형에 도움을 준다.
- **다크초콜릿**: 다크초콜릿은 마그네슘이 풍부하고 도파민 수치를 높이는 효과도 있다. 나도 매일 다크초콜릿 몇 조각을 간식으로 먹는다. (카카오 함량이 최소 70% 이상인 것을 추천한다.)
- **최소한도로 도정한 통곡물**: 현미, 퀴노아, 귀리, 통밀은 복합탄수화물이 풍부해 혈당과 도파민 수치를 조절하는 데 도움이 된다.
- **향신료와 허브 적극 활용하기**: 강황, 생강, 흑후추는 소염 작용과 신경보호 작용을 해서 도파민 수치를 건강하게 맞추는 데에 도움이 될 수 있다. 바질과 로즈메리 같은 허브는 신경보호 효과가 증명되었고 도파민 기능도 증진할 수 있다. 향신료는 음식의 색감을 살리고 항산화 성분을 더하는 간편한 방법이기도 하다.
- **먹기 전에 잠깐 멈추기**: 스트레스를 받을 때 먹거나 급히 먹으면 영양소가 제대로 흡수되지 않는다. 먹기 전에 잠시 멈춰서 심호흡을 몇 번 하자. 그러면 마음이 평온해지고 집중력이 생겨 소화가 잘되고

영양소가 더 원활하게 흡수된다.

- **80/20 규칙 기억하기**: 식탁의 80%를 건강하고 영양가 있는 메뉴로 채운다면 나머지 20%는 아무거나 먹어도 괜찮다.

잘 먹는 게 얼마나 기분 좋아지는 일인지 직접 체감하고 나면, 몸과 마음을 건강하게 살찌우는 식단을 지키기가 쉽고 실천이 자연스러워진다. 잘 챙긴 영양은 그렇게 도파민 시스템을 탄탄하게 떠받치는 기둥이 될 것이다.

단, 커피는 신중하게 마셔야 한다. 카페인은 도파민 뉴런을 보호하는 작용도 하지만 일단 각성제이기 때문에 중추신경계를 흥분시켜 도파민 조절 방식에 영향을 줄 수 있다. 아침에 눈 뜨자마자 커피부터 마시지 말고 일어나서 커피에 처음 입을 댈 때까지 시간 간격을 점차 늘려보자. 코르티솔 수치는 보통 아침 8시나 9시쯤에 최고조에 이르기 때문에 이 수치가 높을 때 커피를 마시면 신경이 과도하게 자극돼 수면장애와 불안감이 생기기 쉽다. 더 균형 잡힌 효과를 끌어내기에는 코르티솔 수치가 떨어지기 시작하는 오전 9시 이후 11시 전에 커피를 마시는 것이 낫다. 커피 섭취량을 적당히 유지하면서 자신에게 맞는 적정량을 찾으면 큰 도움이 될 것이다.

오후에는 정신 차리겠다고 커피와 설탕 범벅 간식을 먹지 말고 말차나 녹차를 다크초콜릿과 함께 마시자. 말차에 풍부한 L-테아닌이라는 아미노산은 졸음 없이 이완을 촉진한다. 말차에도 카페인이 있긴 하지만 L-테아닌 덕분에 효과가 약해진다. 이 조합은 커피를 마셨을 때처럼 신경이 과민해지거나 일정 시간 후 집중력이 뚝 떨어지는 일 없이 에너지를 꾸준하게 북돋는다. 그럼에도 아직 커피를 포기하지 못하겠다면 나처럼 커피를 말차와 섞고 취향에 따라 따뜻한 우유를 추가로 넣어 마셔도 좋다.

한편 다크초콜릿에는 페닐에틸아민이 들어 있는데, 페닐에틸아민은 천연 각성제로 작용해 뇌의 도파민 분비에 기여한다. 다크초콜릿에는 소량의 카페인과 테오브로민이라는 물질도 들어 있어서, 커피 같은 심한 기복 없이 주의력을 높이고 처진 기분을 개선한다.

수면과 충분한 휴식을 우선시하기

하루만 잠을 잘 못 자도 도파민이 급격하게 감소할 수 있다. 이는 첫 아이를 낳은 부모가 우울증에 걸리기 쉬운 이유이기도 하다. 인체는 자는 동안 재충전하고 재생한다. 그러므로 수면을 도파민 건강 최적화 계획의 핵심요소로 삼아야 한다.

요즘에는 수면에 관해 떠도는 정보가 많다. 아마 당신도 수면장애 개선을 위한 규칙 목록 같은 걸 본 적 있을 것이다. 나 역시 그런 목록을 한 보따리 갖고 있고 일부는 내가 직접 만들기도 했다. 하지만 그런 나조차도 가끔 그 내용을 깜빡하곤 한다. 아래는 내가 추천하는 수면 습관이다. 이 책 전체에서 다루는 내적 작업과 더불어 잘 자기 위한 아래 요령을 실천하기를 권한다.

- **화면 노출 시간을 제한하기**: 전자기기에서 나오는 블루라이트는 수면 주기를 방해한다. 잠자리에 들기 최소 한 시간 전부터는 전자기기 사용, 특히 여러 화면을 왔다 갔다 하며 보는 것을 피하자. 가령 나는 휴대전화를 들고 이불 속에 들어가지 않으려고 노력하고 자는 공간에 화면 달린 물건을 두지 않는다.
- **잠자리에 들기 전에는 각성 성분 피하기**: 카페인에 주의하자. 카페인 대사 속도는 개인차가 매우 크다. 일례로 나는 카페인의 각성 효과에 민감한 편이라 밤에 잠이 안 올까 봐 오후 3시 이후에는 커피를 마시지 않는다. 낮에 커피 생각이 난다면 정말로 커피가 필요한지 아니면 잠깐 산책하거나 심호흡을 하는 게 더 나을지 스스로에게 물어보자.
- **모든 색깔의 햇빛을 골고루 쐬기**: 햇빛은 우리 몸의 다양한 생리작용을 조율하는 지휘자다. 햇빛은 24시간 주기 생체리듬을 조절하고, 때가 되면 멜라토닌이나 세로토닌처럼 수면을 돕는 호르몬을 만들라는 지시를 세포에 내린다. 아침에 따사로운 햇볕에 눈을 뜨는 날은 생체시계가 딱 적절하게 맞춰지므로 저녁에 잠이 더 잘 온다. 한낮의 햇살이 내리쬐고 노을이 불그스름한 휘장을 드리우는 풍경을 감상하는 것도 잊지 말자. 태양의 이 모든 색깔은 우리 호르몬 시스템에 정보가 되어 호르몬 균형 유지에 도움을 준다. 당연한 소리지만 해를 똑바로 쳐다보지는 말자.
- **자기 전에 편하게 쉬는 습관 들이기**: 자기 전에 긴장을 푸는 습관은 이

제 쉴 시간이라는 신호를 우리 몸에 보낸다. 독서, 온수 목욕, 격하지 않은 요가나 명상, 긴장을 풀어주는 음악처럼 천천히 하는 활동은 아무 탈 없으니 편안히 쉬어도 된다는 메시지를 신경계에 전달한다.

- **영양제 챙겨 먹기**: 비타민 B6, 마그네슘, L-테아닌은 이완을 촉진하고 숙면을 돕는다.

- **밤중에 깼다가 다시 잠들기 어려우면 4-7-8 호흡법 활용하기**: 4초간 숨을 들이쉰 다음 7초 동안 숨을 참았다가 8초에 걸쳐 내쉰다. 이 호흡은 하품을 하고 나서 몸이 편안해질 때의 자연스러운 리듬과 가까워서 마법 같은 효과를 낼 수 있다.

깊이 못 자는 날이 반복되는 사람에게는 깊은 휴식에 집중하는 것을 권한다. 깊은 휴식이란 니드라 요가(206쪽 참고)나 비수면 깊은 휴식NSDR, Non-Sleep Deep Rest과 같은 각성 상태의 휴식이다. 신경과학자 앤드루 휴버먼Andrew Huberman이 이 강력한 기법을 대중에 소개했으며, 30분짜리 NSDR 훈련은 선조체라는 뇌 부위의 도파민 수치를 무려 65%나 증가시킨다고 한다.

아침 햇살을 충분히 쬐기

매일 충분한 햇볕을 쬐어 도파민 시스템의 균형을 유지하도록 노력해야 한다. 되도록 기상 후 30분 동안은 아침 햇살을 선글라스를 끼지 않은 온몸으로 받는 게 좋다. 흐린 날이더라도 망막에 흡수되는 적정량의 햇빛은 도파민 생성에 큰 역할을 한다. 그렇게 아침에 햇볕을 쬔 후 열여섯 시간이 지나면 멜라토닌 생성이 활성화된다. 아침 일광욕이 저녁 수면을 돕는 셈이다. 더구나 앞서 배운 것처럼, 수면은 건강한 도파민 시스템의 핵심요소 중 하나이다.

몸 움직이기

도파민은 영혼을 밝히고 온 자아에 생기를 불어넣는 심리적 동기뿐만 아니라 신체활동을 통해서도 방출된다. 달리기나 자전거 타기 같은 유산소운동을 하든 무산소 근육운동을 하든, 아니면 흥이 나는 대로 춤을 추든 상관없다. 어떻게든 몸을 움직일 때 뇌에서는 도파민이 솟아난다. 연구에 의하면 규칙적인 운동이 뇌 도파민 수용체의 감도를 높인다고 하는데, 이는 운동하는 동안 방출되는 도파민이 도파민의 성능을 키운다는 뜻이다. 그러면 다른 도파민 공급원에서 얻는 즐거움과 보상까지 커지는 부가 효과도 얻게 된다.

그게 뭐든 하고 나면 즐거운 종목을 선택하면 된다. 사교댄스도 좋고 무게를 드는 운동이나 조깅도 좋다. 때로는 작은 노력으로 큰 것을 얻기도 하는 법. 달리기나 자전거 타기를 딱 10분만 해도 도파민 생성이 꽤 촉진되고 건강이 좋아지는 걸 느낄 수 있다.

과도한 도파민 자극 피하기

도파민을 자극하는 활동 여러 개를 동시에 해서 도파민 생성을 극

대화하면 더 좋을 거라고 생각하는 사람이 많다. 하지만 그건 도파민 기본값에 득이 되는 습관이 아니다. 도파민이 지나치게 쌓이는 걸 막고 수치를 안정적으로 유지하는 데 도움이 되는 몇 가지 간단한 방법을 소개한다.

- 체육관에서 운동을 하거나 밖에 나가 산책을 할 때 음악이나 팟캐스트를 듣지 않는다.
- 영화를 보는 동안에는 휴대폰을 확인하지 않는다.
- TV 드라마를 볼 때는 한두 편 정도만 보고 멈춘다. 시즌 전체를 몰아서 보지 않는다.
- 간식은 여러 가지를 늘어놓지 않고 하나만 골라서 충실하게 즐긴다.

사람은 모두가 유일한 존재이고 저마다의 욕구가 다르다. 운동과 신체활동 같은 사안에 대해 모두에게 통하는 만능해결책 같은 건 존재하지 않는다는 소리다. 정해진 운동 프로그램을 엄격하게 따르는 대신 각 활동을 하고 난 후 기분이 어떤지 하나하나 점검해보면 어떨까. 어떤 활동을 할 때 특히 에너지가 샘솟는 느낌이 드는가?
규칙 없이 자유롭게 하는 신체활동 중에 생각만 해도 어깨가 들썩이는 것이 있는가? 특정 동작을 하고 나면 기분이 상쾌해지진 않는가? 테니스든 사교댄스든 기분이 좋아지고 몸이 가뿐해지는 것이 있다면 그 활동을 하자. 단, 새로운 운동 종목에 도전하는 것도 도파민 시스템에 유익한 영향을 준다. 나는 개인적으로 무게를 드는 무산소 운동에 별 매력을 못 느끼지만 언젠가는 시도해보고 싶다. 더욱이 건강에 그렇게 좋다고 하니(특히 40대 이상 여성에게 탁월하다고 한다) 조만간 꼭 해볼 작정이다. 어쨌거나 고통과 즐거움의 균형을 위해서는 뭔가 도전적인 일을 하는 것이 중요하다.

추위 즐기기

내 고향 핀란드에서는 얼음에 구멍을 뚫고 들어가 수영하는 게 하나의 문화다. 어떤 이는 얼음구멍 안에서 헤엄만 치고 또 어떤 이는 증기 자욱한 뜨거운 사우나에 들어갔다가 냉수욕을 하거나 눈밭에서 구르기를 반복한다. 아이들조차 얼음장 같은 물에서 첨벙거리거나 눈밭에서 구르며 놀다가 사우나를 들락날락하며 자란다.

냉수욕은 여러 가지 면에서 건강에 유익하다. 프로 운동선수는 격렬한 훈련이나 경기 후에 냉수에 몸을 담가 염증을 가라앉힌다. 냉수욕은 염증 완화 효과뿐만 아니라 관절염 같은 질환에도 도움이 된다. 더불어 면역계 기능을 향상하고 심혈관계를 더 건강하게 만드는 효과도 있다. 신경계의 균형을 잡아주는 것은 말할 것도 없다. 바짝 긴장하고 있을 때에 냉수를 한번 뒤집어쓰면 마음이 차분해지고 생각이 정돈되곤 한다.

도파민 측면에서 보면, 냉수욕은 매우 강력한 활동이다. 냉수욕은 도파민 수치를 기본값의 250%까지 높일 수 있고 그렇게 올라간 수치는 최대 세 시간 동안 유지된다. 기본값의 50%만 높이는 초콜릿이나 기본값의 두 배로 올리는 섹스와 비교하면 그 효과가 얼마나 큰지 알 수 있다.

물론 냉수욕이 좋지 않을 때도 있다. 냉수욕은 언제나 반짝 스트레스 반응을 일으킨다. 이미 생활 속 스트레스가 많은 상황이라면 냉수욕이 스트레스를 줄이는 게 아니라 늘릴 수 있다는 얘기다. 누적되는 건 스트레스의 본질이다. 고로 오랫동안 스트레스에 시달리며 지냈고 정신적으로든 육체적으로든 긴장을 유발하는 요인이 많은 사람에게는 냉수욕이 원하는 건강증진 효과를 내지 못할 수 있다. 그렇기에 자신의 몸에 귀를 기울이는 게 중요하다.

과학은 쾌락의 중독적 원천을 완벽하게 멀리해 스스로를 리셋하는 능력이 도파민 시스템에 있다고 설명한다. 소셜미디어든, 설탕이든, 게임이든, 포르노든 그게 뭐든 의존하던 대상을 30일 동안 완전히 끊으면 뇌가 도파민 수치를 재조정하는 데 도움이 된다는 것이다. 이 금욕법은 처음 두 주가 가장 힘들다. 사람이 인생 최대의 우울감에 빠지고 자신에겐 희망이 없다는 생각에 사로잡히는 게 바로 이 시기다. 하지만 이 2주를 잘 견디면 도파민 균형이 알아서 회복되면서 미래가 점점 밝아 보이기 시작한다. 도파민 시스템을 리셋하고 중독적 물질이나 행동을 떨쳐내는 데는 각고의 노력이 필요하다. 수면, 영양, 스트레스 관리, 사회적 지원, 트라우마 극복 등 여러 요소를 종합적으로 고려해야 하기 때문이다.

스트레스와 트라우마 관리 부분은 2부에서 더 자세히 다루기로 하고 지금은 자신과 자신의 행동을 호기심과 연민을 품고 돌아보길 권한다. 여전히 내려놓기 힘든 행동이나 물질이 있는가? 그런 행동의 바탕에는 어떤 감정이 숨어 있는가?

에너지가 맥동하는 삶을 위해
● ● ●

도파민 수치를 다시 맞추고 자기 파괴적 행동의 근원을 뿌리 뽑기란 결코 쉬운 일이 아니다. 더구나 고통이 클수록 그 뒤에 오는 기쁨도 큰 법이라 자신을 아프게 하는 것들임에도 그것을 내려놓기가 무서울 수 있다. 고통으로부터 자신을 보호하기 위해 삶에 끌어들이는 많은 것은 각자가 믿는 정체성, 성격, 본질의 핵심이 되어버린다. 그것은 인간관계일 수도 있고 직업일 수도 있고 완벽한 생활방식일 수도 있다. 나 역시 바로 그것 때문에 힘들어하면서도 겁이 나서 놓지 못하는 것들이 많다. 이마저 없다면 내게 뭐가 남을까 두려움이 앞서는 것이다. 익숙한 안락을 포기하고 미지의 영역으로 발을 내딛는 것은 이처럼 두려운 일이다.

그럼에도 우리는 긍정적 에너지가 맥동하는 삶을, 진정으로 살아 있음을 느끼는 삶을 구축할 수 있다. 우리 안에는 용기라는 엄청난 잠재력이 숨어 있기 때문이다. 만약 우리가 용기를 내어 첫발을 내디디면, 심장이 목적과 의미로 차오르기 시작하고 도파민이 당신의 가슴을 데우고 영혼을 살찌우는 방향으로 흐를 것이다. 단, 일단은 스스로 첫발을 떼야 한다. 그래야 자신만의 모험을 시작할 수 있다.

대부분은 모험의 부름에 응답하기가 무서워서 자기 인생을 자동 조종 장치에 맡겨버린다. 하지만 이 족쇄를 부수는 것은 우리 영혼뿐 아니라 도파민 시스템에도 유익한 일이다. 도파민 시스템은 우리가 의미 있다고 생각되는 목표를 탐색하고 정진할 때 활발히 가동된다. 내면의 길을 따라가면서 매일매일 새 페이지를 넘겨 스스로에게 놀라움을 선물할 때 삶이 즐거워진다는 얘기다. 마음속에서 피어나는 호기심을 따르고 내 앞에 *나* 있으나 내가 만들지는 않은 길에서 벗어나는 건 어쩌면 우리가 할 수 있는 가장 용감한 일일지 모른다.

이제 도파민의 보다 심오한 정수를 본격적으로 탐구할 때가 된 것 같다. 우선 여유와 기쁨 가득한 활기찬 삶에 매일 한 발씩 가까워지는 방법부터 알아보자.

목적지까지
기쁨을 따라가라

2장

바로 이전 장에서 도파민 분비를 촉진하고 내적 보상 시스템을 강화하는 방법을 살펴봤다. 또한 삶의 방향을 제시한다는 도파민의 다소 철학적인 의미와 내면의 자아와 합치하지 않는 삶이 심신의 안녕에 해롭다는 사실도 배웠다. 그렇다면 이제는 기쁨의 감정에 주목해보자. 기쁨은 지속성 있는 도파민 공급처와 삶의 목적으로 우리를 이끄는 궁극의 안내자다.

인간은 자신에게 의미 있는 것을 탐색하고 그쪽으로 나아가는 존재다. 하지만 내면의 소리에 귀 기울이고 방황하던 마음을 올바른 궤도로 되돌기란 늘 어렵다. 그렇더라도 우리는 스스로에게 기쁨의 감정을 허락함으로써 그 첫발을 뗄 수 있다.

여기서 중요한 것은 목적지가 아니라 거기에 이르는 길이다. 즉 다시 기쁨을 누릴 방법을 골몰하는 과정이 우리를 의미와 목적이 있는 저마다의 길 위에 올려놓을 것이다.

삶의 기쁨을 주는 것들과의 연결을 잃으면, 지속 가능한 도파민 원천이 삶에 선사할 수 있는 무궁무진한 가능성의 문도 닫힌다. 도파민 샘에서 꾸준히 솟아나는 긍정적인 에너지와 의욕도, 아랫배에서부터 찌르르 올라오는 설렘도 사라진다는 얘기다. 물론 모든 종류의 감정은 타당하고 하나하나 다 인생살이에 필요하다. 어쨌든 슬픔도 분노도 질투도 없는 인생이 너무 비현실적인 건 사실이니까. 하지만 기쁨은 인생에 심오한 가치와 풍성한 경험을 채운다는 점에서 삶에서 특별한 역할을 한다. 기쁨은 감춰져 있던 우리 길을 드러내 보이고 그 길을 따라 진정한 목적을 향해 나아갈 동력을 부여한다.

특히 나는 많은 예술가, 음악가, 운동선수가 기쁨의 감정을 따라가다가 삶의 의미를 찾았다고 믿는다. 자신이 좋아하는 일을 하는 사람 곁에 있을 때, 우리도 에너지가 솟구치는 것을 종종 느낄 것이다. 이제부터 도파민과 조화롭게 함께 살아가는 데 있어 가장 중요한 것은 일상 속에서 의식적으로 기쁨을 늘려가는 것이다. 꼭 목적 성취나 업무와 관계된 일이 아니어도 된다. 깨어 있는 정신으로 기쁨을 온전히 의식하고 만끽하는 매 순간이 도파민 기본값의 균형에 일조한다.

내가 있을 곳에서 내가 해야 할 일을 하고 있다고 마지막으로 느낀

적이 언제인지 기억하는가? 어쩌면 당신은 눈앞의 일에 완전히 몰입한 동안 기쁨에 젖었던 기분을 아직 기억할 것이다. 이런 경험이 바로 건강하고 오래가는 도파민을 얻는 지름길이다. 나는 어릴 때 작은 사업 같은 걸 궁리하고 행사를 기획하는 걸 좋아했다. 스포츠를 좋아해서 육상 경기에 출전한 적도 있다. 상상의 세계에 빠져 무대 위에 서서 사람들을 즐겁게 해주는 꿈도 즐겨 꿨다. 하지만 10년 전 내 직장에는 어린 시절 나에게 기쁨을 주었던 요소가 하나도 없었다. 아마 그래서 세상에서도, 내 자신 안에서도 그렇게 어색하고 이질적으로 느껴졌던 것 같다. 그 시절 나는 기쁨의 감정과도 진정한 나 자신과도 너무 멀리 떨어져 있었다.

오로지 기쁨을 느끼기 위해 지금 당장 할 수 있는 일이 있는가? 어쩌면 당신은 베이킹을 하면 시간 가는 줄 모를 정도로 열중해 오롯이 현재에 집중하게 될지 모른다. 누군가에게는 그런 일이 사진이거나 바느질, 혹은 그림 그리기일 수도 있다. 아니면 보드라운 흙을 손으로 조몰락거리면서 정원을 가꾸는 건 어떨까.

기쁨은 삶에 변화를 일으키고 본래의 궤도로 돌아와 의미 있는 하루하루를 사는 데 필수적인 에너지의 원천이다. 그러므로 승마나 댄스처럼 오래된 취미를 다시 시작하면 인생을 더 즐겁게 만들 추진력이 생길지 모른다. 그림을 그리거나 새 악기를 배우거나 샤워하면서 큰 소리로 노래를 부르는 것도 좋은 방법이다. 뭐든 시작을 두려워하지 마라. 생소한 분야에 서툰 것은 창피한 일이 아니다. 우리는 실패에 대한 두려움 때문에 모험 앞에서 주저하고 재미와 성장의 기회를 포기하곤 하지만 도전해야만 성장하고 새 역할에 잘 적응할 수 있다. 우리는 어린아이의 그림처럼 저마다 독창적인 예술작품이다. 완벽해야 한다는 압박감이 새롭게 발견한 기쁨을 가리지 않게 해야 한다. '준비됐다'는 확신이 들 때까지 기다리지 말고 과감하게 시작할 필요가 있다.

> **· 돌아보고 실천하기 ·**
>
> 살아갈 에너지나 긍정적인 의욕이 부족하다고 느낀다면, 스스로에게 이렇게 물어보자.
>
> - 무엇이 내 마음을 설레게 하고 흥분시키는가?
> - 시간 가는 줄 모르고 열중하게 되는 활동이 있는가?
> - 어릴 땐 즐겼지만 지금은 멀어진 활동이 있는가? 정신 차리면 시간이 훅 흘러 있곤 하던 활동은? 그런 요소를 현재의 일상에 다시 가져올 수 있을까?

기쁨을 주는 일을 계획해 일정표에 넣는 걸 잊지 마라. 그렇다고 이 준비에 압박감을 느끼거나 무겁게 느낄 필요는 없다. 우연히 일어나는 일일 수도 있지만, 분명히 의식적으로 기쁨을 챙기겠다고 마음먹어야 한다. 커피머신까지 춤을 추며 가보면 어떨까. 패들테니스(전통적인 테니스보다 작은 코트에서 짧은 라켓을 가지고 속도감 있게 하는 구기운동-옮긴이)를 시작하거나 합창단이나 동네 생활체육인 모임에 가입하는 것도 좋은 생각이다. 어떤 식이든 하루의 시작에 즐거움의 씨앗을 의식적으로 뿌려놓자.

다음은 나의 '의식적인 기쁨의 순간' 목록이다. 당신이라면 여기에 무엇을 추가하겠는가?

- **좋아하는 색깔 사용하기**: 잠시 멈춰서 오늘 특별히 끌리는 색깔이 있는지 생각해본다.
- **좋아하는 노래를 들으면서 출근하기**: 들으면 기분이 좋아지는 곡들로 나만의 '기분 업up 플레이리스트'를 만든다.
- **해변을 맨발로 걷기**: 할 수 있는 사람은 바다 수영을 해도 좋겠다.
- **아이들과 자주 놀아주고 안아주기**: 소리 내 웃는 웃음은 천연 도파민 촉진제다.
- **가장 좋아하는 잔으로 차 마시기**: 초를 몇 개 켜놓고 초콜릿을 곁들인 티타임을 즐긴다.
- **새로운 음악을 발굴하기**: 전에 들어본 적 없는 곡이 도파민 반응을 증폭시킬 수 있다.
- **노래를 따라 부르기**: 음악에 자유롭게 몸을 맡기고 온몸의 세포가 기쁨의 감정에 젖게 한다.
- **한 주를 운동으로 시작하기**: 필라테스 혹은 요가 수업을 받거나 친구와 함께 그룹 수업을 듣는다.

- **나를 위해 꽃을 사기**: 산 꽃은 일하면서 볼 수 있는 곳에 놓아둔다.
- **가장 좋아하는 옷 입기**: 스스로 만족스럽게 코디한다.

건강한 도파민 기본값을 위해서는 지속성 있는 도파민 공급처를 여럿 확보하는 게 중요하다. 즉 하나에만 지나치게 의존하지 말고 주식처럼 분산투자를 할 필요가 있다는 얘기다. 그러면 한 공급처가 약해져도 다른 공급처가 여전히 받쳐주기 때문에 심신의 건강을 유지할 수 있다. 마찬가지로 에너지를 너무 한 곳에만 쏟아붓는다면 그건 보답으로 많은 양의 에너지, 의미, 기쁨을 내놓으라고 그 하나만 압박하는 꼴이 된다. 직장밖에 모르는 사람이 일 중독자가 되어 더 많은 것을 성취하려고 늘 스스로를 몰아붙이는 게 그래서다. 이럴 때는 번영의 밑거름이 되어야 할 에너지가 오히려 우리를 소모하기 시작한다. 요즘에는 대개 친구나 가족에게 충분한 시간을 투자하지 않는다. 대신 성공에 목말라하며 승진을 위해 직장에 몸을 바친다. 이것이 좋은 직장에서는 형편없는 인간관계도 참아낼 수 있고, 동료들과의 사이가 좋다면 별로인 직장도 그럭저럭 다닐 수 있는 에너지가 생기는 이유다. 하지만 우리가 성장하고 발전하기 위해서는 건강한 도파민을 내뿜는 여러 원천이 필요하다. 이처럼 다양한 기쁨의 샘에 투자함으로써 삶에 지속 가능한 여러 도파민 공급원을 만들어낼 수 있고, 이는 더 나은 균형을 의미한다.

기쁨은 나누는 것

어떤 일을 진심으로 기쁘게 하는 사람은 내면에서 에너지가 자유롭게 흐른다. 스포츠 생중계를 보거나 콘서트를 관람할 때 유독 가슴이 벅차고 신이 나는 게 그래서다. 선수들의 움직임 하나하나, 음악의 선율 하나하나에 기쁨의 감정이 박동한다. 그런데 진정한 기쁨에는 본인만이 아니라 주변 사람들까지 함께 끌어올리는 효과가 있다. 그런 까닭에 여러 사람이 공통의 목표를 위해 함께 노력하면 도파민 시스템에 강력한 자극을 준다. 그 근거는 도파민의 진화론적 기능으로 거슬러 올라가는데, 인간은 공통의 목표를 위해 협력할 때 성공하고 번성할 가능성이 더 커진다는 논리다. 다시 말해, 독서 모임이든 스포츠 팀이든 요리 교실이든 마음에 기쁨의 불꽃이 튀게 하는 뭔가를 사람들과 공유하면 훨씬 큰 긍정적 에너지와 추진력을 불러들일 수 있다.

내 환자들의 경우, 스스로를 창의적으로 표현하는 연습을 하면서 일상 속 기쁨의 포문을 여는 계기를 만났다고 말하는 사람이 많았다. 그런 의미에서 이제부터는 창의력을 해방시키는 방법을 살펴보자.

도파민의 내적 원천, 창의력

● ● ●

창의력은 마르지 않는 도파민 샘물의 내적 원천이다. 색다른 해결책, 새로운 춤 동작, 처음 시도하는 출근길

경로 등 영감을 따라 새로운 무언가를 창조할 때마다 끊길 걱정 없는 도파민의 물길을 내는 셈이다. 창의력은 머리와 몸뿐만 아니라 영혼까지도 풍요롭게 하는 기쁨을 우리 일상에 가져다준다.

창의력은 각자 세상을 바라보는 독특한 방식이다. 창의적인 사람은 상상을 통해 독창적 아이디어를 구상하고 새로운 해결책을 찾는다. 또, 다양한 방법으로 자신을 표현하고 사람들과 소통한다. 사업을 경영하거나 직장에서 일할 때, 집에서 아이들과 시간을 보낼 때, 취미 활동을 할 때 우리는 이 창의력을 활용해 궁극적으로 스스로를 새롭게 창조할 수 있다.

창의력은 예술가만의 특권이 아니다. 모든 사람의 뇌는 창의력을 바탕으로 새롭고 독창적인 방식으로 문제를 해결할 수 있도록 만들어졌다. 여기서 관건은 나만의 창의력을 찾아야 한다는 것이다. 어떻게 그럴 수 있을까?

내가 깨달은 바로 모든 사람에게는 저마다 고유한 창의력이 있다. 누군가는 창의적 사고를 통해 새로운 방식으로 생각과 아이디어를 통합하는 데 탁월하고 누군가는 맛깔나는 어휘를 선택하고 창의적인 화법을 구사하는 특기가 있다. 어떤 이는 다양한 스타일로 몸을 움직여 창의적으로 자신을 표현한다. 음식 분야에 창의력이 풍부한 이는 특이하고 기발한 조합, 질감, 풍미, 색감의 요리를 만들어낸다.

또 어떤 사람은 창의력이 손재주에 몰려 있다. 그래서 드로잉, 조각, 회화처럼 손끝에서 탄생하는 작품으로 자신을 창의적으로 표현한다. 그런 한편 시각적 창의력의 소유자는 큰 그림을 명료하게 보고 그것을 다른 사람들에게 설명하는 재능을 발휘한다. 어떤 식이든 분명한 사실은 내 영혼이 내뱉는 창의적 언어를 잘 듣는 것이야말로 기쁨과 즐거움을 누리고 도파민을 지속적으로 흐르게 하는 확실한 길이라는 것이다.

연구에 따르면 갓 입학한 아이들은 열이면 열, 자신이 창의적 예술가라고 믿는다고 한다. 하지만 고작 몇 년만 지나도 대부분은 스스로를 창의적인 사람이라 자부할 만한 능력을 상실한다. 나는 이게 사람들이 자신에게 어떤 창의성이 있었는지, 무언가를 어떻게 창의적으로 표현할지를 이미 어릴 때부터 잊기 시작한다는 걸 보여주는 슬픈 단면인 것 같다. 사람은 누구나 창의적 존재로 태어나지만 나이를 먹을수록 창의적으로 생각하는 능력을 잃는다.

1960년대 후반, NASA의 의뢰로 진행된 흥미로운 연구가 있다. 시간이 흐름에 따라 사람의 창의적 사고력이 어떻게 발전하는지 이해하는 데 초점을 맞춘 연구다. NASA는 사람의 창의력이 어디서 나오는지를 알고자 했다. 창의력을 따로 타고나는 사람이 있는 걸까? 아니면 이런저런 삶의 경험을 통해 창의력이 학습되는 걸까? 이 과제를 수행한 건 일반체계 이론(부분들의 단순 합이 아니라 구성요소 간의 상호작용으로 체계를 이해하는 사상-옮긴이)을 연구하는 조지 랜드George Land와 베스 자먼Beth Jarman이었다. 두 사람은 미국의 5세 이상 어린이 1,600명을 모집하고 미국 전체 인구의 표본으로 삼아 조사했다.

랜드 팀은 아이들이 문제를 해결하기 위해 창의적 상상력을 어떻게 사용하는가를 기반으로 천재성을 정의했다. 분석 결과는 놀라웠다. 5세 그룹만 살펴봤을 땐 무려 98%가 천재로 분류되었다. 그런데 5년이 흘러 아이들이 열 살이 되면 이 비율이 30%로 뚝 떨어졌고 다시 5년 뒤 15세 때는 12%까지 내려갔다. 성인의 경우는 '천재' 비율이 고작 2%에 불과했다.

보고서에 랜드는 "우리는 창의적이지 않은 행동이 학습된다는 결론을 내렸다"라고 적었다. 랜드와 자먼은 이런 창의적 사고력과 문제해결 능력의 감소가 전통적 교육제도의 경직된 구조 때문이라고 봤다. 말 잘 듣는 학생을 우선시하느라 창의적 사고를 외면한다는 것이다. 랜드 팀은 아이들의 뇌가 어떻게 사용되는지 관찰한 결과, 뇌에서 두 종류의 사고가 일어난다는 걸 발견했다. 바로 확산적 사고(상상하고 새로운 기회를 만드는 생각)와 수렴적 사고(어떤 대상을 두고 결정 혹은 판단을 내리거나 무언가를 시험하고 비판하는 생각)다. 확산적 사고는 자동차의 액셀에, 수렴적 사고는 브레이크에 비유할 수 있다.

랜드는 TEDx 강연에 출연해 교육제도를 거치는 동안 아이들은 두 가지 사고를 동시에 하는 법을 배운다고 통찰력 있게 설명했다. 요컨대 어떤 새로운 아이디어가 떠오를 때 관찰과 평가를 동시에 하는 식인데, 속으로 '이렇게 기발할 수가!'라고 외치는 한편 '전에 해본 적 없는 일인데 이걸 어떻게 해?'라고도 생각하는 식이다. 하지만 액셀과 브레이크를 동시에 밟고 운전하려는 꼴이니 차가 찔끔이라도 움직일 리 만무하다. 이때 뇌 속을 들여다보면 뉴런들이 치고받고 싸우는 게 보일 것이다. 우리가 쉴 새 없이 아이디어들을 평가하고 비판하는 동안 뇌의 기력은 점점 소진될 뿐이다. 반면에 창의적인 사고는 뇌 전체의 활력을 북돋는다.

다행히도 창의적으로 생각하고 새로운 가능성을 상상하는 인간의 능력은 사라지지 않는다. 창의력은 우리가 꿈을 꿀 때마다 한 뼘씩 자란다. 즉 막힌 창의력을 다시 뚫으려면 어린아이의 마음으로 돌아가 상상력을 펼치고 진정으로 창의적인 사람이 돼야 한다.

자신의 창의력을 존중하고 양성할 때에야 나만의 관점으로 총체적 발전을 도모할 수 있을 뿐만 아니라 언제든 내면에서부터 창의적 에너지를 공급할 지속성 있는 도파민 공급처를 얻을 수 있다.

숨은 창의력 발굴하기

영혼이 간절히 원하는 창조적 표현일수록 우리를 두렵게 하는 경우가 많다. 그럴 때 우리는 어떻게 해야 할까? 사람들은 어마어마한 내적 동력인 창의력을 솔직하게 인정하고 육성하는 대신 익숙한 틀 안에 머물면서 불행한 생활을 지속한다. 하지만 우리는 신혼부부가 배우자를 챙기고 사랑하듯 내 창의력을 사랑해야 한다. 우리 도파민 시스템을 위해 할 수 있는 최고의 일은 숨겨진 창조성을 빛으로 끌어내는 것이다.

> - 내면에서 계속 꿈틀대지만 두려워서 꺼내지 못하는 숨은 창의적 재능이 있는가?
> - 내내 꽁꽁 감춰두고 있는 창의력이 있는가?

숨은 창의력은 창고에서 썩히고 있는 연료와 같다. 거절, 원치 않는 주목, 실수 등 당신이 두려워하는 게 무엇이든 나는 강조하고 싶다. 자신의 창의력에 솔직해짐으로써 얻는 에너지는 그만한 가치가 있다고 말이다. 문을 하나 열면 다음 문이 열리듯, 숨겨진 창의력을 밖으로 꺼내면 더 많은 에너지와 의미가 요동치는 길이 우리 앞에 펼쳐진다.

자신의 창의력을 막 사귀기 시작한 연인처럼 소중히 하고 그 관계를 키울 때 내면의 도파민 샘은 마르지 않는 개울로 불어난다. 그러면 상상치 못한 곳으로 당신을 이끌 힘이 창의력에 생길 것이다. 이를 위해 할 일은 첫발을 떼고 자신의 창의력에 귀를 기울이는 것뿐이다.

창의력이 자라날 공간을 허용하기

창의력은 우리가 아무것도 하지 않을 때, 그 빈 공간 사이에서 생겨난다. 문제는 현대사회는 빈 공간이 있으면 무엇이든 채워 넣으려는 습성이 있다는 것이다. 일상의 창의성에서 나오는 지속 가능한 도파민을 얻는 대신, 주르륵 뜨는 요란한 콘텐츠를 영혼 없이 읽어내리는 데 시간을 허비한다. 아니면 기운 내는 효과가 그때뿐임에도 오직 '좋아요'를 더 받으려고 비루한 집중력을 끌어내 콘텐츠 제작에 몰두한다. 식료품점 계산대에서 줄을 서야 할 때 사람들은 어김없이 휴대전화부터 꺼내 든다. 또, 차가 막힐 땐 다른 차선으로 빠질 궁리를 하거나 이 상황에 짜증을 내고 분통을 터뜨린다. 우리는 마치 아무것도 안 하고 그냥 있을 능력을 모두 잃어버린 것 같다. 사실 아무것도 안 하는 것이야말로 창의력과 도파민 시스템에 가장 좋은 일일 수 있는데도 말이다.

우리에게는 지루함이 필요하지만, 소셜미디어, 빽빽한 일정표, 몸을 해치는 수준의 생산성에 집착하면서 온 힘을 다해 지루함에 저항한다. 도파민 수치를 재설정하기 위해서는 시간과 공간이 필요하다. 우리에게는 정신적으로나 육체적으로나 배회할 공터가 필요하다. 어른, 아이를 막론하고 모든 인간에게는 새로운 아이디어를 떠올릴 자유로운 공간이 있어야 한다. 놀이와 창의성 그리고 지속 가능한 도파민은 오직 지루함 속에서만 번성한다.

휴대전화에서 벗어나기

스마트폰이 없던 과거를 떠올리거나 그 시절을 상상해보자. 그때는 24시간 내내 연락이 닿는 일이 일반적이지 않았고 생활은 대부분 오프라인에서 이뤄졌다. 삶이 본질적으로 지금보다 훨씬 느렸다. 물론 스마트폰과 거리를 두기란 쉬운 일이 아니다. 어떤 이는 새 소식 들어온 게 없는지 소셜미디어나 이메일을 수시로 확인하지 않으면 금단증상 비슷한 걸 겪는다. 심지어 뭐라도 '해야' 한다는 압박감 때문에 스마트폰을 켜기도 한다. 이는 우리 뇌와 몸이 어느새 익숙해진 도파민의 반짝 효과를 갈망한다는 신호다.

업무상 글을 읽거나, 공원에서 여유로운 산책을 즐기거나, 흥미진진한 영화를 볼 땐 조금 답답하더라도 휴대전화에 손을 뻗지 말고 현재에 100% 집중하도록 노력해보자. 온전히 현재에 존재하고 깨어 지금 여기에 몰입하자. 필요없을 때는 스마트폰을 시야에서 벗어나는 곳에 놔두는 것도 좋다. 또, 게시글을 끝없이 스크롤하는 헛짓을 안 하도록 홈 화면에서 소셜미디어 앱을 삭제하는 방법도 있다. 아니면 '지금 무엇 때문에 휴대전화를 만지고 있지?'라고 쓴 메모지를 스마트폰에 붙여놓는 건 어떨까. 뭔가 중요한 일을 하려고 휴대전화를 들었는지 아니면 습관적으로 산만해져서 그런 건지 스스로 인지할 수 있도록 말이다.

끌려다니지 않기

괜히 휴대전화를 집어 들고 화면을 터치해 앱을 여는 습관을 알아챈 적이 있는가? 화장실에 가지고 들어갔다가 그 안에서 무심코 20분이나 흘렀다는 걸 불현듯 깨달은 적은? 게임과 소셜미디어가 잔뜩 깔린 스마트폰은 오늘날 매일 24시간 내내 손만 뻗으면 도파민을 빠르게 충전할 수 있는 수단이 되었다. 전자제품 리뷰 사이트인 Reviews.org의 설문조사에 따르면 미국인은 스마트폰을 하루 평균 144회 확인한다고 한다. 또, 영국 사람들은 평균적으로 12분마다 스마트폰을 확인한다. 아침에 일어나자마자 5분 이내에 휴대전화를 보는 사람은 성인 다섯 명 중 두 명(40%)꼴이다. 이처럼 현대인은 조그만 액정화면 앞에서 너무 많은 시간을 보내고 있고, 이젠 너무나 당연한 습관이 되어 의식하지 못할 정도다. 하지만 이런 행동은 도파민 시스템에 쉬지 않고 자극을 주기 때문에 부담이 될 수밖에 없다.

그 결과, 우리는 어떤 일에도 잘 집중하지 못하면서 스트레스는 더 쉽게 받는다. 휴대전화의 알림 소리만 들어도 스트레스 호르몬 수치가 상승할 수 있다. 휴대전화를 보기만 해도 체내에 스트레스 호르몬이 분비된다는 연구 결과도 있다. 휴대전화 화면이 내뿜는 블루라이트에 지속적으로 노출되니 신체의 자연스러운 수면-각성 주기가 망가지는 건 당연한 결과다. 게다가 소셜미디어 안에서 무의식적으로 자신을 남들과 비교하다 보면 자존감이 떨어지고 무력함에 빠지기 십상이다.

그뿐만 아니다. 스마트폰과 소셜미디어의 남용은 '좋아요', 새로운 정보, 속도감 있는 전환 등을 통해 도파민이 빠르게 끊임없이 뿜어져 나오게 한다. 그 속에서 우리는 질투, 비교, 자기 회의, 분노, 전반적인 불행감 같은 다양한 감정적 동요를 경험할 뿐만 아니라(소셜미디어가 자존감에 미치는 영향은 2부에서 더 자세히 다룰 예정이다) 휴대전화를 사용하지 않을 때는 금단증상을 경험하기도 하는데, 이는 부정적인 피드백 순환고리를 형성한다.

매일 틈틈이 전자기기와 떨어져 정적인 시간을 음미해보자. 창밖의 하늘을 올려다보고, 문을 열고 가장 가까이에 있는 나무를 관찰해 보라. 고요히 앉아서 동네에서 들려오는 소리에 귀 기울이는 것도 좋은 방법이다. 이와 같은 멈춤의 순간은 우리의 안녕과 창의력에 마법 같은 효과를 불러온다.

창의력은 지루함 속에서 피어나는 법이다. 휴대전화를 서랍에 넣어두고 지루한 시간이 내게 유익하다는 사실을 재차 되새길 필요가 있다. 적당한 지루함은 하루하루를 보다 의미 있고 기쁘게 살도록 돕는다.

매일 조금씩 빈 시간을 늘려가면 뇌가 새로운 생각과 아이디어를 탐색하기 시작한다는 걸 느낄 수 있을 것이다. 공상에 빠지고 상상의 나래를 펼칠 수도 있다. 우리가 아무것도 하지 않을 때 비로소 뇌는 새로운 신경 연결을 만들고 창의적 통찰력과 문제 해결책을 떠올릴 수 있게 해준다.

특히 별생각 없이 떠밀려 살아가고 있었다면, 아주 사소한 창의적 행동도 생활의 큰 활력이 될 수 있다. 나는 그런 작은 행동을 '일상의 창의성'이라고 부른다. 일상의 창의성은 우리 도파민 시스템을 보살피는 효과적인 방법이다.

같은 일도 매번 다른 식으로 해보자. 그러면 도파민 시스템이 긍정적인 부추김을 받아 끌려다니며 살던 때의 흐리멍덩한 기분이 안개 걷히듯 사라진다. 새로운 장르의 음악 듣기, 평소와 다른 길로 출근하기, 새로운 취미 시작하기, 평소 잘 사용하지 않는 손으로 양치질하기 등등 뭐든 좋다. 하나같이 별것 아니지만 뇌에는 자못 신선한 경험이 된다. 일상의 창의성과 지속성 있는 도파민의 효과는 바로 이럴 때 효과를 발휘한다.

강점 활용은 각자의 의무다
● ● ●

기쁨을 되찾는 것은 어떤 면에서 자신의 초능력을 발견하는 일이기도 하다. 여기서 초능력이란 스스로를 올바른 방향으로 이끄는 고유한 재능이다. 자신의 초능력과 제대로 연결될 때는 시간이 쏜살같이 지나가곤 한다. 그런 활동을 할 때 편안하고 몰입된 상태에 빠진다는 것을 깨달을 수도 있다. 이럴 때 우리의 타고난 재능과 열정은 완전히 일치된다. 우리 초능력은 기쁨을 가져다주고 창의성을 자극하며, 우리가 진정 있어야 할 곳에 있다는 느낌을 준다.

자신의 초능력과 일치하는 방향으로 에너지를 쓸 때는 다른 활동을 할 때처럼 피곤해지지 않는다. 그런 활동을 하면 할수록 에너지가 소모되는 게 아니라 반대로 솟아나기 때문이다.

　누구나 어린 시절에는 신나서 저절로 몰입되는 것을 잘 찾아서 하지만 어른이 되어서도 예전의 초능력을 써먹는 사람은 흔치 않다. 가공의 세계를 즐겨 상상하던 아이가 나이를 먹으면 이제 더는 상상의 나래를 펼치지 않는다. 다양한 색깔과 형태로 그림을 그려 자신을 표현하는 뛰어난 화가였던 아이는 어른이 된 후 즐거움이나 창의력과 별 상관이 없는 회사에서 하루하루를 근근이 버틴다. 어떤 사람은 직접 고객을 응대하면서 서비스 개선을 위한 정보 수집에 매진하고 싶었는데 행정 업무에 파묻혀 좌절감에 빠지기도 한다. 많은 성인이 자신이 뭘 하는지도 모르는 채 매일매일을 힘없이 끌려다닌다. 그런 상황이라면 매사가 따분하고 시간을 낭비하고 있다는 생각만 들기 마련이다. 이는 모두 우리가 자신의 초능력을 활용하고 있지 않다는 신호다.

　초능력은 우리에게 내재한 어마어마한 잠재력의 물꼬를 튼다. 성장하고 자신의 모든 능력을 십분 발휘하고 싶다면 *나에게는 어떤 초능력이 있을까* 가만히 생각해보자. 초능력은 당신 안에 분명히 존재한다. 당신이 발견해주길 기다리면서.

　자동조종 장치에 끌려다니는 삶을 버리고 자신만의 초능력을 일상에 활용할 방법을 찾으면 매일매일을 활력과 마르지 않는 도파민으로 채울 수 있다. 그러면 진정으로 살아 있다고 느낄 수 있을 것이다. 자신의 초능력으로 창의성과 의미를 삶 속으로 불러들이는 것이다.

초능력을 발견하는 것은 내면으로 여행을 떠나 무엇이 당신을 진정으로 특별하게 만드는지 찾아내는 것과 같다.

- 무엇이 당신에게 에너지를 주는가? 그리고 무엇이 에너지를 빼앗아 가는가?
- 당신은 무엇으로 기억되고 싶은가?
- 당신은 무엇을 하는 것을 즐기는가?

공공의 이익을 위해 초능력 사용하기

세상을 좋은 쪽으로 바꾸는 데 자신의 초능력을 쓰는 것만큼 확실한 자아실현 방법은 없다. 타인에게 봉사함으로써 내 깊은 내면의 목적을 찾아 성취하고 마르지 않는 도파민 샘을 확보하는 것이다. 내 경우, 나만의 초능력을 커리어에 활용해 세상을 이롭게 할 길을 찾기까지 나름대로 부침이 많았다. 어려움이 닥칠 때마다 나의 직감을 믿고 내 심장의 박동을 따라가는 용기가 필요했다.

예전의 나는 만약 고국으로 돌아가면 그토록 오랫동안 해온 의학 공부가 다 헛수고가 될 거라고 믿었다. 핀란드는 전인적 의술을 펼칠 기회가 적고 의료계 분위기상 주류에서 벗어난 무언가를 감히 시도하기 힘들었다. 그럼에도 나는 몇 년 전 결단을 내리고 내 마음의 소리를 듣기로 했다. 나는 증상과 그 뒤에 숨은 근원을 치유하는 데 초점을 두고 전인적 치료 공간을 만들고 싶었다.

　이제 막 첫 삽을 뜬 셈이지만 나는 마침내 나만의 초능력을 십분 발휘할 제자리를 찾았다고 확신한다. 총체적 안녕을 추구하는 열정, 의사로서의 경험 그리고 내가 가진 창의력을 발휘해 새로운 방식으로 단절된 연결고리를 복원하는 나 자신이 뿌듯하다.

　기쁨을 재발견하고 나만의 창의력을 찾고 초능력을 사용하려는 노력은 나침반처럼 우리를 안내해 삶의 의미를 찾게 한다. 만약 하루하루가 불안하고 일상에 박탈감과 좌절이 만연하다면 그건 당신이 내면의 길 찾기에 충분한 시간을 들이지 않는다는 신호일 것이다. 어쩌면 아예 생판 남의 길을 가고 있을지도 모를 일이다.

　다음 장에서는 우리가 영혼이 가리키는 방향으로 가고 있는지, 혹시 그렇지 않다면 어떻게 자신의 길을 되찾을 수 있는지 자세히 알아보자.

나만의 길을 걸을
용기를 발휘하라

3장

　지난 장에서 우리는 기쁨과 창의력이 어떻게 당신에게 방향성을 부여하고 목적으로 이끄는지, 그리고 그것이 어떻게 그 사람의 꿈, 유대감, 삶의 의미를 여는 첫 번째 단계인지를 살펴봤다. 이제 당신의 목적의식과 진심으로 당신 것처럼 느껴지는 삶, 즉 당신의 핵심까지 설레게 하는 삶을 구축하는 방법을 알아보기 위해 좀 더 깊이 들어가 보자.

　목적 있는 삶을 살 때는 도파민이 연료가 되어 목적을 향해 실천해 나갈 추진력이 생긴다. 미지의 영역으로 첫발을 떼는 아무리 겁 나는 순간이라도 말이다. 그럴 때 우리는 내딛는 발걸음마다 자신이 살아 있음을 느끼고 진정한 자아와 점점 더 가까워진다. 도파민이 우리를 올바른 방향으로 인도하고 있는 것이다.

목적은 당신이 삶에서 자신만의 자리를 찾도록 도와준다. 우리는 너무나 자주 다른 사람이 써준 각본을 따라가며, 우리 영혼에 불을 지피지 못하는 일에 억지로 의미를 부여하려 한다. 영혼을 잠식하는 직업을 갖는 것이 '현명한 선택'이라고 스스로를 합리화하려고 애쓴다. 또는 진정한 자신을 최대한 표현하지 않는 것이 '모두를 위해 더 좋다'면서 자신을 작게 만든다. 이러한 목적의식의 부재는 곧 도파민 파이프에 구멍을 뚫어 지속 가능한 도파민이 새어 나가게 할 것이다. 이때 목적의식을 품고 하루하루를 사는 법을 알면 구멍을 메워서 몸속 도파민 흐름이 끊이지 않게 하고 활력이 넘쳐나게 할 수 있다.

다만 주의사항이 하나 있다. 삶의 목적을 찾는다는 건 모험을 해야 한다는 뜻이다. 우리는 생명력을 100% 발휘하며 사는 모험에 뛰어들어야 한다. 이처럼 나만의 박자에 맞춰 춤추고 내 직업과 여가활동에서 목적과 의미를 느끼는 세상을 구축하는 여정은 다시 꿈꾸는 순간부터 시작된다.

당신의 꿈을 소중히 여겨라

• • •

어린아이들은 새로운 세상을 상상하고

자유롭게 꿈꾸는 것을 두려워하지 않는다. 그런데 머리가 조금만 굵어져도 주변 사람들, 문화, 사회규범이 정한 틀에 갇히고, 그 기준에 맞추어 가능한 일과 가능하지 않은 일을 판단한다. 어린 시절의 꿈과 아득히 멀어진 우리는 무슨 일에든 두려움이 앞서서 자기표현을 절제하는 게 미덕이라고 믿게 된다. 금세 지난날 품었던 꿈은 터무니없이 원대하거나 허황한 망상으로 느껴진다. 그러고는 이내 내면의 자아가 속삭이는 말에 귀를 닫아버린다. 그렇게 결국은 잘못된 방향으로 나아가기 시작한다.

나는 핀란드의 작은 시골 마을에서 태어났다. 어릴 적 내 꿈은 지구 반대편에 있는 미국 할리우드로 가서 큰 무대에 올라 공연하며 사는 것이었다. 나는 세상에 인상 깊은 발자취를 남기고 싶었다. 하지만 내 꿈은 대다수 아이들의 장래희망과 너무나 달랐기에 나는 입을 다무는 법을 배울 수밖에 없었다.

나이가 들면서는 주변 사람들이 자신의 꿈을 내 어깨에 대신 얹는 일이 잦아졌다. 어렸을 때 부모님이 내게 의사 가운을 자주 입혔던 기억이 난다. 지금은 내가 마음을 다잡을 때마다 써먹는 일화이기도 하다. 어쨌든 나는 화학과 과학을 너무너무 좋아했으니까. 미대가 아니라 의대에 지원했을 땐 부모님의 인정을 받는 것 같아 흐뭇했다. 이처럼 주변 사람들과 세상은 내가 나에게 어떤 이야기를 들려줄지에 입김을 발휘했고 내 꿈이 향하는 방향에도 영향을 미쳤다. 어느덧 나는 내 본심이 가리키는 쪽으로 가는 대신 이렇게 저렇게 하라는 남들의 훈수에 의존하고 있었다.

내가 나에게 하는 이야기가 나의 세계를 형성한다. 그 이야기는 직장에서 상황을 어떻게 해석할지, 파티에서 무엇에 주의를 기울일지, 누군가의 얼굴에 떠오른 미소를 어떻게 받아들이는지, 주변 사람과 사건에 어떻게 반응할지 그리고 무엇이 나로 하여금 행동하도록 동기를 부여하는지에 영향을 미친다. 무엇보다 이야기는 도파민이 추구할 목표를 설정한다.

세계적으로 유명한 신경정신과 의사 대니얼 J. 시겔Daniel J. Siegel이 저서 『내적 연결IntraConnected』에서 강조한 것처럼, 우리가 자신에게 하는 이야기는 자아 인식의 기초가 된다. 그런데 우리가 그런 이야기를 습득하는 곳은 나를 둘러싼 사람과 문화. 우리는 무엇이 좋은 직업인지, 선한 사람은 어떻게 행동하는지를 주변을 보고 배운다. 또한 무엇을 인생의 목표로 삼아야 하는지, 어떤 사람이 되어야 하는지를 배운다.

그렇게 이야기의 도움을 받아 우리는 좋은 배우자, 좋은 상사, 뜬구름 잡는 몽상가, 창의적 인재의 모습으로 천천히 세상에 녹아든다. 이런 이야기는 정력과 감정의 동요를 일으키기 마련이라 곧 우리는 그중에서도 더 나답다고 생각되는 이야기를 구분할 줄 알게 된다. 뚜렷한 이유 없이 그런 이야기가 더 편안하게 느껴지는 것이다.

이런 자아 인식은 디폴트 모드 네트워크default mode network, 줄여서 일명 DMN이라고 부르는 특정 뇌 부위에서 형성된다. 즉 DMN의 신경망은 우리 뇌가 서사적 자아를 빚어내는 통로인 셈이다. 우리는 이야기를 이용해 정신적 자아 모델을 창조하고 구체화한 다음 그것을 자신 안에 간직한 채 살아간다. 우리가 자신에게 들려주는 이야기는 우리 행동을 좌우하고 그런 행동은 다시 우리의 이야기를 강화한다. 때때로 오래된 이야기에 사로잡히면 구세대의 가치를 바탕으로 자신의 미래를 건설하기도 한다. 이 대목에서 아인슈타인Albert Einstein이 했다는 "똑같은 일을 반복하면서 다른 결과를 기대하는 것은 미친 짓"이라는 명언을 떠올리지 않을 수 없다. 늘 똑같은 식으로 행동한다면 다른 결과를 기대할 수 없다. 낡은 열쇠로는 새로운 문을 열지 못한다. 자신에게 들려준 이야기와 과거로부터 자유로워지려면 마음을 열어야 한다. 감히 미래로부터 꿈을 꿀 수 있어야 한다.

   자아 인식의 밑바탕이 되는 기본 이야기는 우리 삶의 구조와 규칙을 만들지만, 그게 꼭 진실이거나 우리에게 이익이 되는 건 아니다. 잠시 멈춰서 당신이 지금껏 간직해온 기본 이야기를 떠올려보라. 기본 이야기란 소위 이런 것들이다. '열심히 일한 뒤에야 인생의 열매를 얻을 수 있어.' '나는 경제관념이 부족하니까 다른 사람이 내 돈을 관리해주어야 해.' '내게는 사업에 성공하는 데 필요한 자질이 없어.' 그런데 이 이야기들에는 하나같이 역량을 100% 발휘하며 인생을 살지 못하게 방해하는 믿음이 숨어 있다.

> 더 이상 당신에게 도움이 되지 않는 과거의 이야기나 경험, 믿음이 있는지 잠시 생각해보자. 그걸 빈 종이에 하나씩 적는다.
> 버려도 아쉽지 않은 이야기를 모두 적었다면 종이를 들고 나가서 안전한 곳에서 태워버리자. 이는 과거의 이야기를 놓아주고 그것에서 해방된다는 상징적 행위다.
> 케케묵은 이야기를 인정하고 놓아주는 이러한 연습은 당신의 사고방식을 바꾸고 새로운 가능성에 자신을 열어놓는 강력한 방법이 될 수 있다. 이 연습에 충분한 시간을 들이고, 그 과정 전반에 걸쳐 자신을 다정하고 자비롭게 대해라.

도파민이 그릇된 방향을 향할 때는 결코 충만한 존재감을 느낄 수 없다. 그런 사람은 안절부절못하고 다음에 쇼핑할 거리, 다음 승진 목표, 다음에 소셜미디어에 올릴 콘텐츠, 데이트 앱에서 다음에 연락할 상대 등 항상 '다음'만을 생각한다. 이런 불안감은 잠시 멈춰서 자신을 돌아보고 방향을 다시 설정하라는 경고신호다. 진정한 목적의식과 연결되지 않고, 이처럼 들쑥날쑥하게 얻는 도파민은 효과가 짧고 한시적이다. 1장에서 살펴본 것처럼, 정점 경험 직후에는 다시 공허함과 불안감에 빠지기 쉽다. 설상가상 도파민 시스템이 바깥세상의 자극으로 연명한다면 우리 삶은 폭풍우가 몰아치는 바다처럼 높이 치솟았다가 깊이 꺼지는 파도타기를 반복하게 된다.

그러나 나 자신이 들려주는 이야기를 주지하면 우리는 내게 이롭지 않은 무의식적 믿음을 훌훌 털어내고 도파민이 새로운 방향으로 흐르게 할 수 있다. 궤도에서 벗어날 뿐인 남들의 좌표를 따라가지 말고 나만의 북극성을 확실하게 정해야 한다는 말이다. 자기 삶의 목적을 추구하고 내 영혼이 가리키는 방향으로 나아갈 때에야 비로소 도파민은 내 안에서 솟아나 한결같이 흐르는 개울이 된다. 도파민의 지혜는 당신이 삶을 어느 방향으로 이끌어야 할지 조용히 알려준다.

솔직히, 마음 깊은 곳의 목소리를 다시 듣기까지의 과정이 나에게도 수월하지는 않았다. 인기리에 방영된 핀란드 코미디 시리즈 〈그 엄마에 그 딸Like Mother, Like Daughter〉에 내가 비중 있는 역할로 출연한 것은 이미 40대에 접어들었을 때의 일이다. 연기는 내가 진정으로 즐거움을 느끼는 오랜 꿈이었다. 로스앤젤레스에서 살면서 꿈을 이루기 위해 실력을 갈고닦던 20대 시절, 연기 수업을 듣기 시작한 것도 그래서였다. 연기는 창의력을 풀어내는 창구였고 이 순간 내가 자유롭고 완전하게 살아 있다는 느낌을 받게 했다. 그런 기분은 내 안의 이야기와 인물에 생명을 불어넣었다. 하지만 핀란드로 돌아온 뒤에는 연기자의 꿈을 접었다. 의사 일과 연기를 병행할 수 없다고 생각했기 때문인데, 막연하게 연기가 의사로서의 신뢰감을 떨어뜨릴까 봐 두려웠던 것 같다.

그러던 5년 전, 꿈에 진실한 것이 얼마나 중요한지에 대해 글을 쓰던 중 깨달았다. 내가 여전히 연기를 은밀히 꿈꾼다는 것을 말이다. 그런 한편 "자기에겐 배우가 될 자질이 안 보여"라고 했던 전 남자

친구의 말을 나는 여전히 신경 쓰고 있었다. 직설적인 그의 한마디가 제대로 날아보기도 전에 연기라는 내 꿈의 날개를 잘라버린 것이었다.

그럼에도 꿈을 향해 나아갈 때라는 걸 깨달은 나는 스스로에게 감정자유기법EFT, Emotional Freedom Technique을 써보기로 마음먹었다. 꿈을 좇지 못하게 발목을 잡는 케케묵은 두려움을 당신도 떨쳐낼 수 있도록 EFT에 대해서는 2부에서 더 자세히 설명할 것이다. 그리고 그로부터 사흘 뒤, 전화벨이 울렸다. 극 중 주요 배역인 활기차고 거침없는 성격의 재스민 역을 뽑는 오디션에 참석하라는 갑작스러운 연락이었다. 기뻐서 심장이 두근거리면서도 동시에 두려움이 밀려왔다. '의사로서 내 신용은 어떻게 하지? 내가 다 망치는 건 아닐까?'

그러나 나는 평소 사람들에게 설파한 내용을 스스로 실천해 나의 진심이 가리키는 방향을 따르기로 했다. '나는 내 심장의 박동에 맞춰 춤을 추고 있는가? 혹시 이게 다른 사람이 부르는 노래는 아닌가?' 이 질문이 결정을 내리는 데 도움을 주었다. 나는 10대가 된 딸과 대사 연습을 한 다음 오디션장에 갔고 결국 역할을 따냈다. 이 극에 출연하면서 멋진 스태프들과 함께 일하는 놀라운 경험을 했다. 정해진 틀에 갇힐 필요가 없다는 사실을 몸소 내 딸과 사람들에게 보여주는 행동이었기에 내게 더욱더 의미가 있었다.

당신 안의 불꽃이 언제 꺼졌는지 혹시 생각나는가? 꿈을 향해 나아가 결국 목적을 이루는 다른 사람들의 모습을 지켜보면서 기차가 이미 떠난 역에 홀로 남겨진 사람의 심경이었던 때를 기억해보라.

- 세상의 강요에 끌려다니기 전의 당신은 어떤 사람이었는지 기억하는가?
- 현실적인 제약이나 금전적 한계 때문에 포기한 어린 시절의 취미, 창의적 목표, 장래희망은 무엇인가?
- 외국어 배우기나 대의를 위한 헌신처럼 실행할 기회가 없어서 동경만 해오던 인생 목표가 있는가? 창의적인 일이든, 뭔가를 배우는 것이든, 개인적 성장이든 다 괜찮다.
- 만약 돈이 문제가 안 된다면, 시간과 에너지를 투자해 어떤 친분을 강화하고 어떤 공동체를 키우고 싶은가?
- 당신에게 꿈의 직업이나 사업은 무엇인가? 그 길을 추구하며 하루하루를 어떻게 보내고 싶은가?

지금쯤 당신은 자신의 길에서 멀리 떠나왔다는 걸 슬슬 눈치채고 있을지도 모르겠다. 어쩌면 남들 이야기를 내 이야기인 것처럼 말해왔거나 꿈을 일찌감치 포기했을 수도 있다. 물론 슬픔과 난관도 인생의 일부이고 모든 감정에 나름의 쓸모가 있는 건 사실이다. 하지만 기쁨의 감정을 나침반 삼고 자신의 꿈을 지도로 활용하면 처음부터 다시 나만의 길을 찾아 나설 수 있다.

내면의 자아와 단절된 채 마음의 소리를 듣지 않으면 그 여파가 고스란히 자신에게 돌아오고, 잠재의식의 스트레스 때문에 심신과 영혼이 피폐해지기 쉽다. 그런 맥락에서 도파민이 꾸준하게 흐르게 하려면 주체적인 방향감각이 필요하다. 목적지에 도달하기 위해 가장 중요한 것은 자신에게 가장 중요한 것이 무엇인지 명확히 하는 것, 즉 당신의 핵심 가치를 파악하는 것이다.

나의 가치는 무엇인가

• • •

본디 우리는 진정성을 갈망하는 존재다. 일에서도 사생활에서도 진실할 때, 다시 말해 행동이 자신의 핵심 가치와 일치할 때 우리는 더 몰입하게 되고 일이든 일상이든 더 활기차게 임할 수 있다.

지금 당장 잠시 시간을 내서 내가 가장 중요시하는 가치가 무엇인지 생각해보라. 생각하는 데 도움이 되도록 아래에 몇 가지 예시를 제시했다. 여기에만 의존하지 말고 각자 더 와닿는 것들을 신중하게 추려 자신만의 핵심 가치 목록을 작성하라.

- 진정성
- 균형
- 연민
- 창의성
- 결단력
- 공정함

- 정직함
- 배우는 자세
- 낙관주의
- 안전
- 신뢰성
- 정의감
- 충실
- 인기
- 영성
- 부유함
- 친절
- 의의
- 명성
- 안정감
- 지혜

가치 목록이 얼추 정리됐다면 삶 전반에서 나를 움직이게 하는 동기가 무엇인지 생각해보라. 이를테면 다음과 같은 것이 있을 수 있다.

- 친구나 가족과의 친밀한 관계
- 개인의 자유와 자율성
- 공공의 선을 위한 일
- 나에게 기쁨을 주는 동시에 다른 사람도 북돋는 일
- 지속적인 영향력 창조

주지하듯 의미는 도파민 분비로 이어진다. 그 무엇과도 소통하지 못하는 직업, 자신의 핵심 가치에 위배되는 일, 오직 타인만을 위해 일하는 직장이 그 사람의 도파민 시스템에 실질적인 해를 끼치는 이유다. 사람은 진정한 자신의 길을 가야 하고 의미를 실현해야 한다. 그래야 일상 속에서 도파민이 균형 있게 흘러나오는 건강한 도파민 시스템을 구축할 수 있다.

> • 돌아보고 실천하기 •
>
> 현재 당신의 삶과 직장 상황이 자신의 핵심 가치와 일치하는지 충분한 시간을 들여 생각해보라. 만약 일치하지 않는 부분이 있다면 어떤 식으로 그러한가? 사람들과의 관계가 당신의 에너지를 고갈시키는가? 직업 자체가 당신이 추구하는 삶과 맞지 않는가? 아니면 현실의 삶에 더 충실하고 싶다는 본심을 뒤로하고 소셜미디어에 너무 많은 시간을 허비하고 있는가? 이런 모습 전부가 당신이 나아갈 방향을 바로잡고 발걸음을 그쪽으로 돌려야 한다는 신호일 수 있다.

    살다 보면 자신의 이상과 한참 떨어진 삶에 묶일 때가 있다. 그런 시기에 우리 일상은 내 영혼이 바라보는 방향과 불일치하기 마련이다. 한때 나는 사랑에 빠지는 것 자체에 미쳤었다. 사랑 자체를 사랑한다는 건 곧 전적으로 상대방에게 맞추어 *그가 내게 바라는 모습이 된다*는 뜻이다. 당시의 나는 여러 면에서 나 자신을 잃을지언정 조연이나 들러리 자리에서 기꺼이 상대방의 꿈을 응원하는 최고의 배우자가 되고자 했었다.

    당신의 가치관에 더 가까워지기 위해 무엇을 할 수 있을까? 일상의 소소한 결정이 장기적으로 건강과 행복에 얼마나 큰 영향을 미치는지 과소평가해서는 안 된다. 우리는 계속 올바른 방향으로 나아갈 수 있도록 매일 자신의 행동을 의식적으로 인지하고 안 좋은 습관을 고치려고 노력해야 한다. 다시 말해 자신의 길에서 멀어지게 하는 방해

요소를 치워버려야 한다.

지금 자신의 핵심 가치에 가까워지게 혹은 멀어지게 하는 어떤 행동을 매일 하고 있는가? 만약 자신이 충분히 노력하고 있지 않다는 생각이 들고 나의 가치와 단절됐다는 느낌이 든다면, 당신 삶에 보충하고 싶은 가치를 선별하는 것부터 시작하기를 권한다.

예를 들어, 가장 중요하다고 여기는 가치가 우정인 사람이 절친한 친구들과 소원해진 이유를 모르겠다면 그들에게 먼저 전화를 걸어보는 게 하나의 타개책이 될 수 있다. 아니면 친한 친구들과 단톡방을 새로 만들어 추억과 최신 소식을 공유해도 좋고 옛날식으로 손편지를 써도 좋다. 몇 년째 말만 나누던 주말여행을 이참에 추진해보는 건 어떨까?

반복적으로 하는 일상적 행동에 집중하면 삶의 지극히 사소한 경험에도 의미와 목적을 부여하는 효과를 볼 수 있다. 일상의 결정에 목적의식을 담고 내가 바라는 삶을 이루기 위한 요소를 더 많이 찾아낼수록 내딛는 걸음걸음이 당신의 영혼이 지향하는 방향과 일치하도록 만들 수 있다. 즉 도파민이 올바른 방향으로 흐르게 할 수 있다.

나는 나 자신을 솔직하게 직시하고 나니 먼지만 수북이 쌓여가던 꿈이 다시 선명해지는 것 같았다. 생각해보면 나는 꿈을 포기했던 적이 없다. 그저 꾸역꾸역 밀려 들어와 모르는 새 산더미처럼 쌓인 타인의 꿈에 묻혀 잘 보이지 않았을 뿐이다. 하지만 꿈을 향해 한 걸음씩 내디딜 때마다 꿈이 다시 살아나 다시 펄떡이기 시작했고 나의 성장을 북돋웠다.

세상에 무엇을 남길 것인가

결국, 의미는 우리가 자신을 위해 무엇을 했느냐가 아니라, 우리 주변의 사람들을 어떻게 도왔느냐에 있다. 당신은 헌신적인 부모로 기억되고 싶은가? 아니면 좋은 친구? 아니면 지역사회나 세계 전체에 기여한 업적으로 기억되고 싶은가? 혹은 자신의 꿈에 충실하고 두려움 없이 자신만의 길을 개척한 용기 있는 사람으로 기억되고 싶은가?

외과 의사인 내 몇몇 친구는 근무시간이 아무리 길어도 별로 지치지 않는다고 말한다. 일에서 삶의 의미를 찾았기 때문이다. 일로 알게 된 운동선수들도 비슷하다. 그들은 고된 훈련을 마다하지 않고 축구 경기장에서든 아이스하키 링크 위에서든 늘 최선을 다한다. 사람들은 자기 일에 무슨 의미가 있는지, 그 일을 왜 하는지, 자신이 누구를 위해 일하는지 알 수 없어 방황할 때 일을 하며 지치기 시작한다. 파블로 피카소Pablo Picasso가 말했듯, "삶의 의미는 자신의 재능을 발견하는 것이고 삶의 목적은 그 재능을 세상에 베푸는 데 있다".

자기 재능을 발견하고 활용해 세상과 나눌 때, 우리는 자신뿐만 아니라 주변 모든 사람에게 선한 영향을 미친다. 하지만 오랫동안 내면의 목소리를 무시해왔다면, 그래서 이제 그 속삭임을 더 이상 알아차릴 수 없다면 어떻게 해야 할까?

길을 잃었다고 느낀다면, 길은 스스로 드러난다는 진리를 믿고 안심해도 된다. 당신의 꿈과 기쁨의 감정을 믿어라. 지혜로운 도파민이 나만의 방향을 찾고 길을 내도록 돕고 있으니까 말이다.

> 이번 장을 마무리하기 전에, 당신 삶에 기꺼이 받아들이기로 한 새로운 이야기, 경험, 믿음에 잠시 주목하기 바란다. 종이 한 장을 준비해 그것들을 적어보자.
> 적은 종이를 책상이나 냉장고처럼 잘 보이는 곳에 놓아두자. 곧 내 것이 될 희망과 격려의 이야기를 수시로 상기할 수 있도록 말이다.

• 돌아보고 실천하기 •

꿈을 잘 간직하는 것은 각자의 책임이다. 나는 사람들이 각자의 꿈에 진심을 다해야 한다고 생각한다. 꿈은 자아 깊숙한 곳에서 도파민이 솟아나게 해 도파민 시스템의 균형을 되찾아주는 열쇠일 뿐만 아니라 삶의 목적과도 긴밀하게 연관되어 있다. 그렇기에 꿈에 충실하면 우리를 목적으로 이끄는 길이 알아서 눈앞에 드러난다.

물론, 마음의 소리에 귀 기울이고 꿈을 좇으려면 용기가 필요하다. 남의 장단에 휘둘리지 않고 자신의 박자에 맞춰 나아가다 보면 가끔 외롭기도 할 것이다. 그러나 도약하는 지점에 이르면 그때마다 낙하산이 펼쳐진다. 꿈을 진지하게 받아들이고 자신에게 투자함으로써, 갑자기 이전에는 보지 못했던 기회와 해결책이 눈에 들어온다. 그리고 그 길이 드러남에 따라, 목적과 의미 그리고 지속 가능한 도파민으로 가득한 당신만의 길도 함께 나타난다.

다음 장에서는 당신의 꿈을 현실로 만드는 방법을 살펴볼 것이다.

꿈을 실현하라

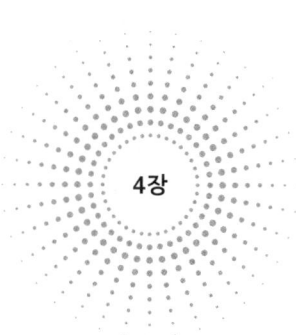

4장

지난 장에서는 각자가 중시하는 가치를 알고 꿈을 재발견해서 진정한 나의 길을 향해 한 걸음 내딛는 연습을 했다. 핵심 가치관과 꿈에 일조하는 발걸음 하나하나는 안정적인 도파민 흐름에 도움이 된다. 이번에는 꿈을 실현하는 데 유용한 여러 가지 도구들에 대해 이야기해보겠다.

인생의 감독이 되어라

● ● ●

뚝뚝 끊기거나 금방 고갈되는 게 아니라 막힘 없이 오래가는 원천에서 도파민을 얻고 꿈꾸던 미래를 현실로 만들어 온전히 살아 있음을 느끼고자 할 때 신경가소성은 기본이 되는 핵심 개념 중 하나다. 신경가소성이란 뇌가 학습하고 새 신경회로를 생성하는 능력을 말한다. 그 말은 곧 우리가 주의를 집중하는 곳에 에너지가 흐른다는 얘기다.

뇌는 습관을 만드는 기계다. 가능한 한 에너지를 아끼려 하고, 가장 익숙한 길을 택한다. 뇌를 눈 내린 스키장으로 생각해보자. 우리가 생각하는 행위 하나하나는 그 경사면을 스키를 타고 내려가는 것과 같다. 생각할 때마다 눈길에는 흔적이 새겨진다.

처음 내린 눈 위에서 스키를 타려면 힘들고 에너지가 많이 든다. 하지만 두 번째부터는 스키가 이전에 만든 자국을 자연스레 따라간다. 횟수가 늘어날 때마다 점점 더 쉽고 빨라지며, 눈길에 자국은 더욱더 깊이 팬다. 시간이 흐르면 자국이 너무 깊어져서 이제는 경로 밖의 경사면은 보이지도 않을 정도가 된다.

신경과학자는 사람은 보통 하루에 약 7만 가지 생각을 한다고 말한다. 우리는 이 창의력을 삶을 바꾸고 자신을 재창조하는 데 쓸 수 있다. 생각해보라. 수년째 같은 길만 걸으면서 우리 뇌에 난 자국이 벌써 얼마나 깊어졌는가. 이런 신경회로는 우리 생각과 감정으로 표출

된다. 생각과 신념이 반복을 통해 우리 뇌에 문자 그대로 새겨진다고 얘기하는 이유도 바로 그래서이다.

  삶에 변화가 생기면 뇌의 가소성이 높아진다. 즉 직장을 옮기거나 이사를 하거나 아기를 낳을 때, 뇌에서 새로운 신경경로가 더 쉽게 만들어진다. 이러한 생물학적 메커니즘을 의도적으로 활용해 꿈을 향해 나아가면, 우리는 자신을 재창조할 수 있을뿐더러 꿈꾸던 삶을 만들어갈 수 있다.

  일을 처리할 때 다양한 방식을 시도하고 자신을 여러 각도에서 바라보기가 처음에는 쉽지 않을 것이다. 하지만 기억하자. 본래 뇌에 새로운 길을 내려면 이미 난 길을 따라갈 때보다 에너지가 많이 드는 게 당연하다. 처음엔 아마도 그 새 원피스를 입지 말라고 당신을 말리거나 회의 시간에 개인적인 의견을 내지 말라고 설득하는 마음의 소리가 들릴 테다. 어쩌면 그 상황을 떠올리는 것만으로 심장이 콩닥콩닥하거나 손바닥이 땀으로 흥건해질지도 모른다. 그래도 걱정할 필요 없다. 이전과 다른 선택을 할 때마다 새로운 길은 점점 더 탄탄해진다. 새 길이 옛날 길보다 자연스럽게 느껴지기까지는 그리 오래 걸리지 않는다.

  비전보드vision boards를 만들거나 미래의 내 모습을 머릿속에 생생하게 그려보거나 긍정적인 결과를 상상하는 등의 연습을 통해 새로운 신경경로를 만들고 강화할 수 있다. 이렇게 형성된 신경경로는 꿈과 일치하는 긍정적인 정신적 패턴을 더욱 견고하게 만든다.

비전보드 만들기

뇌에서 필터 역할을 하는 망상활성화계(RAS, reticular activating system(의식과 수면-각성 주기를 조절하는 뇌간의 신경 네트워크-옮긴이)는 주변 환경의 무수한 정보 중에서 무엇을 의식으로 끌어올릴지를 결정한다. 시각화나 비전보드 같은 방법으로 특정 목표나 바람에 집중하면, RAS가 우리 목표와 맞는 기회와 자원을 더 잘 포착하도록 훈련시킬 수 있다. 요컨대 내가 진정으로 원하는 것을 더 명료하게 볼 수 있게 되는 것이다.

꿈꾸던 차를 평소보다 길에서 훨씬 많이 보게 되거나, 아이를 갖고 싶어 하면 갑자기 임산부와 아기들이 자꾸 눈에 띄거나, 연인을 만나고 싶어 하면 온 세상이 다 손잡은 커플로 가득 찬 것 같은 경험을 해봤을 것이다. 이런 현상이 RAS 필터가 어떻게 내게 의미 있는 정보만 걸러내는지를 보여주는 흔한 예다. 우리 뇌가 의미 있고 중요하다고 판단한 무언가를 의식적으로 '인식'하게 되면, 도파민 시스템은 목표를 설정한다. 즉 나아갈 방향을 정하는 것이다. 이때 비전보드를 활용하면 주목해야 할 것들을 더 자주 우리 뇌에 주지시킬 수 있다.

비전보드를 만들기 전에, 다음 연습을 통해 나의 목표와 열망에 대해 잠시 생각해보자.

> 당신은 무엇을 더 원하는가? 당신의 커리어가 어떤 모습이기를 원하는가? 연애는? 어떤 곳에서 살고 싶고 매일매일을 어떻게 보내고 싶은가? 무엇보다도 당신이 추구하는 그 느낌에 집중해보라.
>
> 온몸의 세포로 당신의 꿈을 인식하고 꿈의 미래가 현실적으로 어떤 모습일지 구체화해야 한다. 가령, 막연히 '좋은 관계를 원해'라고 쓰지 말고 좋은 관계가 당신에게는 구체적으로 무엇을 의미하는지 명확히 하라. 어떻게 대우받고 싶은가? 연인 또는 배우자와 함께 있을 때 어떤 기분을 느끼고 싶은가? 함께 어떤 활동을 하고 싶은가? 당신의 의도를 적어보고 진정으로 현실화하고 싶은 것이 무엇인지를 명확히 하라. 의도가 명확해질 때마다 에너지가 그 방향으로 더 쉽게 흘러갈 수 있다.
>
> 다음으로, 눈을 감고 각각의 목표가 이미 달성된 것처럼 시각화해보라. 모든 감각을 동원해 당신이 원하는 삶을 사는 자신을 생생하게 상상하라. 꿈이 이뤄졌을 때의 감각을 온몸의 세포로 느껴보라. 집에서는 어떤 기분인가? 어떤 행동을 하고 있는가? 무엇을 입고 있는가? 시간을 어떻게 보내는가? 주변의 모습은? 누구와 함께 있는가?

이제 자료를 모을 차례다. 위 연습으로 확인한 '꿈의 미래'와 감정에 공명하는 잡지, 신문, 사진, 격언 등을 수집한다. 꿈을 떠올리면 생각나는 감정이나 느낌을 불러일으키는 물건이라면 뭐든 괜찮다. 여러 영감의 원천들을 둘러보되, 자료를 고를 때는 무엇보다 직감을 따르자. 기억하라, 당신은 꿈의 감정적 주파수를 정의하고 있는 것이다. 가슴으로 선택하라.

준비가 다 됐으면, 여유로운 마음으로 창의적 작업에 몰두하기 좋은 장소를 찾는다. 좋아하는 음악을 틀거나 촛불을 켜는 등 이미지가 눈앞에 더 잘 떠오르게 할 만한 분위기를 조성하는 데 도움이 되는 의식을 행하라.

선택한 이미지, 단어, 상징을 포스터 보드 위에 시각적으로 아름답고 영감을 주는 방식으로 배열하라. 직감을 믿고 보드를 디자인하면서 창의성이 자유롭게 흐르도록 하라.

완성된 비전보드는 침실이나 사무실 벽면처럼 오며 가며 보이는 곳에 놓아둔다. 비전보드가 눈에 띌 때마다 우리는 비전을 실현한 미래의 나와 일체화하고, 미래에 진정 원하는 것을 알아차리도록 뇌를 재배선할 수 있다.

비전보드를 만드는 데 완벽한 타이밍을 노릴 필요는 없다. 그냥 오늘 시작하면 된다. 당신의 인생에서 원하는 것을 적어보라. 이 모든 실천은 과거가 아닌 미래로부터 창조하도록 뇌를 훈련시킨다. 당신의 꿈과 가치 그리고 삶 자체와 일치하는 미래 말이다. 이는 지속 가능한 도파민을 위한 견고한 토대를 제공한다.

가치 메모 활용하기

자리 잡고 앉아서 비전보드를 만들 짬이 없다고? 그럴 땐 포스트잇 활용을 추천한다. 나도 이루고 싶은 꿈을 포스트잇에 적은 다음 그걸 집 안 곳곳에 붙여두곤 한다. 이 작업을 '가치 메모'라고 한다. 비전보드와 마찬가지로 가치 메모는 뇌가 꿈의 미래를 잊지 않게 하는 쉽고 효과적인 방법이다.

가치 메모를 할 때는 말을 공들여 가다듬을 필요가 없다. 내 꿈의 정수를 담기만 하면 된다. 예를 들어, 이 책을 준비하면서 나는 메모에 '최고의 출판사를 만나기를'이라고 간단하게 썼다. 구체적인 과정을 언급하거나 특정 출판사를 강조하지는 않았다. 당시 내 꿈은 그저 이 책에 가장 잘 어울리는 보금자리를 찾아주는 것이었고 실제로 그렇게 됐다.

미래의 자신과 연결하라

내면의 자아나 꿈과 다시 동기화하는 연습을 할 때는 이런저런 일이 어떻게 일어날지 혹은 어떤 일이 일어날지 알 필요가 없다. 요점은 장래에 누리고 싶은 감정을 아주 잠깐이라도 지금 미리 온몸으로 체험하는 것이다. 내가 한 걸음씩 내디딜 때마다 나머지는 알아서 따라올 거라고 믿으면 된다.

미래의 내가 오늘의 내게 보내는 편지 쓰기

미래의 내가 보내는 것처럼 자신에게 편지를 쓰면 이루고 싶은 미래를 보다 선명하게 시각화하는 데 큰 효과가 있다. 그뿐만 아니라 상황을 두려운 난관 대신 즐거운 도전으로 바라보는 시각도 생긴다. 잘만 하면 미래의 나에게서 온 편지가 나 자신과 내 삶을 새롭게 만들어가는 긍정적 에너지와 동기를 불러일으킬 수 있다.

우선 약간의 사전준비가 필요하다. 방해 없이 조용히 집중할 수 있는 편안한 장소를 물색하라. 미래의 나와 연결되어 이 내면의 여정을 이끌어줄 깨달음을 얻겠다는 의도를 분명히 하자.

이제 눈을 감고 미래의 한 시점에 있는 자신의 모습을 머릿속에 그린다. 지금으로부터 1년 뒤도 좋고 5년 후 혹은 10년 후도 상관없다. 인생 목표를 이루고 염원하던 모습의 내가 되어 이상적인 삶을 사는 자신을 상상하자. 기분이 어떤가? 어떤 점에서 신이 나는가? 미래의 당신은 무엇을 성취했고 어떤 목표를 달성했는가? 그런 당신 곁에는 누가 있는가? 그들은 당신에게 어떤 기분이 들게 하는가?

애정과 감사의 마음으로 미래의 당신을 바라보라. 바로 그 자리에 이르게 한 모든 결정을 내릴 용기를 가져준 것에 감사해보라. 늘 쉽지만은 않았지만 자신의 비전을 지키며 계속 나아간 것에 고마워하라. 이 '미래의 나'가 바친 모든 노고에 영감을 받는가?

미래의 나와 연결됐다면 이제 그쪽 입장에 서서 현재의 당신에게 말을 건네자. 미래의 당신은 현재의 당신에게 어떤 조언을 하겠는가? 앞으로 마주할 장애물이나 의심, 두려움을 이겨낼 수 있게 도와줄 지혜로운 말은 무엇일까?

생각이 바로 안 나더라도 괜찮다. 자신의 내면에 계속 집중하자. 마음을 적당히 비워두면 언젠가 통찰이 떠올라 그 공간을 채울 테니까.

이제 펜을 들어 종이에 편지를 쓰자. 서두는 미래의 당신이 전수한 지혜를 바탕으로 목표를 설정하는 내용으로 시작한다. *미래의 목표와 소망에 자신을 합치시키고자 오늘 어떤 실천을 할 수 있을까? 바라는 미래에 조금 더 가까워질 수 있는 구체적인 방법이 있는가?* 편지는 1인칭으로, 지금의 나에게 속삭이듯 솔직하고 다정하게 써라.

편지를 다 썼으면 소리 내어 읽어본다. 그 말들이 깊숙이 스며드는 걸 느끼고, 마음 깊은 곳에서 어떻게 울려 퍼지는지 느껴보자. 가슴에 손을 올리고 지금의 나와 앞으로 만들어가고 싶은 미래의 나 사이의 연결을 체감해보라. 그 지혜를 받아들여 마음에 새기고, 영감을 받아 한 걸음 한 걸음 내딛으면서 내면의 지혜가 당신의 길을 안내하도록 하라.

미래의 내가 되어보기

작은 노력으로 큰 효과를 불러오는 또 하나의 방법이 있다. 바로 미래의 나처럼 살아보고 미래의 내가 할 법한 결정을 내리는 것이다. 미래의 자신을 산다는 건 장차 체현하고 싶은 에너지를 앞서 체험하는 것과 같다. 다시 말해, 현재의 행동을 실질적인 차원에서 만들고 싶은 미래와 일치시키는 것이다.

미래의 내가 되어 행동하기 시작하면, 미래의 내가 품고 있을 목표를 바탕으로 결정을 내리게 된다. 미래의 나와 보조를 맞추면 진정한 자아와 다시 연결되어 꿈의 삶을 만들어가려 할 때 생기는 두려움과 의심을 헤쳐나가기가 더 쉬워진다.

가령, 당신의 꿈이 사업을 하는 것이라고 치자. 그런데 현재의 당신은 두려움에 압도된다. 그래서 꿈을 실현하기 위한 일을 하나씩 실천하는 대신 본인이 좋아하는 일을 업으로 하면서 사는 게 어떤 느낌일지, 꿈을 좇는 사람이 되는 게 얼마나 멋질지 앉아서 상상만 한다. 하지만 아무 행동도 하지 않기 때문에 당신과 당신의 꿈 사이의 거리는 여전히 멀기만 하다.

이때 미래의 자신처럼 살면 꿈을 감당할 수 있을 만큼 작은 단계들로 쪼개 정리할 수 있다. 비전이 명확해지면 자신의 미래가 어떤 느낌일지 뼛속 깊이 체감되고, 그러면 이미 그 사람이 된 것처럼 결정을 내릴 수 있다. 이를테면 시간을 따로 빼서 잠재적 고객에게 연락을 돌리거나 사업에 필요한 서류를 본격적으로 준비하는 식이다. 미래의 당신은 어떤 옷을 입는가? 행동거지는 어떤가? 부엌에 싱싱한 꽃을 꽂아두기도 하는가? 미래의 당신은 자기관리를 어떻게 하는가?

처음에는 미래의 관점에서 결정을 내리는 게 이상하게 느껴질 수 있다. 이는 뇌에서 새로운 신경경로를 만들고 있기 때문이다. 뇌가 다르게 느끼고, 행동하고, 생각하도록 가르치고 있는 것이다. 이것은 힘든 작업이고 에너지가 필요하다. 그러나 일정 시간이 지나면 과정이 한결 수월해지는 데다 소모되는 에너지도 줄어든다. 그때쯤이면 뇌 신경망이 훨씬 튼튼해졌을 것이기 때문이다.

우리는 미래의 자기 입장에서 선택함으로써 새로운 존재 방식을 뇌에 입력할 수 있다. 따라서 그런 결정을 하나씩 내릴 때마다 미래의 나와 하나가 된 자신이 점점 더 진정한 자아처럼 느껴지기 시작할 것이다.

만약 미래를 상상하기 어렵다면 '올 것은 오고, 갈 것은 간다'라는 짧은 구절을 활용해보자. 이렇게 만트라를 반복해서 읊는 것은 간단하지만 스스로를 신뢰하고 나의 길에 더 가까워지는 데 효과적인 방법이다.

내 사람들 찾기

주변에 어떤 사람들을 두느냐는 한 사람의 행복과 개인적 성장에 지대한 영향을 미친다. 우리는 종종 우리로 하여금 예전의 익숙한 행동 패턴과 관계 역학을 반복하게 만드는 사람들을 끌어들인다. 트라우마를 기반으로 관계를 구축할 때, 사랑이 아니라 고통이 우리를 이끄는 것과 같다. 이때 오랜 상처를 치유하면 더 이상 고통이 주도권을 잡지 못한다. 그 결과 우리가 진짜 자아와 다시 합쳐지고 심신과 영혼에 진정으로 유익한 결정을 내릴 수 있게 된다.

트라우마를 다루는 자세한 방법은 2부에서 제대로 알아볼 것이다. 우선 내가 오래된 두려움을 바탕으로 인맥을 쌓고 있는지, 아니면 새로운 조화를 바탕으로 하고 있는지 판단하는 데 도움이 될 간단한 팁들을 소개한다.

- 누군가와 시간을 보내고서 어떤 기분이 드는지 주의 깊게 살핀다. 활력이 넘치고 기분이 좋은가, 아니면 에너지고 소진되어 지치는가? 내게 긍정적인 에너지를 주고 나의 성장을 돕는 사람을 가까이 하라.
- 가까운 사람들 곁에서 자유롭게 자신답게 있으면서 열정과 관심사를 탐구할 수 있는지 생각해보라. 우리는 가장 많은 시간을 함께 보내는 다섯 사람의 합이라고 한다. 때로는 내 핵심 인맥에 신선하고 활기찬 에너지를 조금 더해주기만 해도 된다.
- 정직함을 소중히 여기고 솔직하면서 건설적인 피드백을 주는 이들을 가까이 둔다. 이런 친구들은 시야를 넓히고 고정관념을 의심하도록 우리를 자극하고 개인적 성장에 필요한 귀중한 통찰을 제공한다. 듣기 싫은 얘기일지라도 진실을 말하는 게 진정한 친구다.
- 우리의 여정은 종종 '어떻게'의 문제만이 아니라 '누구와'의 문제이기도 하다. 목표에 다다르고 크게 꿈꿀 용기를 내는 것은 함께 나아갈 때 언제나 더 쉽고 더 즐겁다.

조바심 내지 말고
자연스레 흐르게 하라

● ● ●

도파민 시스템의 균형을 맞추고 더 깊은

자아로 돌아가는 길을 찾는 내면 작업을 계속해나갈 때, 중요한 것은 방향이지 속도가 아니다. 나도 그랬지만, 우리는 대개 금방 조급해져서 모든 걸 한 번에 해결하고 싶어 한다. 하지만 억지로 밀어붙이려는 마음을 참고 에너지가 자연스럽게 흘러가도록 놔둘 때, 우리가 바라던 결과가 전혀 예상치 못한 곳에서, 상상도 못 했던 길을 통해 찾아올 수 있다.

사회적으로 우리는 얼마나 많은 일을 하는지, 시간과 에너지를 얼마나 최적화하는지에 따라 자신의 가치를 매기는 경향이 있다. 다양한 전자기기의 열려 있는 창들은 현대인의 삶을 동시다발적으로 쉼 없이 자극한다. 수많은 오색깃발을 흔들며 여기를 보라고, 자기에게 시간을 쓰라고 외친다. 그런 가운데 우리는 늘 활기찬 게 바람직한 모습이라 믿고 게으름을 혐오하는 풍조에 익숙해진 지 오래다. 도파민과 의미를 갈망하며 목표 달성을 위해 계속 더 열심히 일한다. 완벽함을 추구하고 더 많은 프로젝트를 맡아가며, 해야 할 일들로 하루를 빽빽하게 채운다.

우리는 소위 '추진력'과 '목표 실현'에 엄청난 가치를 부여한다. 더 많은 것에 대한 이런 끝없는 욕망은 서구문화 대부분을 이끄는 도파민의 어두운 면이다. 그리고 이 욕망은 우리 지구까지 갉아먹고 있다. 물론 더 큰 집, 더 좋은 차, 더 화려한 일상생활에 대한 욕구, 그러니까 '추진력' 모드에서 상황을 개선하려고 일하는 건 상당한 쾌감을 준다. 하지만 흥미로운 연구들에 따르면, 경쟁심과 성취욕이 강하고 조급하고 호전적인 A형 성격(1950년대에 미국 심장내과 전문의 두 명이 성격 패턴과 건강 사이의 연관성을 조사한 한 연구에서 성격 유형 A와 B가 처음 제안되었고 이후 다른 연구자들에 의해 분류가 C와 D까지 확장되었다-옮긴이)은 심장마비와 심혈관질환의 발병률이 더 높다고 한다.

느리게 사는 삶은 요즘의 현실에 적합하지 않은 게 사실이다. 그런 만큼 여러 가지 일을 동시에 처리하는 것 외에 대안이 없다는 생각이 들기 쉽다. 목표를 이루고 전진할 수만 있다면 추진력과 멀티태스킹은 속도감 넘치는 쾌감을 선사한다. 작업 간의 빠른 전환은 도파민을 다량 분출시키는 중독적 위력이 있다. 당신은 쉴 때 얼마나, 몇 번이나 멀티태스킹을 하는가. 넷플릭스를 정주행하면서 손가락은 휴대전화나 노트북 위에서 계속 꼼지락거리고 중간중간 피자나 주전부리를 무의식적으로 입으로 가져가지 않는가? 그야말로 도파민의 향연이다. 하지만 과유불급의 멀티태스킹은 결국 본인이 만들어낸 도파민의 힘을 약화시킬 뿐이다.

여러 프로젝트를 동시에 진행하는 것도 마찬가지여서, 중요한 업무 이메일을 작성하면서 이런저런 행정 업무를 동시에 처리하는 게 꼭 생산성 향상으로 이어지지는 않는다. 여러 작업 사이에서 전환할 때는 새 업무에 다시 집중하고 적응하는 데 인지적 노력이 든다는 점에서 '전환 비용'이 발생한다. 그래서 멀티태스킹을 하면 신이 나고 힘이 솟지만 에너지를 잃는 이면의 효과 탓에 결과적으로는 능률이 떨어질 수 있다. 빠른 작업 전환과 주의력 분산은 집중력 유지를 방해하고 작업기억력과 문제해결 능력을 손상한다. 그 결과, 정보를 기억하거나 복잡한 문제를 효과적으로 해결하지 못하게 된다.

하루 날을 잡아 한 번에 한 가지 일만 하고 다음 일을 시작하기 전에 지금 일을 마치는 연습을 해보자. 의식적으로 한 번에 한 가지에만 집중해 일을 완성하는 것은 지속 가능한 도파민의 원천을 확보하는 첫걸음이다. 이는 목표를 달성하는 훌륭한 방법일 뿐만 아니라 지나친 멀티태스킹 습관을 버릴 기회도 선사한다.

계속 달릴 수 있는 자동차는 없다

도파민 시스템은 희망의 시스템이다. 1장에서 얘기한 것처럼, 도파민의 힘은 기대하는 즐거움, 더 정확히는 무언가 좋은 일이 곧 일어날 거라는 기대감에서 비롯된다. 하지만 뭐가 됐든 고대하던 일이 실제로 일어나고 나면 도파민 분비량은 오히려 줄어든다. 진화론적 관점에서 도파민은 생존에 필수적인 과제를 해낼 동기를 인간에게 유발하도록 진화했다. 식량을 구하러 험지로 나가고, 보금자리를 짓고, 자기 짝을 찾는 것 같은 일들 말이다. 말하자면 도파민 시스템은 정확히 어떤 행동이 원하는 결과를 가져오는지 학습하도록 돕기 위해 진화 기전이 우리에게 심은 보상 시스템인 셈이다. 이 시스템은 우리에게 중요한 것들을 찾아 나서고 그것을 향해 나아갈 동기와 에너지를 준다.

그것이 커피 한 잔이든, 맛있는 음식이든, 비디오 게임이든, 섹스든,

새 집 장만이든 목표 달성은 엔도르핀 같은 천연 마약 시스템을 활성화해 기분을 좋게 만든다. 하지만 도파민 시스템은 천연 마약 시스템보다 강하고 항상 더 많은 것을 원하기 때문에 곧 새로운 목표가 필요해진다.

도파민은 심지어 최소 몇 달, 혹은 몇 년이 걸려야 받을 수 있는 보상을 향해 매진할 의욕까지 불어넣는다. 이를테면 다음 휴가나 은퇴처럼 불확실하고 먼 미래를 생각만 해도 우리의 도파민 수치는 크게 오른다. 도파민은 오래 공을 들여야 하는 뭔가를 위해 꾸준히 노력하도록 우리를 잡아끈다. 그리고 보상에 대한 불확실성은 도파민을 더욱 자극한다. 이것이 바로 끊임없이 애써야만 겨우 굴러가는 일이나 관계가 우리에게 그토록 매혹적일 수 있는 이유 중 하나다. 목표를 향해 더 세게 밀어붙이고 원하는 일이 일어나길 더 간절히 기대할수록, 그 도전 자체에서 더 큰 에너지를 얻는다고 느끼는 것이다.

새로움과 예측 불가능성은 도파민 시스템을 자극하기 때문에, 혼란과 늘 해야 할 일이 있는 상황은 삶을 '스릴 넘치게' 유지하고 도파민의 쾌감에 연료를 공급하는 방식이 될 수 있다. 꼬리에 꼬리를 무는 드라마나 혼란 없이 무사평온하기만 할 때는 성취감이나 흥분을 느끼기 어려울 수 있다. 이처럼 도파민 수치가 높게 유지되는 상태는 우리가 계속해서 목표를 향해 나아가고 있다고 느끼게 만든다. 그렇게 우리는 이 질주의 쾌감에 빠져들고 모든 시간을 의미와 목적을 위해 소비하려 한다. 이런 사람에게 평상적인 나날은 지루할 뿐이다. 그들은 바삐 밀어붙일 때 피어오르는 흥분을 갈구한다.

 그러나 이런 추진력은 한편으로 우리를 단절감과 공허함에 빠지게 하곤 한다. 그런 까닭에 우리는 도파민 우세 모드를 그렇게 오래는 유지하지 못한다. 계속 밀어붙이기만 하는 것은 번아웃에 빠지는 지름길이다. 에너지 관점에서 보면 가속 페달을 접착제로 붙여 바닥까지 눌러놓고 운전하는 꼴이다. 질주하는 느낌은 짜릿하고 일도 진척이 빠르겠지만 이런 식은 지속 가능하지 않다. 세로토닌과 옥시토신보다 과도하게 우위를 차지한 도파민은 엔진과 부품(즉 우리 몸과 마음)을 소모시킨다. 그래서 우리가 그토록 염원하는 자유와 기쁨의 감정을 선사하는 게 아니라 더 많은 것을 끝없이 원하게 해 우리를 노예로 만들기 십상이다. 시스템이 감당하기에는 부담이 너무 크다. 나는 이 진실을 경험을 통해 뼈저리게 배워야 했다.

 도파민 수치의 균형을 잡는 방법을 배우기 전까지, 도파민이 내 안의 다른 모든 사랑 호르몬을 압도했다. 당연히 창의력과 에너지는 한쪽으로 기울었고 속이 시끄러우니 넘치는 에너지가 갈피를 못 잡고 우왕좌왕할 수밖에 없었다. 그 시절의 나는 요란한 소리를 내면서 사방으로 불꽃을 튀기는 폭죽이었다. 행동하는 걸 보면 꼭 경조증 상태에 있는 사람 같았다.

 이런 경조증 상태에서는 특정 뇌 영역에서 도파민이 다량 분비되어 보상과 즐거움의 감각이 고조된다. 이로 인해 평소보다 더 충동적으로 변하고 더 큰 위험을 감수하게 된다. 사업에서는 과도한 예산을 지출하거나 비현실적인 프로젝트를 떠안는 모습으로 나타날 수 있다. 또한 여러 일을 저글링하려는 멀티태스킹 성향이 강해지며, '크게 성공하거나 아니면 집으로 돌아가라'는 식이 극단적 사고방식에 지배당하기도 한다.

스포츠, 투자은행, 첨단기술 스타트업 같은 몇몇 분야에서는 도파민이 우세한 사람이 이상적 인간상으로 그려지거나 심지어 추앙받기까지 한다. 열정은 전염성이 강해서 주변을 고무할 수 있다. 이는 역동적인 비즈니스 환경을 만들고자 할 때도 유리하다. 사람들은 누군가의 긍정적인 기운과 넘치는 활력에 보상을 주고, 이는 경조증 상태를 지속시키는 긍정적인 피드백 루프를 형성한다.

실제로 세상에는 다음 대형 프로젝트, 다음 투자 기획, 다음 목표를 성공시키기 위해 밀어붙일 준비가 항상 되어 있는 비슷한 사고방식의 전략가들끼리 유유상종하는 경우가 많다.

문제는 이럴 때 우리가 끊임없이 앞날을 계획할 뿐 현재에는 충실하지 못해 지금 자신이 처한 현실을 받아들이지도, 인지하지도 못한다는 것이다. 오늘날 우리는 항상 무언가를 함으로써 현재로부터 도망치느라 바쁘다. 하지만 도파민 에너지만 전방으로 맹렬히 분출한들 현재를 직시하고 발전 과정을 인지하는 감각이 없다면 우리가 바라는 큰 도약은 일어나지 않는다.

당신은 살면서 자신을 밀어붙일 때의 흥분감에 푹 빠졌던 순간을 정확히 짚어낼 수 있는가? 멀티태스킹의 도파민 폭발 효과를 바라는 마음에 무의식적으로든 의식적으로든 여러 가지 일을 동시에 처리하지는 않는가? 이런 가속 모드는 도파민이 호르몬 시스템을 지배한다는 신호일 때가 많다.

가속 모드에 있는 우리는 과제를 완수하고자 열심히 노력한다. 우리는 소셜미디어, 바쁜 업무, 빽빽한 할 일 목록으로 지루함을 달래는 데 익숙하지만, 2장에서 창의력을 발견하는 과정을 살펴본 것처럼 도파민 시스템을 재설정할 때는 먼저 여백을 만들어야 한다. 종종 꿈이란 건 밀어붙이지 않고 알아서 일어나도록 두어야만 실현되기 때문이다.

주먹 쥔 손의 힘을 풀어라. 그런 다음 모든 일이 내게 유리하게 펼쳐지고 있으며, 적절한 때 적절한 사람들이 내 앞에 나타날 것이라는 믿음을 가져라.

천천히 느긋하게

피곤할 때는 지루함을 음미하면서 아무것도 안 하고 쉴 줄 아는 능력이 필요하다. 이런 능력은 축복이다. 속도를 늦춰 한 번에 한 가지 일만 하고 고요한 시간을 자주 갖는 것은 도파민 시스템을 속속들이 보양하는 것과 같다. 한마디로 도파민 기본값을 건강하게 만든다는 뜻이다.

다음에 시간을 내어 휴대전화를 집에 두고 동네나 근처 공원을 산책하러 나가자. 마음이 얼마나 여유로워지고 삶의 속도가 줄어드는지 느낄 수 있을 것이다.

크고 작은 성취를 축하하라
● ● ●

비록 작은 목표일지라도 그것을 달성하면 그때마다 도파민 시스템이 활성화된다. 목표가 작고 관리하기 쉬울수록, 도파민이 꾸준히 흐르게 할 기회가 더 많아진다. 자신의 진정한 목적과 일치하는 목표를 설정하고, 그에 따른 작은 단계를 이루어 가는 것이 도파민 흐름을 오랫동안 지속시킬 열쇠이다. 성취를 축하하고 진심으로 인정하는 것은 엄청난 만족감을 주며, 도파민 수준을 높이는 데 도움이 된다.

목표 설정과 성공을 축하하기 위한 몇 가지 팁과 조언을 아래에 정리했다.

- **목표까지 가는 과정을 감당할 만한 단계로 세분하기**: 자고로 천 리 길도 한 걸음부터라고 했다. 최종 목표까지 달성 가능하고 현실적인 단계를 세우고 그 과정에서 이루는 작은 성취를 빠짐없이 자축하라. 작은 한 걸음은 다음 걸음으로 이어지고 그러다 보면 우리 인생에 크나큰 변화가 일어나 있을 것이다.
- **시간을 내 성취에 보상하기**: 스스로의 노고에 딱 적당하다고 생각되는

보상을 선택해 자신에게 선물하라. 늘 가고 싶었던 레스토랑에서 근사한 식사를 하거나 가족 혹은 친구들과 함께 축배를 드는 건 어떨까.
- **일기를 쓰며 지난 성과 돌아보기**: 목표까지 얼마만큼 왔는지, 여태 얼마나 많은 것을 이뤘는지 반추하는 시간을 가끔 가져라. 나는 감사 쪽지 항아리를 이용하는 방법도 추천하는데, 매주 자신이 성취한 것을 종이에 적어 항아리에 모았다가 연말에 다 꺼내 읽어보면 된다.

일기나 감사 리스트에 자기 생각, 감정, 경험을 적는 행위는 도파민 분비를 촉진하는 데 도움을 줄 수 있다. 자신을 창의적으로 표현하면 뇌의 보상 경로가 활발해지기 때문이다. 예전 일기를 다시 읽으면서 내 발전과 성장을 되돌아보는 것 또한 성취를 인식하게 해 도파민을 증가시킬 수 있다.

매일 특정 시간에 정해진 분량을 쓴다는 식으로 일기 쓰기 목표를 정하면 그 목표를 달성했을 때 성취감이 생겨 도파민 분비가 더욱 증가한다.

한편, 감사 목록 만들기는 삶의 긍정적인 면에 집중하게 하는 효과가 있다. 게다가 감사를 표현할 때는 뇌의 보상 시스템이 활성화되어 도파민이 분비된다. 또, 감사할 일 목록을 주기적으로 꺼내 되새기면 긍정적인 연관성이 강화되어 도파민 수치를 높게 유지하는 데 도움이 된다. 목록에 새로 감사할 일을 추가하는 것 역시 내가 성장했고 풍족하다는 기분이 들게 해 도파민 생성을 더욱 촉진한다.

성취를 축하하는 것이 도파민 분비를 증진하고 긍정적 행동을 강화한다면 목표를 설정하는 것은 방향을 제시하고 동기를 부여한다. 노력하는 과정에서 즐거움을 찾고 크든 작든 모든 승리를 축하하는 습관을 들이면 긍정적 사고방식과 성취감을 키울 수 있다. 특히 나의 목표가 더 깊은 의미나 대의와 이어져 있다면 내딛는 모든 발걸음이 도파민 시스템을 환히 밝힐 것이다.

도파민 시스템이 균형을 이루려면 세로토닌 시스템이 튼튼해야 한다. 그래야 창의력과 폭발적 에너지가 건전한 방향으로 흘러 영혼이 가리키는 길로 우리를 안내할 수 있기 때문이다. 다음 장부터는 안전, 신뢰, 질서의 호르몬인 세로토닌을 따뜻하게 환영하는 마음으로 만나볼 것이다.

건강한 도파민 흐름을 위한
· To Do List ·

- ☑ 매일 멈춰서 스스로에게 물어본다. '이것이 내가 가고자 하는 방향에 도움이 되는가?'
- ☑ 기쁨의 순간을 계획한다.
- ☑ 매일 움직인다.
- ☑ 창의력을 위한 공간을 마련한다.
- ☑ 미래의 위치에서 꿈을 꾼다.
- ☑ 자신만의 초능력을 책임지고 활용한다.
- ☑ 지루함을 받아들인다.
- ☑ 잠시 멈춰서 생각한다. '내 초능력으로 세상을 어떻게 도울 수 있을까?'
- ☑ 목표를 포스트잇에 적거나 비전보드를 만든다.
- ☑ 기운을 북돋고 목표 달성에 도움을 주는 사람들과 함께한다.
- ☑ 길이 보이지 않더라도 첫걸음을 내딛는다. 곧 길이 나타날 거라는 믿음을 갖는다.

2부

THE HEALING
POWER OF
HORMONES

세로토닌: 안전의 호르몬

Serotonin: The Hormone of Safety

세로토닌은 어떤 호르몬인가?

5장

세로토닌은 도파민과 정반대다. 도파민이 늘 새로운 것을 찾고 아찔한 스릴을 즐기는 대담한 모험가라면 세로토닌은 안정과 꾸준함을 선호한다. 만약 세로토닌이 투자 전문가였다면 낮지만 꾸준한 수익률이 나오는 저위험 투자처에 집중했을 것이다. 중요한 점은 도파민과 세로토닌이 동전 하나의 양면과 같다는 것이다. 다시 말해, 도파민 시스템을 강화하고 싶다면 반대편에서 맞대고 있는 세로토닌 시스템 역시 탄탄하게 다져야 한다. 흡사 음과 양의 조화 혹은 시소의 양끝처럼, 세로토닌과 도파민은 사람이 내적으로 성장하는 데 필요한 탄탄한 균형에 대등하게 기여한다.

세로토닌은 안전, 친숙함 그리고 소중히 여겨진다는 느낌을 좋아한다. 다시 말해 세로토닌은 우리 안전 시스템의 수호자다. 당신을 겹겹이 둘러싸고 보호하는 방패를 상상해보라. 그리고 세로토닌을 당신의 에너지를 위한 보호막으로 생각하라.

진화의 관점에서 인간은 무리에 속하고 집단을 이룸으로써 자신의 안전을 확보하곤 했다. 생물학적으로 소속감을 추구하도록 설계되어 있어서 우리는 타인과의 관계 속에서 자신감을 얻는다. 우리 인간은 무리에 소속되고 그 안에서 받아들여지기를 갈망한다.

그러나 집단 내에서 어떤 행동이 더 자연스럽게 느껴지는지에 대한 감각은 개인의 고유한 성향마다 다르다. 가령 도파민이 우세한 사람은 태생적으로 새로운 기회를 찾고 미지의 가능성을 탐험하려 한다. 예로부터 앞장서서 새 야영지를 물색하거나 신대륙 탐험을 떠났던 이들은 아마 전부 도파민형 인간이었을 것이다. 반면에 세로토닌이 우세한 사람들은 한자리에서 마을을 돌보면서 잠재적 위협요소를 경계하는 게 우선이다.

이 두 부류가 조화롭게 기능하는 이상적인 조건에서는 안전과 확장 사이에 균형이 잡힌다. 단단히 지키는 것과 놓아주는 것 사이의 균형 말이다. 단체종목 스포츠든 회사의 한 부서든 성공하는 팀이 바로 이런 훌륭한 모습을 보여준다. 세로토닌형 인간과 도파민형 인간이 골고루 있을 때 팀 전체가 일을 더 잘해낼 수 있다.

세로토닌은 뇌에서 신경조절물질로 작용한다. 이는 곧 세로토닌이 한 뉴런에서 다른 뉴런으로 신호만 전달하는 게 아니라 뇌 전체의 긴장도나 분위기에도 영향을 준다는 뜻이다. 오케스트라 지휘자처럼 세로토닌은 모든 악기(즉 뉴런)가 조화롭게 연주되도록 해 우리의 전반적 안녕, 안정적 기분, 스트레스 대처 능력을 향상한다.

안전하다는 기분이 들면 사람의 몸은 싸울지 도망칠지의 기로에서 갈등하던 경계 태세를 풀고 휴식과 소화의 상태로 전환한다. 쉼과 음식 소화는 회복과 치유에 없어서는 안 되는 요소다. 바로 이때 세로토닌이 안전감과 행복감을 높이는 중심적 역할을 한다. 세로토닌은 회복과 치유에 중요한 수면을 조절하는 데에도 도움을 준다. 또한 식욕을 돋워 영양 섭취를 돕고 나아가 신체의 치유 과정을 촉진한다. 한편 통각에도 영향을 미쳐서 불편함을 더 잘 참게 해주고, 면역계 기능을 보조해 우리 몸이 혼자서도 잘 복구하고 병의 침입을 막아내도록 한다.

세로토닌이 선사하는 안전감과 현존감現存感(지금 이곳에 존재함을 인식하는 것-옮긴이)은 힘을 합해 몸이 치유와 재생을 최우선시할 수 있는 환경을 조성한다. 세로토닌은 우리가 안전한 장소에 있다는 소식을 뇌와 온몸에 퍼뜨림으로써 스트레스와 염증이 줄어들도록 돕고 체내 자원을 유지와 회복이 필요한 곳으로 이동시킨다. 이 조화로운 상호작용은 정신의 안녕이 신체 건강에 얼마나 중요한지를 강조한다. 안전한 곳에서 든든한 지원을 받는다는 느낌이 인체의 치유력과 건강 유지에 큰 영향을 미친다는 걸 보여주기 때문이다.

생리학적 관점에서 세로토닌은 체내의 에너지 대사를 돕도록 진화했다. 세로토닌은 인체가 영양소를 잘 흡수하고 소중한 에너지를 적재적소에 배당하도록 돕는다. 그렇게 성장과 복구, 회복에 필요한 에너지를 제공한다.

세로토닌은 종종 '행복 호르몬'이라고 불리지만 그게 전부는 아니다. 더 심오한 의미가 있다고 생각한다. 바로 세로토닌이 에너지를 지킨다는 것이다. 도파민이 에너지를 이렇게 저렇게 쓰라고 지시한다면 세로토닌은 에너지를 보호하는 역할을 한다. 그래서 세로토닌이 안정적으로 유지될 때 건강한 경계를 세우기가 쉬워진다. 당당하게 자기 자신을 우선시하고 나 자신의 욕구에 아낌없이 귀를 기울인다. 지금 내 모습 그대로 충분하다고 느끼기 때문에 날개를 펼쳐 날아오르는 걸 두려워하지 않는다.

반면 세로토닌 균형이 깨졌을 때는 에너지가 새 나가서 여러 가지 문제가 나타날 수 있다.

세로토닌의 어두운 면

● ● ●

세로토닌 수치가 낮을 때 우리는 심한 불안감을 느끼기 쉽다. 꼭 최악의 상황이 벌어질 것만 같아 괜히 더 초조하다. 이렇게 세로토닌 불균형은 현재의 삶을 전심으로 즐기지 못하게 방해한다. 다 잘될 거라고 믿는 대신 과거를 곱씹거나 앞날을 걱정하기 일쑤다. 자동조종 모드로 살아가면서 저 깊숙한 내면에서 피어오르는 소소한 즐거움을 온전히 즐기기가 쉽지 않다. 세로토닌 수치가 낮을 때는 우리 눈이 모든 가능성을 두루 보지 못하고 뇌가 위험한 시나리오에만 집중한다. 결국 우리는 날개를 펼쳐 비상하는 대신 지금 가진 에너지를 지키는 데에만 매달리게 된다.

이를테면 기를 다 빨아먹는 직장인데도 안정적인 수입을 잃을까 두려운 마음에 사표를 던지지 못하는 식이다. 아니면 혼자서는 생계를 유지하지 못할 것 같다는 이유로 시들해진 관계를 질질 끌기도 한다. 또 누군가는 정신건강에 아무런 득도 되지 않는 일에 과도한 시간과 에너지를 쏟는다. 의무감에 혹은 '원래 늘 그랬으니까'라는 생각으로 의미 없는 행동을 이어간다. 다시 말해, 익숙함이 주는 안전감 때문에 현상유지를 추구하는 것이다. 하지만 이는 곧 몸을 한껏 웅크려 스스로를 비좁은 우리 안에 가두고 가짜 안전의 포로가 되기를 자청하는 것과 같다.

우리는 직장과 인간관계에서 이런 거짓 안정감과 자기 위치에 대한 확신을 추구한다. 우리는 학습을 통해 사랑하게 된 전통과 이야기, 즉 세상의 기대를 그대로 따르면서 안전을 좇고, 연결된 느낌을 얻으려고 지나치게 많은 정보를 온라인에 공유한다. 나 자신의 경계와 최후방어선을 무너뜨리는 일인데도 '싫어'라고 외치고 싶은 진심을 누르고 '좋아'라고 말한다. 그러고는 뒤돌아서 좌절하고 쓸쓸함을 삼킨다. 매일매일 머릿속은 그때 그 기회를 잡았더라면 지금 내 인생이 어떤 모습이었을까라는 생각으로 가득하다.

자신의 삶을 돌아보면서 내가 어쩌다 여기까지 왔을까 궁금했던 적이 있는가? 체내에 세로토닌이 부족하거나 몸이 세로토닌을 효과적으로 사용하지 못할 때는 미래를 꿈꾸며 앞으로 나아가지 못하고 과거의 두려움 때문에 영양가 없는 일에 집착하게 되기 쉽다. 사람은 바로 이럴 때 애먼 곳에서 세로토닌과 안전감을 찾아 헤맨다. 유대감과 친밀감을 아무것도 없는 허공에서 갈구하고 해가 되는 관계나 건강하지 못한 상황에 스스로를 빠뜨리는 것이다.

삶이 균형을 잃고 휘청이자 나는 마음의 안정을 되찾아줄 새로운 연애 상대를 찾기 시작했다. 하지만 그건 '진정한 안전감은 자기 안에서 나온다'는 것을 깨닫지 못한 내 실수였다. 그걸 모르고 스스로 암흑의 구렁텅이로 걸어 들어간 꼴이었다. 이젠 방황하던 그 시절이 아득하고 그때 얘기도 편하게 털어놓을 수 있다. 나를 해치는 관계에서 벗어나고자 고군분투하는 다른 이들을 도울 수 있다고 생각하면 얼마든지 괜찮다. 지적인 사람을 포함하여 누구든지 학대 상황에 갇힐 수 있다는 것은 중요한 깨달음이다. 하지만 그 누구도 그런 상황에 머물러서는 안 된다.

전 남자친구와 사귈 때 처음에 난 우리 관계가 매우 탄탄하고 균형 잡혀 있다고 생각했다. 하지만 시간이 지나자 내가 생지옥을 살고 있다는 걸 깨달았다. 자유를 잃을지도 모른다는 나의 두려움과 버림받을지도 모른다는 그의 두려움이 우리 둘 다 지독히도 불행하게 만들었다. (이 이야기는 사람이 얼마나 쉽게 두려움에 휘둘리는지를 보여주는 예시다. 이 관계에서 나는 결국 자유를 잃었고, 그는 결국 버림받았다.) 그는 물건을 부수고 날 통제하려 했다. 친구나 가족을 자주 만나지 못하게 한 건 물론이고 직장 동료와 얘기하는 것조차 질색했다. 언어폭력은 잔인하기 그지없었다. 어느새 나 역시 짐승처럼 소리 지르면서 그와 싸우고 있었다. 그 시절의 나는 나 자신이 아니었다. 때로는 내가 지금 영화의 한 장면을 연기하는 건가 착각도 들었다.

정신적 폭력이나 육체적 폭력을 경험한 적 없는 사람에게는 이 이야기가 너무 극단적으로 들려서 이해가 잘 안 될 수도 있다. 하지만 신경적응 과정으로 인해, 그의 학대가 마치 '정상적인 행동'처럼 느껴졌다. 우리는 사과하고 화해의 섹스를 한 다음 잠깐 서로를 애틋해하다가 다시 학대하는 악순환의 고리를 맴돌았다. 폭발적인 옥시토신 분비(이 얘기는 3부에서 더 자세히 다룬다)가 상황이 나아질 거라는 헛된 기대를 심은 탓이었다.

나는 예전에 감정적이거나 신체적인 폭력이 얽힌 관계에 대한 영화 장면들을 보면서 '어떻게 저런 상황에 처할 수 있지, 왜 떠나지 않을까?'라고 생각하곤 했다. 그런데 내 모습이 딱 영화 장면 같다는 걸 깨달으면서 시각이 완전히 바뀌었다. 알고 보니 각자의 그림자가 상대방을 도망 못 치게 할 정도로 짙은 어둠을 드리우는 이 위태롭고 유해한 관계의 주인공이 바로 나였다. 내 뇌는 이미 상황에 익숙해진 뒤여서 저 사람을 떠나는 게 낫다는 생각을 못 하고 있었다. 나는 자신을 옭아매는 덫을 부수고 스스로 자유로워질 능력이 없었다.

**건강하지 못한 연애를
하고 있다는 사실을 깨달았다면**

지금 돌이켜보면 옛 애인과의 관계가 건강하지 못했다는 게 선명하게 보인다. 내 연애는 때로 학대에 가까울 정도로 고장 나 있었지만 뒤늦게 깨닫기 전까지 나는 그 사실을 인식하지 못했다. 사람과 사람 사이의 관계에서는 육체적이든 정서적이든 어떤 폭력도 용납될 수 없다. 만약 앞에서 언급한 요소들을 경험하고 있다면, 자신이나 타인을 위해 도움을 요청하라고 강력하게 권고하고 싶다.

- **유해성 인지하기**: 상황을 알아채고 객관적으로 바라보는 게 첫 걸음이다. 누구도 건강하지 못한 관계를 이어가서는 안 된다는 걸 인정해야 한다.
- **지원세력 모으기**: 상황을 털어놓는 게 어려운 일이긴 하지만, 불행한 관계에서 벗어나도록 도와줄 친구나 전문가를 찾는 건 필수다.
- **스스로를 먹이고 쉬게 할 방법 찾기**: 집이 편하지 않을 때 따로 갈 안식처 같은 장소가 있는가? 휴식은 나무가 아니라 숲을 보게 하고 상황을 타개할 해결책을 찾도록 돕는다. 깊은 이완 상태를 유도하는

니드라 요가와 명상이 이 부분에서 큰 보탬이 될 수 있다(206쪽과 254쪽 참고).

- **내 경계를 보호하기**: 자신의 경계를 지킬 방법이 있는가? 트라우마와 경계에 관한 자세한 이야기는 7장을 참고하라.
- **계획과 시간표 만들기**: 계획을 가능한 한 상세하게 세우고 철저히 지키도록 노력한다. 필요하면 주저하지 말고 도움을 요청한다.
- **자신을 상냥하게 대하기**: 발전은 꾸준하게 일어나는 법이 없고 보통 가다 멈추다를 반복한다. 하지만 확실한 건 터널 끝에는 반드시 환한 빛이 있다는 것이다.

체내에 세로토닌이 충분하지 않을 때 사람은 안전지대에서 나와 성장할 용기가 생기지 않는다. 이런 사람은 자아의 진정한 욕구에 맞지 않는다는 걸 알면서도 익숙한 곳에 머무르려고만 한다. 내가 창피한 과거를 털어놓는 이유는 그런 이들이 용기를 내 연민의 관점으로 자기 삶을 들여다봤으면 싶어서다. 또한 내 이야기를 듣고, 오래된 고통이나 트라우마가 당신을 건강하지 못한 상황으로 이끌고 있지는 않은지, 그리고 당신의 꿈과 진정한 욕구가 있는 삶의 방향을 막아서고 있지는 않은지 살피고, 이를 바꿀 용기를 갖기를 바란다. 돌이켜보면, 나는 내면의 안전감을 잃었고 관계 안에서 외적인 안전함을 갈급하게 추구했기 때문에 그런 상황에 처했다. 나의 경계는 충분히 견고하지 않았고, 세로토닌은 새고 있었다.

가짜 안전이 주는 편안함에 스스로 안주하면 사랑이 아니라 두려움에 이끌려 매사를 판단하게 된다. 고통이 배의 키를 잡고 운항의 모든 것을 좌우하는 꼴이다. 하지만 그렇게 계속 과거에 얽매여 내일을 살면 삶이 제자리를 맴돌 뿐이다. 독이 되는 관계를 끊거나 흥미로워 보이는 취직 자리에 지원하거나 사업을 시작하는 건 언감생심이다. 오로지 안전하다는 느낌 때문에 익숙한 곳에 머무른다. 세로토닌 시스템이 탄탄하지 않으면 내 소중한 에너지를 남들 좋은 일에만 쓰게 된다. 그러니 환희와 생동감 따위는 고사하고 짓눌리고 탈탈 털렸다는 생각이 들기 마련이다.

> **돌아보고 실천하기**
> - 지금 하는 얘기에서 마음에 와닿는 부분이 있는가?
> - 혼자 있는 게 편안하다고 생각하는가?
> - 마음속 깊은 곳에서 두려워하는 게 무엇인가?
> - 실은 당신을 가두는 곳에서 안전감을 기대하고 있는가?

삶이 우리를 낭떠러지로 밀어 바다로 추락할 때는 빠져나갈 길이 잘 보이지 않을 수 있다. 비뚤어진 연애, 내 가치관과 위배되는 직장, 땡전 한 푼 없는 가난, 곰팡이 핀 집, 사기 등의 부정적인 경험은 세로토닌 시스템에 큰 타격을 입힌다. 그리고 세로토닌 시스템이 흔들리면 신경계 전체가 영향을 받아 터널 끝의 빛을 볼 수 없게 된다. 유독한 연애를 하던 시절, 나는 마음속으로 계속 자신을 속이면서 상황이 달라질 거라고 스스로를 설득했다. 하지만 누구도 다른 사람을 바꿀 수 없다는 것이 진실이다. 우리는 오직 내면의 가장 어두운 심연과 공명하는 자기 자신만을 변화시키고 치유할 수 있다. 암흑에 휩싸인 이후, 다음 순간의 빛이 더 선명하게 보이는 이치다. 나 또한 내 자유와 내면의 안전감을 되찾을 힘을 발견했을 때 그랬다. 함께 이 책을 읽어나가면서 트라우마를 다루는 방법을 배우면 당신도 뿌리 깊은 아픔을 생각보다 훨씬 잘 치유할 수 있다는 걸 알게 될 것이다. 세로토닌 시스템이 튼튼할수록 안전감을 찾고 몸과 마음과 영혼을 살찌울 환경을 조성하기가 더 쉬워지기 때문이다.

두려움을 마주하지 않으면, 우리는 익숙하지만 자신에게 유익할 것 없는 상황에 갇힌다. 두려움은 우리의 신경계를 활성화된 상태로 유지하며, 과도한 활성화는 시스템에 부담을 준다. 다행히도 일상적인 실천을 통해 우리는 안전감을 강화하고 무의식적인 스트레스를 해소할 수 있다.

일례로 트립토판이 풍부한 음식(연어, 달걀, 견과류, 시금치), 마사지, 햇빛, 운동 등을 활용해 세로토닌 수치를 높일 수 있다. 하지만 건강하고 지속적인 세로토닌 시스템의 비밀은 내면 작업을 통해 강한 내적 안전감을 만들어내는 데 있다.

강력한 사랑 호르몬의 흐름은 내면에서 시작되어 바깥으로 확장된다. 다음과 같은 방법을 활용할 수 있다.

- **신경계를 두려움에서 안전감으로 전환하기**: 치유되지 않은 고통이나 트라우마가 있을 때는 두려움이 잠재의식에 스트레스를 준다. 그러면 안전감, 즉 세로토닌 시스템이 타격을 입기 쉽다. 하지만 오랜 두려움을 떨쳐내고 마음을 치유하기 시작하면 안전감이 강화되고 일상생활 자체가 건강한 세로토닌 흐름을 지원한다. 이어지는 6장에서 두려움에 맞서고 신경계 균형을 찾는 방법을 살펴볼 것이다.
- **건강한 경계 재구축하기**: 삶의 여러 영역에서 경계를 강화할 줄 알면 세로토닌 시스템의 균형을 잡는 데 도움이 된다. 반면에 명확한 경계가 없을 때는 본인의 욕구에 귀 기울이지 못하고 남들 비위를 맞추는 데 에너지를 소진하기 쉽다. 건강한 경계를 세우는 현실적인 요령은 7장에서 알아보기로 한다.
- **스스로를 깎아내리는 생각 버리기**: 스스로를 깎아내리는 생각이란 목표 달성 능력을 해치고 자존감을 갉아먹는 무의식적 사고를 말한다. 자신을 한계에 가두는 생각을 버리고 자존감을 강화하는 방법은 8장에서 자세히 다룰 것이다. 높은 자존감은 세로토닌 시스템의 동력이 된다. 따라서 자존감이 높은 사람은 다른 인격인 척하면서 안전감을 찾아다닐 필요가 없다. 자신을 솔직하게 표현하고 나에게 필요한 것을 당당하게 말할 수 있을 만큼 안전하다고 이미 느끼기 때문이다.

인생은 새옹지마라는 말이 있다. 살다 보면 재수 없는 일이 생기고 예고 없이 날아든 커브볼에 휘청이다가 진흙 바닥에 무릎을 꿇을 수도 있다. 하지만 사람의 신경계가 어떻게 작동하는지, 다양한 신체 증상과 감정이 어떤 메시지를 전달하는지, 어떻게 신경계 균형을 맞출 수 있는지 이해하고 나면 언제든 안전과 유대감을 되찾을 마음의 지도를 손에 넣을 수 있다.

이쯤에서 튼튼한 세로토닌 시스템을 구축해주는 내면 작업을 시작하려고 한다. 몸과 마음에 영양을 공급하고 지금 당장 치유와 성장 과정을 돕는 몇 가지 전략을 아래에 소개한다.

세로토닌을 즉각적으로 보충하는 방법

● ● ●

자연을 가까이 한다

자연에서 단 6분만 시간을 보내도 세로토닌 수치가 올라간다는 연구 결과가 있다. 자연이 정신건강과 행복에 두루 즉각적인 영향을 미친다는 걸 보여주는 연구 결과다. 흙길을 맨발로 걸으면 지구의 천연에너지와 연결되고 발에 있는 신경말단이 깨어난다. 그뿐만 아니라 이 행동은 인체 방어 시스템과 전반적 건강의 핵심요소인 피부 미생물총을 활성화한다.

장내 미생물총에 영양을 공급한다

장내 미생물총은 위장관에 사는 수조 마리의 미생물로 이뤄진 복잡한 생태계다. 장내 미생물총은 세로토닌 합성에 상당한 영향을 미친다. 전구체 아미노산 트립토판이 세로토닌으로 합성되는 데 필요한 효소를 장내 박테리아가 가지고 있기 때문이다. 실제로도 체내 세로토닌의 약 90%가 장에서 합성되는 것으로 추정된다.

장내 미생물총의 다양성과 구성은 세로토닌 수치에 영향을 미친다. 건강하고 균형 잡힌 미생물총은 세로토닌이 딱 적절하게 생산되도록 하지만 미생물총의 불균형은 세로토닌 수치 감소로 이어지고 나아가 과민성 대장 증후군 같은 건강 문제를 촉발할 수 있다.

우리 내장기관은 감정과 연결되어 있다. 우리는 오장육부에서 직감을 느낀다. 장 건강은 우리 기분을 크게 좌우하고 장 건강 이상은 수면 패턴과 수면의 질을 변화시킨다. 연구자들은 장내 미생물총의 불균형이 우울증이나 불안 같은 기분장애와도 무관하지 않다고 보고 있다.

다음은 장내 미생물총을 건강하게 유지할 수 있는 몇 가지 방법이니 생활 속에서 실천하기 바란다.

- **청결하면서 영양가 높고 색이 선명한 컬러푸드를 충분히 섭취한다.** 트립토판을 세로토닌으로 변환하는 데 필요한 효소를 포함하는 유익균은 섬유소를 먹고 자란다. 그런데 섬유소가 부족할 때는 굶주린 이

꼬마 조력자들이 대장 내벽을 갉아먹어 염증을 유발한다. 그러니 밥상을 채소, 베리류, 통곡물, 과일로 채워라.

- **프로바이오틱스와 프리바이오틱스를 챙겨 먹는다.** 프로바이오틱스란 인체에 유익한 작용을 하는 살아 있는 박테리아와 효모이다. 이미 우리 몸 안에 이 꼬마 조력자들이 살고 있지만, 더 보충해 유익균을 늘리면 건강과 면역기능을 증진할 수 있다. 한편 통곡물, 바나나, 녹색 채소, 양파, 마늘, 대두(백태) 같은 유익균의 먹이, 즉 프리바이오틱스 식품에는 소화기 건강에 좋은 특정 유형의 섬유소가 풍부하게 들어 있다. 이런 식품은 장내 미생물총에 섬유소를 배불리 먹여 이 꼬마 친구들의 개체수를 늘려준다. 그러면 여러 가지 소화기 문제가 개선될 뿐만 아니라 면역계 강화에도 보탬이 된다. 연구에 의하면 프리바이오틱스 식품에는 대사 건강을 개선하고 특정 질병을 예방하는 효과까지 있다고 한다.
- **술은 최소한으로만 마신다.** 알코올은 미생물총에 안 좋은 영향을 주는 데다가 염증 반응을 키운다.
- **스트레스를 관리한다.** 스트레스는 미생물총에 직접적으로 영향을 미친다. 신경계를 조절하는 방법을 배우면 장내 유익한 박테리아도 함께 건강해진다.

몸을 움직인다

신체 활동은 뇌의 세로토닌 분비를 촉진하고 수면의 질을 향상시킨다. 움직임은 여러 면에서 보약과 같으니, 가능할 때마다 몸과 마음에 영양을 공급하도록 노력해라.

물론, 휴식 역시 생산적이고 꼭 필요한 일이라는 걸 기억해야 한다. 충분히 쉬지 않으면 우리 몸은 스트레스 반응을 일으킨다. 더욱이 여성은 동일한 건강 효과를 얻기 위해 필요한 운동량이 남성의 절반이라는 연구 결과를 보면 때로는 다다익선이 틀린 것이 확실하다. 참고로 자연 속 산책은 세로토닌 수치를 높여줄뿐더러 남녀노소 모두의 건강에 좋다.

물을 충분히 마신다

탈수는 세로토닌 생성과 기능에 안 좋은 영향을 줄 수 있다. 뇌에서 트립토판이 세로토닌으로 적절하게 변환되려면 충분한 수분 공급이 필수이기 때문이다. 또한 탈수는 스트레스 호르몬을 증가시켜 세로토닌 수치를 낮추기도 한다.

손글씨의 마법을 경험한다

마음을 어지럽히는 일이 있다면 펜을 들고 생각이 흐르는 대로 종이에 적어보자. 손을 움직여 생각과 기분을 지면으로 옮기는 행위에는 부정적 감정을 처리하고 해소하는 힘이 있다. 이 감정표출 활동은 뇌의 세로토닌 분비 증가로 이어진다. 일기 쓰기는 스트레스와 불안 완화에도 효과적인 습관이다. 실제로, 만성적 스트레스가 세로토닌을 고갈시키는 만큼 스트레스가 적을수록 세로토닌 수치가 높다. 꾸준히 일기를 쓰는 단순한 행위 자체도 정돈된 느낌과 성취감을 제공하여 뇌의 세로토닌 분비를 촉발할 수 있다.

세로토닌 시스템을 돕는 음식을 섭취한다

- 달걀, 연어, 가금류, 견과류(아몬드, 호두, 호박씨가 특히 좋다), 두부, 치즈, 콩류와 색이 진한 잎채소처럼 트립토판이 풍부한 식품을 섭취한다. 트립토판은 세로토닌 합성에 없어서는 안 될 기본 재료 중 하나다.
- 오메가-3 지방산과 비타민 D는 뇌의 세로토닌 생성과 수용체 활성화를 보조한다. 기름진 생선, 아마씨, 치아씨드가 훌륭한 오메가-3 공급원이다.
- 탄수화물은 인슐린을 급증시켜 트립토판이 혈액-뇌 관문을 보다 효율적으로 통과하도록 돕는다. '마음을 편안하게 하는 음식'에 종종 탄수화물이 포함되는 이유가 여기 있다. 식사 후 초콜릿 한 조각만 먹어도 큰 효과를 볼 수 있다(나는 이 의식을 거르는 일이 거의 없다).
- 식사 습관에 늘 신경을 쓴다. 수저를 들기 전에 잠시 감사의 마음을 가지면 소화기계 기능을 북돋워 영양소 흡수와 세로토닌 생성을 더 잘 준비할 수 있다.

이제 당신은 최적의 세로토닌 수치가 어떻게 모험과 안전감 모두를 누리기 위한 완벽한 발판이 되는지 이해하기 시작했을 것이다. 이번 부에서는 안전감을 밖이 아니라 자신 안에서 구하는 방법을 배울 것이다. 나아가 건강한 경계를 설정해 나의 에너지를 보호하는 방법까지 배우면 자신이 얼마나 아름답고 특별하며 빛나는 존재인지를 깨달을 수 있다.

이번 부를 마칠 무렵이면 각자 일상에 도입할 즉각적인 실천법과 장기적인 실천법이 마련될 것이다. 그렇게 나만의 안전 시스템이 완전히 활성화되고 순조로이 작동할 때 우리는 항상 꿈꿔왔던 삶을 손에 넣을 수 있다. 그리고 이 모든 것은 신경계를 균형 있게 조절하는 데서부터 시작된다.

신경계를 두려움에서 안전감으로 전환하라

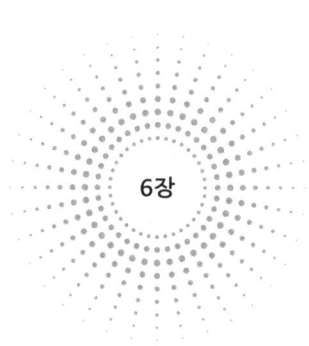

6장

　스트레스는 우리 모두 친숙한 것으로, 위협이나 도전을 감지했을 때 나타나는 인체의 자연스러운 반응이다. 평생 정진하고 자신에게 의미 있는 것을 추구하기 위해 우리에게는 적당한 스트레스가 필요하다. 스트레스는 코르티솔, 아드레날린, 도파민과 같은 호르몬의 분비를 포함해서 투쟁-도피 반응(싸우기 아니면 도망가기)을 준비해서 상황에 대응하도록 한다.

　스트레스는 무의식 수준에서도 발동될 수 있다. 의식적으로 인지하지 못하는 사이에 미묘한 환경적·심리적 요인이 스트레스 반응을 일으키는 것이다. 고립과 외로움이 사람을 아프게 만드는 이유다. 그뿐만 아니라 어린 시절의 트라우마가 있는 사람이 언뜻 정상적으로 보이는 상황에도 과잉반응하는 것 역시 이 때문이다.

의식적이든 무의식적이든 스트레스 요인에 장기간 노출되면 몸과 마음에 병이 생길 수 있다. 만성 스트레스는 신체의 자연적인 세로토닌 균형을 파괴하고 몸과 마음 모두를 해친다.

- 코르티솔 수치가 높고 세로토닌 수치가 낮은 상태가 지속되면 기분 조절에 관여하는 뇌 영역이 손상되고 면역기능이 저하돼 염증이 증가할 수 있다.
- 만성 스트레스가 유발한 세로토닌 조절 이상은 불안과 우울증 같은 정신건강 문제로 이어지기 쉽다.
- 안전감을 확보하려는 우리 몸의 대응 메커니즘이 의식적 혹은 무의식적인 만성 스트레스 때문에 무력화될 때 세로토닌 시스템의 균형이 더 쉽게 깨진다.

쉽게 말해 만성 스트레스에 시달리면 상황이 감당 못 할 지경이 되어버린다. 이런 상태에서 우리는 내게 진정으로 필요한 것을 얻을 자원이 부족하다고 느낀다. 상황을 이겨낼 대책도 에너지도 바닥난다. 일이 내 손에서 벗어났고 결과를 바꾸기 위해 할 수 있는 일이 아무것도 없다는 무력감만 들 뿐이다. 스트레스가 건강에 매우 유해한 것으로 변모한 것이다.

이제 마음과 몸을 함께 작용시켜 무의식적 스트레스를 줄이고, 내면으로부터 더 많은 안전감을 만들어내야 할 때다. 그래야 오랜 고통에서 벗어나 당신이 목표로 삼았던 이상적인 모습의 자신이 될 수 있다.

신경계의 균형을 맞춰라
● ● ●

자율신경계ANS라고도 불리는 신경계는 뇌, 척수, 몸을 연결하여 몸의 구석구석까지 정보를 전달하는 정보 채널로 생각할 수 있다. 신경계는 한쪽 끝의 고에너지 상태부터 다른 쪽 끝의 저에너지 상태까지를 관리하며 몸의 기능을 조절한다. 그리고 이로써 우리를 살아 있게 하고 안전하게 유지해준다. 흔히 사람들은 아프면 면역계가 병원균과 싸울 세포들을 보낸다고 생각한다. 그런데 애초에 장기에 그 명령을 내리는 것은 신경계다. 비장 같은 장기나 골수가 신경계의 지시를 받으면 그제야 침입자로 간주되는 박테리아와 바이러스를 물리칠 면역세포를 분비하는 것이다. 잘 작동하는 신경계는 호르몬 균형의 밑바탕이다. 건강한 세로토닌 시스템이 균형 잡힌 신경계에서 시작되는 이유다. 즉 신경계 균형을 맞추는 방법을 익히는 것은 탄탄하게 잘 다져진 기반 위에 오래가는 세로토닌 공급처를 세우는 것과 같다.

온갖 신체기능을 제어하는 신경계는 크게 교감신경계와 부교감신경계로 나뉜다. 교감신경계는 우리가 두려움을 느낄 때 활성화되어 침입자와 맞서 싸우거나 도망쳐 숨거나 겁에 질린 상태로 도움을 구하게 만든다. 교감신경계와 투쟁-도피 반응이 활성화되면, 생존을 보장하기 위해 에너지가 강화되어 외부로 향한다고 생각할 수 있다.

반면 부교감신경계는 회복, 즉 휴식과 소화 반응을 담당한다. 부교감신경계는 우리가 안전하다고 느낄 때 활성화되는데, 소화기에 혈액이 더 많이 흐르게 해 음식물 소화를 촉진하고 충분한 영양분 흡수를 돕는다. 이 상태에서는 심장박동이 느려지고 심신이 느긋해진다. 그동안 우리 몸은 에너지를 비축하고 배터리를 충전한다. 상처가 낫고 머리카락이 자라고 몸 안의 독소가 빠르게 해독되는 것도 바로 이때다. 세로토닌 시스템이 튼튼하고 자신의 내면에서 비롯된 확실한 안전감이 있는 사람의 신경계는 모든 에너지를 생존을 위한 투쟁-도피 반응에 소진하는 게 아니라 복구와 치유에도 적당히 분배한다.

한편 미주신경은 교감신경계의 투쟁-도피 반응과 부교감신경계의 휴식-소화 반응 사이에서 전환 스위치 역할을 한다고 볼 수 있다. 길고 구불구불한 이 신경은 뇌간에서 나와 목과 가슴을 지나 복부까지 이어진다. 미주신경은 우리 내면의 상태와 우리 주변 세상에 관한 정보를 수집하는 일을 한다. 그렇게 수집된 정보를 가지고 투쟁-도피 반응이나 휴식-소화 반응 둘 중 하나를 활성화한다. 그런 까닭에 호흡이나 몸동작 같은 훈련을 통해 미주신경을 깨우는 방법을 익혀두면 필요할 때 신경계를 투쟁-도피 반응 모드에서 휴식-소화 반응 모드로 전환할 수 있다. 일을 잘하는 미주신경은 호르몬 시스템의 든든한 지원군이라는 얘기다.

신경계의 상태는 우리 몸과 마음에 그대로 반영된다. 세로토닌 수치의 불균형이 공황발작과 밀접한 연관성을 보이는 게 그 예다. 그럼에도 나는 공황발작으로 힘든 시간을 겪고 나서야 세로토닌 수치가 사람의 심신에 얼마나 큰 영향을 주는지를 실감할 수 있었다. 공황발작은 불쑥불쑥 나를 덮치곤 했다. 레스토랑에서 친구와 즐겁게 얘기를 나누고 있든, 회의 중이든, 무대에서 발표를 하고 있든, 때와 장소를 가리지 않았다. 게다가 내가 걱정할수록 공황발작은 더 자주 존재를 드러냈다. 발작이 일어나면 심장이 터질 듯 뛰면서 팔다리에서 피가 다 빠져나가는 느낌이 들었다. 당장이라도 그 자리에서 쓰러질 것 같았다. 그때마다 몹시 당황스러우면서 창피했고, 이런 기분은 증상을 더욱 악화시켰다. 그러다 공황발작이 자취를 감춘 것은 내가 내면의 안전감을 되찾고 세로토닌 시스템을 강화하는 방법을 배우고 나서였다.

교감신경계의 '투쟁' 반응이 활성화되면 마치 누가 내게 잘못한 것처럼 더 쉽게 화가 나고 기분이 언짢아지곤 한다. 세상이 흑백으로 보이고 괜히 방어적으로 행동하게 된다. 타협은 어렵고 불안감과 초조함이 온몸을 가득 채운다. 누군가에게 쫓기거나 계속 몇 발씩 뒤처지는 기분이 들기도 한다. 어떻게 해도 진정이 안 돼 근무시간이 아닌데도 이메일을 확인하려고 노트북 컴퓨터를 켠다.

위협 앞에서 싸우거나 도망칠 준비가 되면 근육이 긴장하고 호흡이 얕아진다. 심장박동은 빨라지고 땀 분비가 늘어난다. 또, 눈이 건조해져 뻑뻑하고 눈 뒤 근육이 팽팽하게 당기는 느낌이 든다. 전부 교감신경계의 활성화로 몸에서 일어나는 반응, 일명 스트레스 반응이다.

우리 조상들의 스트레스는 대부분 생존의 불확실성에서 비롯되었다. 충분한 식량을 모으고 쉴 곳을 마련하고 깨끗한 마실 물을 확보해야 한다는 압박, 부족 간 알력싸움, 무시무시한 송곳니를 드러낸 호랑이가 언제 어디서 공격할지 모른다는 두려움 같은 것 말이다. 반면에 물자가 풍부한 오늘날 대다수 현대인은 안전감을 향한 욕구가 일상에서 받는 스트레스뿐만 아니라 잠재의식 수준의 스트레스에 의해서도 활성화된다.

촉박한 마감일, 연로하신 부모님에 대한 걱정과 부양 부담, 만족스럽지 못한 연애, 케케묵은 감정을 털어내지 못하는 자신, 내 가치관과 맞지 않는 직장에서 일하는 것 등등. 모두가 우리 신경계에 위협으로 작용할 수 있다. 직장 상사에게서 가슴이 철렁하는 이메일을 받는다. 너무 느리게 달리는 내 앞의 운전자에게 경적을 울리고 주먹질하는 시늉을 하면서 어떻게 저런 바보가 운전면허를 땄느냐며 욕을 쏟아붓는다. 우리 일상의 흔한 모습이다. 그런데 신경계는 스트레스의 원인이 회사 이메일이든 덤불에서 튀어나오는 호랑이든 개의치 않는다. 둘 모두에 똑같은 스트레스 반응을 보일 뿐이다.

　이때 생각만으로는 안전감을 불러올 수 없다. 상황을 세세하게 분석하거나 다 괜찮다고 스스로를 설득하는 것만으로는 부족하다. 긴장한 신경계를 진정시키는 유일한 방법은 몸이 안전하다고 다시 느끼도록 돕는 것이다.

　우리 몸에 안전 신호를 보내고 세로토닌 시스템의 균형을 되찾도록 돕는 방법에는 여러 가지가 있다. 가령, 몸동작이나 촉각에 집중하는 방법이 있고 심지어는 본인의 목소리를 이용해 미주신경을 깨우면서 스트레스 반응을 완화할 수도 있다. 내 경우에는 명상이 잠시 멈춰 서서 주변을 명확하게 보도록 도와줬다. 암흑 속에서 헤매던 내게 명상은 누군가 던져준 한 줄기 빛 같았다. 덕분에 나는 나무가 아니라 숲을 보게 됐고 내면의 안전감을 찾으려면 어떻게 해야 하는지를 알 수 있었다.

　명상과 기타 신경계 조절법의 힘을 살펴보기 전에 알아둘 게 있다. 세로토닌 시스템이 불균형하거나 신경계가 과활성화된 지 오래인 사람은 명상하고 쉬어가는 것 자체에 저항감을 느낄 수 있다. 높은 도파민과 높은 코르티솔 상태가 오랫동안 당신의 '정상'이었다면, 뇌는 이러한 행동으로 안전감을 추구할 것이다.

　사람의 뇌는 한 치 앞을 예측해 모든 신체기능을 조율하는 기계다. 뇌는 몸 안팎에서 흘러나오는 정보에 의지해 우리가 에너지를 어떻게 사용할지를 계획한다. 에너지를 치유에 쓰기에 충분히 안전한 상황인가? 아니면 앞날을 대비해 에너지를 비축해야 하는가? 우리 뇌는 과거의 경험을 토대로 미래를 예측하고, 싸우든 도망가든 몸을 웅크리든 적절히 행동하는 데 필요한 에너지를 확보하도록 우리 몸을 준비시킨다.

그렇기에 명상, 요가, 스트레칭 같은 스트레스를 낮추는 수련을 새로 시작하는 것을 우리 몸은 경고 신호로 받아들일 수 있다. 스트레스가 높게 유지되는 상태에 길든 뇌는 갈등, 분주함, 극적인 사건이 넘쳐나는 환경에서 오히려 편안함을 느끼기 때문이다.

고요함을 위협으로 느끼는 사람은 직장에서 일 진행이 더디거나 급히 해결해야 할 문제가 없으면 불안함을 느끼곤 한다. 그래서 가족들 일에 참견해 바로잡을 거리를 찾으려 한다. 또, 아이들이 없는 조용한 일요일 아침이 잠깐 여유롭게 느껴지다가도 곧 마음속에 걱정거리를 하나 가득 떠올리고 뭐라도 시작해야 한다고 생각한다. 모두 뇌가 우리를 안전하게 지키려고 보이는 반응이다.

평소보다 낮은 호르몬 수치 때문에 서서히 올라오는 불편한 기분을 누그러뜨리기 위해 당신은 싸움거리를 찾거나 항상 당신을 짜증나게 만드는 소셜미디어 계정을 추적하기 시작할지 모른다. 평온함이 안전하게 느껴지지 않을 때, 우리는 늘 해왔던 방식으로 행동할 수 있는 친숙한 상황을 만들어내곤 한다. 우리는 스트레스 호르몬을 매일 일정 수준으로 유지해야 하고 부족하면 만들어내기라도 하려 한다.

바로 여기서 악순환의 고리가 만들어진다. 스트레스 호르몬에 중독된 사람은 뻔한 드라마와 익숙한 난장판이 주는 편안함에서 안전감을 얻는다. 그런 사람의 몸에는 낮은 스트레스 호르몬 수치가 위험 신호이기 때문에 스트레스 수위가 높은 환경에 기꺼이 발을 들이거나 스스로 그런 상황을 만들어낸다. 이런 반응은 해당 뇌 신경회로를 강화시키고, 잠시 멈춰 돌아보는 것을 몸에 더 위험한 행동으로 인식하게 만든다. 하지만 다행히도 우리 뇌에는 가소성이 있다. 즉 우리는 잠시 멈춰서 세로토닌 시스템을 재정비하는 방법을 다시 배울 수 있다.

지루함과 불안은 둘 다 불쾌한 감정 상태를 회피하려는 인간의 심리 기전이다. 스트레스 호르몬에 중독되면 익숙한 스트레스 수준을 유지하기 위해 지루함과 불안을 더 쉽게 느끼게 된다.

앞서 얘기한 것처럼, 뇌는 되도록 에너지를 아끼면서 가장 자주 사용된 경로를 선택하는 습관의 기계다. 생각, 신념, 행동 패턴을 막론하고 뇌는 항상 가장 쉬운 길을 택한다. 기존 방식을 버리려면 의도적인 멈춤이 필요한 이유가 여기에 있다. 신경경로를 새로 만들려면 에너지가 필요하다. 하지만 처음에는 힘이 좀 들더라도 전과 다른 방식으로 행동하기로 결정할 때마다 새로운 시냅스가 탄탄해지고, 곧 새로운 자신의 모습이 더 익숙하게 느껴지기 시작할 것이다.

체중감량에는 내적 안전감이 필요하다

영양 결핍, 운동 과다, 내적 안전감 부족은 우리 몸에 위협 신호를 보내 스트레스 반응을 일으킬 수 있다. 특히 지방세포는 안전감이 부족하면 수와 크기를 늘리고 체액을 저장한다. 그런 까닭에 우린 몸이 안전하다고 느끼지 못할 때는 체중감량을 하기가 더욱 어렵다.

의식적으로 시야를 넓혀라

스트레스를 받으면 뇌가 위협의 근원을 찾는 데 집중하기 때문에 시야가 좁아진다. 자연이나 큰 그림, 극장 무대, 혹은 영화관의 스크린을 보면서 시야를 넓히도록 의식적으로 노력하자. 아니면 눈동자를 좌우로 굴리는 스트레칭만 해도 훨씬 나아진다. 시야를 의식적으로 넓히면 신경계는 이를 다 괜찮다는 메시지로 받아들인다. 그렇게 신체의 긴장을 풀고 신경계를 진정시켜 스트레스 수치를 낮출 수 있다.

- 돌아보고 실천하기 -

- 금방 불안해지거나 지루함을 느끼는가?
- 자주 화를 내는가?
- 스트레스를 많이 받는 상황에 잘 빠지는가?
- 다사다난하거나 내일이 불확실한 환경에서 성장했나?
- 명상이 당신에게 맞지 않는다는 생각이 드는가?

명상, 내 안에 불을 밝히는 휴식
● ● ●

명상을 하면 뇌의 에너지 파동이 변한다. 강렬하고 날카로운 감마파가 유유히 흐르는 알파파와 세타파로 바뀌는 것이다. 감마파는 문제 해결을 위해 적극적으로 행동하거나 무언가에 초집중할 때와 같은 고도 경계 상태와 연결되어 있다. 에너지 피크가 가파르게 오르내리면서 머릿속을 분주하고 시끄럽게 만드는 뇌파가 감마파라고 생각하면 된다. 반면에 알파파와 세타파는 더 느리고 느긋하다. 에너지량은 차이가 없지만 뇌파가 더 오래 이어지면서 에너지를 널리 퍼뜨린다. 세타파 상태에서는 뇌의 가로 방향 뉴런이 한 숨 돌리면서 창의력과 문제 이해 능력이 활성화된다. 눈을 가리던 두려움이라는 필터가 걷히면서 다시 큰 그림을 볼 수 있게 되기 때문이다.

명상이나 바디 스캔body scan(발끝부터 머리끝까지 차근차근 주의를 옮기면서 내 몸이 어떻게 느끼고 있는지, 어디 불편한 곳은 없는지, 지나치게 힘이 들어간 곳은 없는지를 살피는 연습-옮긴이)을 하고 나면 아마 마음의 공간이 한결 커진 느낌이 들 것이다. 마치 나무만 보이다가 숲 전체를 보는 것처럼 말이다. 이것은 명상이 잔뜩 긴장했던 편도체(공포 중추)를 진정시키고 스트레스 호르몬 수치를 낮춘 결과다. 편도체가 울타리를 넘어오는 낯선 이를 향해 언제든 짖을 준비가 된 경비견마냥 과도하게 활성화된 상태를 벗어나면, 우리 뇌는 더 이상 환경의 위험 신호를 찾는 일에만 집중하지 않는다. 그래서 마음도 몸도 편안해진다.

부교감신경계가 활성화되어서 쉬면서 음식을 소화하는 상태에 있을 때는 마음의 대역폭이 넓어져 새로운 아이디어를 떠올리고 새로운 해결책을 구상할 수 있게 된다. 한마디로 새로운 가능성을 알아볼 여유가 생긴다는 소리다. 이때는 두려움이 사라지고 머릿속에서 생각하는 모든 것이 명료해진다.

그렇다면 명상은 어떻게 시작하면 좋을까?

1. 편안하게 앉을 만한 조용한 장소를 찾는다. 방석을 밑에 깔고 앉거나 소파에 앉아도 되고, 그냥 맨바닥도 괜찮다.
2. 적당한 시간을 정한다. 특히 명상이 처음이라면 5~10분 정도로 시작하는 게 좋다.
3. 허리를 곧게 펴고 앉는다. 취향에 따라 더 편하다면 눈을 감는다.
4. 들이쉬고 내쉬는 모든 숨의 감각을 느끼면서 정신을 호흡에 집중한다.
5. 호흡하는 동안 이런저런 생각이 떠오르면 흘려보내고 다시 호흡으로 돌아온다. 어떤 사람들은 특정 단어나 구절을 반복해서 읊는 만트라가 집중을 유지하는 데 도움이 된다고도 말한다.
    - '소 훔 So Hum(나는 그것이다)'은 소에 숨을 들이쉬고 훔에 내쉬며 호흡에 집중하는 간단한 만트라로, 뇌파를 동조시켜 명상 상태를 유도한다는 연구 결과가 있다.

- '아이엠 I am'은 자존감, 자기수용, 자신감을 높이는 간단한 확언 문구다.
- '렛 고 Let go' 만트라를 반복하면 스트레스를 줄이고 힘든 상황을 받아들이기가 수월해진다.

아래는 떠오르는 생각을 구경꾼처럼 흘려보내기 어려울 때 시도해 볼 만한 훈련이다.

1. 고속도로에서 운전을 하고 있다고 상상한다.
2. 적당한 곳에 차를 세운 다음 천천히 내려 도로 바로 옆의 언덕을 오르는 자신의 모습을 머릿속에 그린다.
3. 언덕 위에서 빠르게 지나가는 차들을 평화롭게 바라본다. 여기서 차 한 대 한 대는 당신 머릿속에 떠오르는 생각이다.
4. 만약 특정 생각이 자꾸 맴돌아 어느새 다시 운전대를 잡고 있더라도, 언제든 숨을 크게 한 번 들이켜고 다시 언덕에 오를 수 있다. 거기서 알록달록한 차량의 행렬을 구경하면 된다.

또 다른 방법은 신체 부위를 하나하나 의식하면서 내 몸을 살피는 바디 스캔으로 명상에 들어가는 것이다. 생각에 신경 쓰지 않으려고 몸의 감각으로 주의를 돌리는 것이라고 이해하면 된다. 지금 당신의 팔은 어떤 느낌인가? 뱃속에서 어떤 감각이 느껴지는가? 심장이 어떻게 뛰는지 알겠는가? 정수리부터 발끝까지 살피며 온몸 구석구석을 의식한다.

　매일 잠깐이라도 짬을 내어 마음챙김을 실천하면 뇌는 물론이고 몸과 마음을 평온하게 만드는 데 보탬이 된다. 오늘 아침엔 무슨 색깔 머그컵에 차를 마시려는가? 손가락 끝으로 찻잔의 온기를 느낄 수 있는가? 따뜻한 액체가 입술에서 목구멍을 통과해 위장으로 흘러내려갈 때 어떤 느낌이 드는가?

　명상은 과민한 신경계를 진정시키는 데 유용한 실천 도구지만 이것이 유일한 방법은 아니다. 고강도 스트레스가 지속되는 생활을 하는 사람은 하던 일을 멈추는 것을 뇌가 위험으로 인지하기 때문에, 그럴 때는 몸을 움직여서 안전감과 확신을 되찾을 수 있다.

몸을 움직여 마음을 달래라
● ● ●

　사람의 몸과 마음은 동전의 양면과 같다. 신경과학자 캔디스 퍼트Candace Pert도 동명의 저서에서 '몸이 곧 잠재의식Your body is your subconscious mind'이라고 말하지 않았던가. 몸은 잠재의식의 이야기를 들려준다. 가령, 공격받을 것 같을 때 우리는 본능적으로 팔을 들어 스스로를 보호하거나 주먹을 쥐어 언제든 반격할 채비를 한다. 곧 날아올 타격을 대비해 상체를 숙이면서 배를 감싸 보호하기도 한다. 몸에 일어나는 일은 마음에서도 일어나며 그 반대도 마찬가지다. 따라서 몸을 진정시키는 요령을 배우면 두려움에 어쩔 줄 모르는 마음도 금세 달랠 수 있다. 그러면 다음 걸음을 뗄 수 있는 힘과 선명한 시야를 확보할 수 있다.

나는 극심한 허리 통증에 여러 해 동안 시달렸었다. 동네 병원 응급실에서 MRI 기계 안에 누워 쇳덩어리가 쿵쿵거리는 소리를 들었던 기억이 난다. 그날은 허리 통증이 너무 심해서 혼자 일어날 수조차 없을 정도였다. 당시엔 몰랐지만 이 통증은 내가 안전하지 않다는 것을 감지하고 몸이 보낸 메시지였다. 내 신경계가 너무나 익숙해진 지옥 같은 관계에서 당장 벗어나라고 내게 온 힘을 다해 외치고 있었던 것이다.

트라우마 치료 분야의 권위자이자 신체 중심 소매틱 경험 요법 Somatic Experiencing Therapy의 개발자인 피터 A. 레빈 Peter A. Levine은 스트레스와 트라우마에 몸이 보이는 생리적 반응을 강조한다. 사람이 스트레스를 받거나 안전하지 않다고 느낄 때는 교감신경계가 활성화되고 스트레스 호르몬인 아드레날린과 코르티솔이 언제든 방어 행동을 시작할 수 있도록 우리 몸을 준비시킨다. 그러면 방어 행동을 준비하거나 방어 자세를 취하는 과정에서 고관절 굴곡근, 허리 근육, 골반저근을 비롯한 신체 여기저기의 근육군이 활성화하거나 긴장하기 쉽다. 긴장은 결국 움직임의 전조현상이다. 그러나 스트레스가 만성화되고 욕구가 충족되지 않는 상황에 계속 머물러 있으면, 근육은 수축된 상태를 유지하고 생존을 위해 쓰여야 할 에너지가 긴장한 몸 안에 갇힐 수 있다.

당신도 알 수 없는 이유로 허리 통증을 지속적으로 겪었을 수 있다. 나의 경우, 갑자기 시작된 허리 통증에 어떤 의사도 시원한 해답을 내놓지 못했었다. 그런데 돌이켜 생각하니 내내 억눌린 화가 극심한 통증의 가장 큰 원인이었던 것 같다. 만성적 긴장이 근육을 수축 상태에 머물게 해 생존 에너지를 가뒀고, 그 결과 통증이 지속된 것이다. 하지만 통증을 메시지 전달자로 보기 시작하면 우리는 그것을 이정표 삼아 보다 안전하고 균형 잡힌 삶을 되찾을 수 있다. 통증은 어렵지만 대화를 시도하고 경계를 세우고, 휴식에 우선순위를 두고 몸을 흔들거나 소리를 지르는 것 같은 행동으로 통증을 해소하라고, 그래서 에너지가 다시 자유롭게 흐르도록 하라고 알려주는 신호일 수 있다.

나으려면 먼저 아픔을 느껴야 한다. 치유를 위해서는 더 이상 고통과 불편한 감정을 회피하지 말아야 한다.

위협을 감지한 사람의 몸은 근육 긴장, 빨라지는 호흡, 동공 확장처럼 눈에 잘 띄지 않는 작은 움직임으로 투쟁-도피 반응을 준비한다. 그런데 똑같은 미세 동작을 긴장 이완 반응을 유도하는 데에도 활용할 수 있다.

미세 동작을 긴장을 푸는 데 활용할 때는 손바닥을 천천히 펴거나,

몸을 좌우로 흔들거나, 두 발로 땅을 쿵쿵 구르는 식으로 움직여 의식적으로 근육의 긴장을 푸는 데 집중한다. 또, 천천히 심호흡하면서 동공을 수축시키고, 손가락을 하나하나 부드럽게 풀어주고, 턱에 힘을 빼면서 목과 어깨의 긴장을 푸는 것도 좋다. 이런 미묘한 몸의 신호를 살피고 몸의 움직임을 활용해 스트레스의 순환 고리를 끊어내면, 휴식 모드에 들어가도 안전하다는 신호를 신경계에 전송할 수 있다.

몸의 자세도 신경계의 상태와 더불어 당신이 안전하고 세상과 연결되어 있다고 느끼는지 여부를 반영한다. 사는 평생 우리 몸은 스스로를 안전하게 지키고 양육자로부터 보살핌과 애정을 받을 기회를 극대화하는 요령을 학습한다. 그렇기에 저마다의 삶이 품은 이러한 모든 이야기는 우리가 몸을 움직이고 유지하는 방식에 담겨 있다. 때로는 새로운 방식으로 자신을 표현하도록 신체를 가르치면 자유로움이 찾아오기도 한다.

소매틱 테라피의 대가인 심리치료사 팻 오그던Pat Ogden은 몸의 지혜가 어떻게 우리를 자기발견과 자유로 이끄는지를 아름답게 설명한다. 마음은 당신이 모든 과거를 뒤로하고 새출발할 준비가 됐다고 말할지라도 몸은 아닐 수 있다는 것이다. 해소해야 할 긴장이 아직 남아 있기 때문이다.

습관이 된 기억은 사람의 자세와 몸짓에 새겨진다. 나아가 습관적으로 세상에 반응해 나오는 몸동작은 사람의 정신에도 깊이 각인된다. 우리는 살면서 스스로를 어떻게 지탱하고 어떻게 움직여야 하는지를 배우며, 받아들여지고 사랑받기 위해서는 어떤 사람이 되어야 하는지를 배운다.

가령 당신이 성취욕이 큰 부모 밑에서 늘 더 노력하라는 격려를 받으며 자랐다면 몸가짐에 그런 성장 환경이 밴다. 그뿐만 아니라 있는 그대로의 자신이 아닌 이뤄낸 성과 때문에 사랑받는다고 생각하기 쉽다. 그 결과, 늘 더 열심히 노력하고 애쓸 수 있도록 몸이 늘 긴장 상태에 머문다. 표정은 결연하고 턱은 꼿꼿하게 치켜들려 있다. 그런데 에너지적인 관점에서 보면 이것은 모든 게 정체된 좋지 않은 자세다. 가슴을 높이 들고 배를 집어넣으면 횡격막이 움직이지 못해 호흡이 얕아진다. 움직임이 제한되면 교감신경계가 지속적으로 활성화되고 뇌는 위험과 위협의 신호에 집중하게 된다. 결과적으로 흉부의 가동성이 쇠퇴하고 어깨가 점점 굳어 영영 편하게 이완하지 못하는 지경에 이른다. 나아가 심리적인 차원에서는 마음이 유연함을 잃고 타인과 공감하는 능력이 없어질 수 있다. 언제 무슨 일이 터질지 모르는 세상에 온몸으로 대비하는 것이다.

이런 상태에 있을 때 우리는 몸이 보내는 메시지에 귀 기울이고 적절히 휴식하는 대신, 메시지를 무시하고 한시도 쉬지 않는다. 정신적으로나 감정적으로 번아웃 직전인데도 말이다. 이처럼 지속적인 교감신경계 활성화 상태는 적절히 회복하고 에너지를 재충전하기 어렵게 만든다. 게다가 장기적으로는 다양한 증상이 겉으로 나타나기 시작할 것이다. 결국, 이렇게 꾸준히 학습된 자세와 움직임, 긴장 패턴은 당신이 기회를 잡고 꿈을 좇지 못하게 막는다.

반대로, 당신이 노력할 수 없도록 억제되거나, 당신이 이룬 모든 것이 과소평가되거나 무시당하는 환경에서 자랐다면, 가슴이 푹 꺼지고, 팔이 힘없이 늘어지며, 호흡이 얕아지는 신체적 패턴을 보일 수 있다. 이때 당신의 신체는 자신감 없는 상태와 포기하는 경험을 반영한다. 성인이 되었을 때, 이러한 패턴은 어려운 일을 완수하는 데 필요한 에너지를 동원하기 어렵게 만들 수 있다. 아니면 아예 과제를 해결할 시도조차 하지 않을 수 있다.

우리 몸은 과거에 안전감을 느꼈던 에너지 패턴을 또렷하게 기억한다. 하지만 그 패턴이 지금의 내게도 유효한 건 아니며, 오히려 여전히 고통을 간직하고 있는 곳으로 이끄는 지도가 될 수도 있다. 지금부터 소개하는 소매틱 테라피 기법을 활용하면 몸에 갇힌 에너지를 발산하고, 온전하고 조화로운 상태로 나아가는 미세한 움직임을 도울 수 있다.

몸 털기

몸을 일부러 터는 것은 축적된 긴장과 에너지를 발산하고 신경계 균형을 잡는 효과적인 방법이다. 몸을 털면 스트레스가 줄어들고 심장박동수와 혈압이 낮아질 뿐만 아니라 침착하고 평온한 상태를 유지하는 데에도 도움이 된다.

마음의 긴장과 스트레스를 해소하는 몸 털기 요령을 아래에 간단히 설명했다.

- 방해받지 않고 자유롭게 움직일 수 있는 조용하고 편안한 공간을 찾는다.
- 발을 어깨너비로 벌리고 서서 무릎을 살짝 구부린다. 양팔은 자연스럽게 늘어뜨린다.
- 심호흡을 몇 번 해서 의식을 내 몸에 집중한다. 내쉬는 숨에 몸을 살살 털기 시작한다. 먼저 손과 팔을 흐늘흐늘 흔들다가 차차 범위를 몸 전체로 넓혀간다.
- 흔들림을 조절하려고 하지 않는다. 몸이 자연스럽게 한들거리게 한다. 아무 판단도 하지 말고 그저 흘러가는 대로 몸이 움직이게 둔다.
- 몸을 터는 동안 머릿속으로는 감정, 긴장, 스트레스를 내버리는 것에 집중한다. 몸 털기가 쌓여 있던 에너지를 몸 밖으로 퍼낸다고 상상한다.
- 털기를 5~10분 동안 지속한다. 아니면 해방감이나 평온함이 느껴질 때까지 계속해도 된다.
- 마무리할 땐 심호흡을 여러 번 하면서 털기를 차차 멈춘다. 가만히 서서 몸과 마음이 어떤 느낌인지 살핀다.

여기서 핵심은 깊이 생각하지 말고 온몸이 흐물흐물해져서 덜렁거린다는 느낌이 들 때까지 흔드는 것이다. 이 훈련을 제대로 하면 놀려온 감정이 발산되어 카타르시스 효과까지 얻을 수 있다. 천천히 시작해 몸에 무리가 되지 않을 정도로만 하자. 시간이 지날수록 흔드는 게 점점 자연스러워지고 몸을 더 효과적으로 털게 될 것이다. 그뿐만 아니라 명상 전에 준비운동으로 하는 몸 털기는 몸과 마음이 지금 여기에 더 잘 집중되도록 하는 데에도 도움이 된다. 언제든 할 수 있다는 장점은 덤이다. 좋아하는 음악을 틀어놓고 팔다리와 몸을 털어보자. 효과가 얼마나 좋은지 깜짝 놀랄지도 모른다.

만약 몸을 터는 게 어색하고 이상하게 여겨진다면 명상 전에 긴장을 풀 수 있도록 점프 혹은 근육운동을 조금 하거나 취향에 맞는 다른 운동을 해도 괜찮다.

TRE

원래 몸의 떨림은 과잉 에너지를 배출하고 신경계 균형을 되찾으려는 자연스러운 신체 반응이다. 스트레스를 유발하는 사건을 겪은 뒤 자연스럽게 나타나는 경우가 많다. 야생동물조차 과잉 에너지를 방출하려고 몸을 털거나 흔든다. 그런 맥락에서 신체가 자연스럽게 떨리도록 두거나 일부러 더 열심히 몸을 터는 행동은 치유할 상처가 있는 사람에게 강력한 치료 도구가 될 수 있다. 일명 TRE라는 긴장과 트라우마 해소 운동Tension and Trauma Releasing Exercise이 바로 그런 기술이다. TRE는 가벼운 운동을 통해 치유 목적의 몸 떨림을 자연스럽게 유도함으로써 우리 몸이 신체의 긴장과 심리적 트라우마를 털어내도록 돕는다.

벽 밀기

벽 밀기는 화, 좌절감, 슬픔을 몸 밖으로 배출하는 데 유용한 운동이다.

- 우선 내 몸무게를 지탱할 만한 튼튼한 벽을 찾는다.
- 손바닥을 벽에 대고 마치 벽을 옮기려는 것처럼 온 힘을 다해 민다.
- 팔, 다리, 배꼽 주변이 부들부들 떨릴 때까지 계속 밀어도 된다.
- 몸이 떨린다는 건 맞서 싸우든 잽싸게 도망치든 위기 상황에서 근육이 신속하게 대응하고자 비축했던 연료 에너지가 방출되고 있다는 뜻이다.
- 경우에 따라서는 눈물이 찔끔 날 수도 있다. 이는 신경계가 스스로를 달래고 안전감을 되찾도록 세로토닌 수치를 높일 때 나타나는 현상이다.
- 한바탕 벽 밀기를 하고 난 뒤에는 잠시 쉬면서 숨을 고르고 자신의 상태를 점검한다. 여전히 속에서 분노나 좌절감이 느껴지는가? 필요하다면 이 운동을 여러 번 반복할 수 있다.

언짢은 내용의 이메일을 받고도 도망쳐 숨지 않고 책상에 계속 머무르면, 스트레스 상황에서 일어나도록 설계된 본질적인 미세 움직임을 막는 것과 같다. 그러면 생존을 위해 쓰였어야 할 에너지가 전혀 배출되지 못하고 몸 안에 고스란히 남는 탓에, 여전히 위협받는 상황이라고 신경계가 착각하게 된다. 이럴 땐 간단한 벽 밀기 운동으로 에너지를 온몸에 순환시키고 위험한 상황이 지나갔음을 신경계에 알릴 수 있다.

리듬에 맞춰 움직이기

춤을 추거나 전후좌우로 몸을 흔들거나 자연스럽게 흐늘대는 식으로 몸을 움직이면 자율신경계와 연결된 전정기관을 활성화해 마음을 진정시키고 다시 안전하다고 느끼게 하는 데 도움이 된다. 나는 내 신경계에 다독임이 필요하거나 긍정적 에너지를 채우고 싶을 때마다 막내 아이를 안고 몸을 흔들대는데 아직도 그게 그렇게 좋을 수 없다. 고대 문명에서 신성한 의식으로 춤이 빠지지 않았던 것 역시 아마도 이 효과 때문이었지 싶다. 춤과 움직임이 사람들의 두려운 마음을 안정시켰을 테니 말이다.

호흡

호흡은 신경계를 진정시키는 또 하나의 효과적인 방법이다. 신경계가 투쟁-도피 반응 모드에 있을 때 신체는 가능한 한 빨리 근육에 산소를 공급하는 것을 우선시한다. 그 결과, 호흡을 담당하는 주요 근육인 횡격막이 수축하지만, 내쉬는 동안 완전히 이완하지 못해 호흡이 얕아지는 것이다.

스트레스를 받으면 교감신경계가 활성화되면서 호흡이 얕아진다. 얕은 호흡은 신경계에 위험을 알리는 신호이기 때문에, 깊게 숨을 들이마시지 못하면 신체는 투쟁-도피 반응 상태에 머물게 된다. 따라서 두려움의 악순환을 끝내고 신체적·정서적·심리적으로 더 여유롭고 자유로워지고 싶다면, 호흡은 신경계 상태를 두려움에서 안전으로 전환하는 가장 쉬운 방법 중 하나이다.

그중에서도 나는 4×4 호흡, 또는 박스 호흡이라고 불리는 방법을 선호한다. 이 호흡 연습은 신경계를 진정시키고 스트레스를 낮추는 효과가 빠르다.

- 먼저 코로 숨을 들이마시며 4를 센다. 숨을 들이마시면서 손가락으로 허공에 가상의 사각형의 첫 번째 변을 그린다.
- 숨을 멈추고 4를 세며 사각형의 다음 변을 허공에 그린다.
- 숨을 내쉬며 다시 4를 세고 사각형의 세 번째 변을 그린다.
- 숨을 멈추고 4를 세며 사각형의 마지막 변을 그린다.
- 이 과정을 세 번 반복하고 나서 어떤 느낌인지 관찰한다.

마음이 더 여유로워진 게 느껴지는가? 몸이 한결 유연해진 것 같진 않은가?

내 감정 수용하기

● ● ●

피터 A. 레빈은 저서 『무언의 목소리In an Unspoken Voice』에서 감정을 잘 흘려보내지 않으면 그것이 몸 안에 갇힐 수 있다고 설명한다. 감정은 움직이는 에너지이기 때문에 이 에너지가 몸에 갇히면 그 사람의 마음 또한 정체되어 같은 생각을 끝없이 되풀이하게 된다. 가령 직장 상사와 말다툼했던 일을 속으로 몇 번이고 떠올리는 식이다. 벌써 여러 주 전에 있었던 일임에도 그날 오고 갔던 불쾌한 말을 나도 모르게 자꾸 곱씹는다. 걱정의 이유만 달라질 뿐 심란한 마음은 도통 가시지 않는다. 늘 최악의 상황을 대비하는 사람처럼 모든 일에 불편한 불안감을 느낀다. 이는 당신의 내적 상태가 이렇게 된 이유를 당신 뇌가 찾으려고 하기 때문이다.

몸 안에 갇힌 모든 감정은 몸이 스스로를 보호하기 위해 두른 보호막이라 할 수 있다. 이 갑옷의 재료는 표출되지 못하고 억눌려온 신체 표현이다. 다시 말해, 긴장이 신체 표현을 통해 발산되지 않고 몸 안에 머문다는 얘기다. 이때 어떤 감정이 자신에게 익숙하게 느껴지는지 알아채고 그 패턴을 의식적으로 변화시키는 것이 매우 중요하다. 우리는 몸을 훈련시킴으로써 우리 몸이 익숙해하는 감정을 재정의할 수 있다. 우리는 갇혀 있던 에너지를 방출해 여유공간을 확보하고 감정이 자연스럽게 표현될 수 있는 통로를 마련해야 한다.

이런 긴장은 마사지나 정골요법 같은 다양한 수기치료법을 통해 일시적으로는 해소할 수 있다. 그러나 근원이 해결되지 않고 스트레스 상황이 지속되는 한, 타인을 지나치게 배려하면서 좌절, 분노, 슬픔 같은 감정을 표현하지 않는 등의 동일한 행동 패턴이 다시 신체에 긴장으로 나타날 가능성이 높다.

다음번에 요가나 소매틱 테라피를 하고 나서도 화가 나거나 슬프다면 그 감정을 있는 그대로 느껴보라. 그런 기분이 들 때의 몸의 감각, 생각, 행동에 주의를 집중하자. 어떤 기분이 들어도 괜찮다고, 그것을 바꾸거나 억누르지 않아도 된다고 스스로를 다독여라. 어떤 평가나 비평도 없이 감정을 받아들여라. 가끔은 약해지거나 불편함을 느껴도 괜찮다고, 감정을 경험하는 것은 정상이고 건강한 삶의 일부분이라고 스스로에게 상기시킬 필요가 있다. 감정을 그대로 느끼면서 현재에 집중할 수 있도록 몸을 움직이는 것도 유용한 방법이다. 감정이 자연스럽게 차올랐다가 이지러지도록 두자. 감정은 파도처럼 알아서 왔다가 간다는 걸 믿어라. 감정에 대한 집착을 버리면 그 감정을 훨씬 편안하고 우아하게 흘려보낼 수 있다.

신체 감각을 인지하면서 균형이나 생각 같은 경험의 다른 측면에 동시에 주의를 기울이는 것을 이중인식이라고 하는데, 이중인식은 다양한 감정을 수용하는 능력을 강화하고 감정이 자연스럽게 흘러가게 한다. 이중인식은 신경계를 이완시켜 세로토닌 시스템을 강화하는 데 보탬이 될 뿐만 아니라 뇌가 어려운 감정을 처리하고 몸에 새겨진 기억을 이해하는 데에도 도움을 줄 수 있다. 이중인식 수련은 마음과 몸이 더 잘 통합되게 함으로써 치유와 변화를 도모하고 심신의 안녕이 체현되도록 촉진한다.

물론, 통증 같은 강렬한 신체 감각을 그대로 받아들이고 주시하는 게 쉬운 일은 아니다. 나는 허리 통증 때문에 꼼짝 못 하고 바닥에 누워 있던 순간을 기억한다. 그때 내 머릿속에는 '다 끝났어. 몸이 이렇게 망가지다니'라는 두려움과 절망뿐이었다. 다시는 건강해지지 못하고 평생 골골대며 살아야 한다는 공포는 수면장애로 이어졌고 그렇게 아파서 못 자다가 잠이 부족해서 통증이 더 심해지는 악순환에 빠졌다. 통증이 또 언제 엄습할지, 그때 도와줄 사람이 옆에 있을지 알 수 없다는 불안감은 내 일거수일투족을 속박했다. 나는 어딜 가든 정골요법이나 척추지압을 하는 물리치료실이 근처에 있는지 확인해야 했다. 어떤 의미에서, 그때 나는 날 도와서 허리 통증을 개선시킬 누군가가 있다는 사실을 확인하는 데 중독되어 있었다.

그러다 스스로의 치유력을 믿는 방법을 배우고 나서는 고통이 크게 줄어들었다. 세로토닌은 내가 내딛는 걸음마다 나 자신에게 돌아가는 길을 안내했고 나를 지킬 힘이 내게 있다는 걸 믿게 했다.

뇌와 신체가 더 안전하다고 느끼도록 가르치는 법을 배우면, 균형감과 편안함을 느낄 수 있다. 하지만 이전 세대의 경험이 우리 신체가 다양한 상황에 반응하는 방식에 영향을 미친다는 것을 알아둘 필요가 있다. 때로는 우리가 지니고 있는 고통이 우리 자신의 것이 아닐 수도 있는데, 그것 역시 풀어내고 치유할 수 있다.

직관의 힘을 신뢰하라

직관은 사람 내면에 깊숙이 자리한 지혜의 원천이다. 직관은 논리적 사유를 초월해 처음부터 그냥 아는 것이며, 종종 우리 선택과 진로를 깊은 내면의 욕구와 목적에 부합하는 방향으로 이끈다. 우리는 이런 직관을 깨워 보다 큰 성취, 진정성, 성장의 원동력이 되는 지혜의 샘에 가 닿을 수 있다.

하지만 방치된 상처와 트라우마가 있으면 직관에 귀 기울이기가 어려워진다. 얼마 전에 생긴 것이든 오래된 것이든 트라우마의 경험은 내적 불균형을 만들고 인식을 왜곡하며 직관적 판단력을 흐린다. 치유되지 않은 트라우마는 부정적 신념, 자기의심, 두려움, 감정의 기폭제가 되어 내내 울려퍼지는 고통의 메아리와 진짜 직관을 구분하지 못하게 만들곤 한다.

다행히, 마음의 상처와 트라우마를 치유해나가면 직관이 자라날 공간을 만들 수 있다. 상처를 인정하고 치유하고 변화시키면 우리 안에서 통합이 일어나 직관이 우리 삶을 인도하는 든든한 안내자로 변신한다.

온전해진 마음으로 직관에 귀 기울이는 사람은 더 명료한 결정을 내리고, 합치된 관계를 맺고, 올바른 선택을 해나갈 수 있다. 우리는 내면에서 나오는 지혜를 신뢰해야 한다. 그리고 직관이 진실된 표현, 개인의 성장, 목적이 있는 삶으로 이끄는 확실한 나침반이라는 것을 이해해야 한다.

트라우마는 세로토닌 시스템을
어떻게 흔드는가

● ● ●

트라우마는 그리스어에서 온 말로, 영혼 구석구석을 찢기듯 아프게 하는 마음의 상처를 뜻한다. 트라우마는 인간성을 산산조각 내는 전쟁의 참상일 수도 있고 겉으로는 무해해 보이지만 사람을 공포에 가두는 사건일 수도 있다.

어떻게 트라우마가 세로토닌 시스템을 흔드는지 이해하기 위해서는 먼저 사람들이 이 단어를 어떤 때 사용하는지를 확실하게 알아둘 필요가 있다. 트라우마는 대처할 수단이 없는 사건에 대한 감정적 반응이다. 트라우마 사건에는 심각한 질병, 폭력 목격, 인종차별, 유기, 괴롭힘, 사고, 정신적 또는 신체적 학대나 폭행 등이 포함된다. 때로는 수술이나 의료시술이 잘못되어 트라우마로 이어지기도 한다. 어린 시절 투명인간 취급을 받거나 무언가에 크게 겁먹은 경험 역시 누군가에게는 트라우마가 된다. 어느 경우든 트라우마의 본질은 한 사람의 안전감을 근본부터 산산조각 내어 그를 압도적인 공포에 가두고 이 상황에서 벗어나기 위해 할 수 있는 게 아무것도 없다는 무력감에 빠지게 하는 것이다.

트라우마의 경험은 세로토닌 시스템의 근간을 흔든다. 그래서 그 사람의 안전감을 빼앗고 자아인식을 흐리게 하며 감정을 조절하고 사람들과 관계를 맺는 능력을 퇴보시킨다. 트라우마는 온몸이 마비된 채 세상에서 홀로 길을 잃은 느낌이 들게 한다. 상황에서 오는 압도적인 생각과 감정을 경험할 때 안전하다고 느낄 수 있는 공간을 제공해줄 공감하는 타인이 없는 상태에서 우리는 두려움과 공포로 얼어붙고, 몸을 떠나 마음 안에서 안전을 찾으려 한다.

트라우마는 여러 가지 방식으로 세로토닌 시스템에 영향을 미칠 수 있다.

- 트라우마는 머릿속에만 있는 게 아니다. 트라우마의 영향은 몸으로 나타나 사람을 겁에 질려 옴짝달싹 못 하게 만들거나 압도되어 패배감과 무력함에 빠지게 한다. 말하자면 뇌 기능까지 변화시키는 감정적 상처인 셈이다. 트라우마는 뇌가 새 신경회로를 내고 거기에 적응하는 능력(신경가소성에 관한 내용은 4장을 참고하라)과 뇌의 발달 및 정보처리 기능에 손상을 입힌다. 그런 맥락에서, 무의식적 스트레스를 발산하고 트라우마의 기억을 순화시켜 받아들이면 뇌의 정보 처리와 세로토닌 생성 조절을 비롯한 기능 수행에 힘을 보탤 수 있다.
- 트라우마는 사람을 과거에 가두어 현재를 온전히 살지 못하게 한다. 트라우마 때문에 과거를 놓지 못하는 사람은 과거의 경험을 되풀이하며 살아가는 경우가 많다. 그래서 사람의 몸은 고통스런 기억과 감정을 억누르고자 엄청난 양의 에너지를 소비하곤 한다. 이처럼 (감정을 인식하고 느끼는 대신 억제함으로써 생기는) 스트레스

가 잠재의식에 계속 남아 있고 코르티솔, 아드레날린, 기타 스트레스 호르몬의 분비가 오래 지속되는 상태는 세로토닌 시스템이 제대로 작동하는 것을 방해할 수 있다.

- 트라우마는 만성 염증을 유발해 세로토닌의 합성과 대사에 안 좋은 영향을 미칠 수 있다. 반면에 트라우마가 성공적으로 치유되면 염증 수준이 감소하고 이는 세로토닌 기능 향상으로 이어진다.
- 소화관은 트라우마로 인한 감정적 스트레스와 잠재적 스트레스에 극도로 민감하다. 예를 들어, 만성 변비와 정도가 심하지 않은 소화관 염증은 트라우마가 우리 몸과 세로토닌 시스템에 영향을 미친 결과일 수 있다. 세로토닌의 상당량이 소화관에서 생성되는데, 트라우마가 유발한 만성 스트레스가 이 세로토닌의 합성과 조절 기능을 교란시키기 때문이다. 세로토닌은 소화관의 운동성과 염증 반응을 조절하는 핵심 역할을 담당하므로, 이 시스템이 불균형해지면 다양한 소화기 증상이 나타날 수 있다.
- 트라우마는 류마티스관절염, 건선, 크론병 같은 자가면역질환 및 당뇨병, 천식 등 다양한 만성질환의 위험 요인 중 하나로 여겨진다. 이는 만성 스트레스가 면역체계와 염증 반응을 조절하는 세로토닌 시스템을 교란시키기 때문이다. 따라서 트라우마를 치유하여 만성적으로 높았던 코르티솔과 아드레날린 수치를 정상화하면, 세로토닌 시스템의 균형이 회복되어 면역체계가 안정되고 만성 염증이 감소할 수 있다.

우리 모두는 상처를 지니고 있지만, 그것이 우리 것만은 아니다. 우리가 느끼는 고통 중 일부는 이전 세대에게서 물려받은 것이다.

극복하지 못한 트라우마가 있을 때 몸이 보내는 신호
- 만성 통증과 긴장
- 피로와 수면 장애
- 소화 문제
- 무감각하고 해리된 느낌
- 설명할 수 없는 신체 증상
- 약화된 면역 체계
- 감정 조절 부족

세대를 거쳐 전해지는 고통 다루기

● ● ●

세로토닌 시스템과 안전감의 바탕은 삶의 첫 순간부터 형성된다. 자궁 안에서 우리는 양수에 떠 다니는 호르몬으로부터 세상이 어떤 곳인지를 배운다. 아직 온전한 형태를 갖추지 않았고 단어나 언어를 이해하지도 못하지만, 잉태된 순간부터 우리는 어머니에게서 흘러 들어온 호르몬의 언어를 몸으로 이해한다.

그리하여 우리는 조상으로부터 물려받은 고통을 가슴에 품은 채 인생의 모든 단계를 밟는다. 계승된 고통은 사람을 움츠러들고 방어벽을 세우게 하는 믿음, 뭘 해도 모자라다는 박탈감 같은 형태로 우리 안에 자리한다. 시인 찰스 부코프스키 Charles Bukowski가 예리하게 묘사했듯, '모든 인간은 두려움의 박물관'이다. 하지만 자유로워져 열린 마음과 시원한 날갯짓으로 세상을 탐험하고 싶다면 이 고통의 순환을 끊고 치유를 시작해야 한다.

나는 외조부를 직접 뵌 적이 없다. 엄마가 스무 살 때 일찍 돌아가셨기 때문이다. 그래도 듣기로는 매우 총명하고 너그러운 분이었다고 한다. 사업이 번성하고 가정도 화목했음에도 전쟁은 할아버지에게 지울 수 없는 상처를 남겼다. 할아버지는 전쟁의 아픔과 트라우마를 술로 다스렸다. 문제는 술만 들어가면 완전히 다른 사람이 되었다는 것이다. 술에 취한 할아버지는 할머니와 세 자녀를 지하실에 가두고 집 안 여기저기를 총으로 쐈다고 한다. 좋지 않게 끝난 전 남자친구와 사귀던 시절, 어느 하루 말다툼을 하다가 그가 날 방에 가둔 적이 있다. 그 방 안에서 나는 불현듯 깨달았다. 어쩌면 이전 세대의 트라우마가 내게 계승되어 지금 재현되고 있는지도 모른다는 것을 말이다. 어쩌면 내가 그 지경이 된 건 트라우마를 치유하기 위한 당연한 수순일지 몰랐다.

후성유전학 연구는 전쟁이나 기근 같은 큰 사건이 유전자 수준에서 인간에게 어떤 흔적을 남기는지를 잘 보여준다. 가령, 디팩 초프라

Deepak Chopra 박사와 루돌프 E. 탄지Rudolph E. Tanzi 박사는 공저 『슈퍼유전자』에서 우리 안팎의 환경이 DNA 염기서열 자체는 바꾸지 않으면서 어떻게 DNA 메틸화 반응의 패턴만 변화시키는지에 대한 근거를 제시한다. 여기서 DNA 메틸화란 유전자가 어떻게 읽히고 발현되는지를 좌우하는 화학반응이다. 쉽게 말해 우리 몸이 유전자를 켜거나 끄는 표식을 DNA의 여러 부분에 남기는 방식이라고 생각하면 된다.

우리가 살고 있는 환경과 겪는 경험은 우리에게 후성유전학적 자국을 남기고 우리 유전자가 스스로를 드러내는 방식에 영향을 미칠 수 있다. 그리고 이런 후성유전학 변화는 우리 후손에게 대물림된다.

2014년, 브라이언 G. 디아스Brian G. Dias와 케리 J. 레슬러Kerry J. Ressler의 획기적인 연구가 권위 있는 「네이처」지에 발표됐다. 트라우마 경험이 후성유전학적 변화를 일으켜 다음 세대로 계승되고 그들의 행동에 영향을 미칠 수 있다는 내용이었다. 두 연구자는 향기를 맡을 때마다 발바닥에 약한 전기충격을 주어 벚꽃향(아세토페논)을 두려워하도록 수컷 쥐들을 조건화했다. 벚꽃향이 곧 전기충격이라는 걸 학습한 쥐들은 곧 이 향을 무서워하기 시작했다.

그런데 이렇게 조건화된 녀석들의 새끼들과 그다음 세대 역시 벚꽃향에 더 민감하다는 게 확인되었다. 후대의 개체들은 직접 벚꽃향에 노출되거나 전기충격을 경험한 적이 없음에도 말이다.

연구진은 조건화된 개체들의 정자에서 후성유전학적 변화를 발견했는데, 벚꽃향을 감지하는 수용체의 유전자에서 DNA 메틸화 패턴이 달라져 있었다. 그로 인해 새끼들의 뇌에 벚꽃향에 반응하는 뉴런이 더 많아진 것이었다. 행동 변화가 뇌의 구조적 변화와 무관하지 않으며 뇌의 변화는 부모의 후성유전학적 변화를 물려받아 생긴 것임을 시사하는 연구 결과였다.

다행인 것은 치유된 상태 역시 다음 세대에 대물림된다는 점이다. 우리가 오래된 두려움을 치유하고 다른 자극에 새로운 방식으로 반응하도록 우리 신경계를 훈련하면 우리의 아들딸과 손주들은 치유라는 유산을 누릴 수 있다.

우리 몸은 트라우마와 고통 때문에 과거에 얽매여 현재를 충실히 살지 못하곤 한다. 하지만 고통을 양지로 끌어내 직시하고 내면 작업을 하면 심지어 여러 세대 전의 고통까지도 치유할 수 있다.

그때 무슨 일이 일어났는지, 나는 *왜* 특정 방식으로 행동해 안전감을 찾으려 하는지는 굳이 알 필요 없다. 트라우마는 말이 아니라 몸으로 이야기하기 때문이다.

내 경우, 안구운동 민감소실 및 재처리 요법EMDR, Eye Movement Desensitisation and Reprocessing으로 트라우마와 심부의 고통에 효과를 톡톡히 봤다. 나는 EMDR 덕분에 트라우마적 연애가 낳은 불편한 심상과 감각을 끊어내고 스스로를 구원할 수 있었다. EMDR은 내가 과거를 놓고 현재를 살 수 있게 되기까지 큰 도움을 받은 기법들 중 하나다.

EMDR은 트라우마나 외상 후 스트레스 장애PTSD, Post Traumatic

Stress Disorder 치료에 큰 효과를 발휘한다. 눈동자를 빠르게 움직이는 EMDR과 소리를 내거나 특정 신체 부위를 두드리는 방법은 트라우마의 기억을 순화시켜 수용하고 부정적인 사고를 긍정적인 생각으로 대치하도록 돕는다. 그렇기 때문에 EMDR은 어지러운 심상과 불쾌한 신체 감각을 털어내고 더 이상 과거에 끌려다니지 않는 새 삶을 시작하는 데 효과적인 도구가 될 수 있다. 엄밀히는 EMDR을 혼자서도 할 수 있지만 격한 감정이 올라올 수 있기 때문에 숙련된 전문가의 도움을 받는 걸 추천한다. 단, 비교적 가벼운 상처는 이어지는 두 장에서 소개하는 기법들로 직접 해결할 수 있다. 여기서는 맛보기로 신경계에 안전감을 인식시키는 간단한 기술인 '빛나는 순간glimmer 찾기'를 살펴보자.

빛나는 순간 찾기

뎁 다나Deb Dana는 다미주신경 이론과 복합트라우마 치료를 전문으로 하는 임상의이자 컨설턴트다. 그녀는 우리 몸에 경외감, 반짝이는 기쁨, 평온함을 안기는 찰나의 순간을 '빛나는 순간'이라고 부른다. 일상에서 찾아오는 이 빛나는 순간에 의식적으로 집중하는 방법을 배우면 몸 안의 긍정적인 에너지 흐름을 증가시킬 수 있다고 한다. 안락함, 기쁨, 경외감, 감사 같은 감정이 더 가깝게 느껴지기 시작하면 곧 뇌가 다른 것보다 이 신경경로를 더 쓰게 된다. 빛나는 순간은 정서적 고통을 줄여주고 뇌 학습 영역의 기능을 돕기 때문에 트라우마를 극복하기 위한 내면 작업도 한결 수월해진다.

빛나는 순간은 햇살의 온기를 얼굴 피부로 느낄 때일 수도 있고, 친구가 건넨 사랑스러운 말을 속으로 곱씹을 때일 수도 있다. 반려동물을 껴안을 때 혹은 아침에 혼자 시간을 보내거나 음악을 들으며 그 기분을 온몸의 감각으로 즐기는 순간도 마찬가지다. 선한 것들과 기운 나게 하는 것들에 주목하는 습관을 들이면 신경계를 강화하고 행복감과 삶의 활력을 높일 수 있다.

뇌 신경배선을 바꾸는 작업을 안개 낀 저녁에 하는 운전이라고 생각해보라. 차를 몰고 가던 중 교차로를 만나고 당신은 어느 방향으로 돌지 결정하기 전에 의식적으로 브레이크를 밟아 속도를 늦출 것이다. 오른쪽 전방에는 당신이 놓아 보내려 하는 현실이 있다. 가벼운 통장, 늘 과도한 업무, 운동할 여유가 없는 빽빽한 일과 등이 그 예다. 한편 왼쪽 전방에는 화창하고 맑은 하늘이 보인다. 하늘을 보니 마음이 한결 평화로워진다. 자신에게 투자할 에너지와 시간이 생기니 마음이 느긋하고 행복하기까지 하다.

속도를 줄인 지금 당신은 지금까지와는 다른 선택을 할 수 있다. 당신이 다른 결정을 내릴 때마다 저 앞에는 당신의 인생을 왼편으로 이끄는 새 길이 뚫리기 시작한다. 잠시 멈췄다가 좌회전하는 선택을 자꾸 내릴수록 당신의 행동은 점점 더 추진력을 얻어 좌회전이 갈수록 쉬워질 것이다. 그렇게 자신이 만들고 싶은 미래와 합치하는 결정을 의식적으로 내리기 시작하는 것이다.

자신감, 안전감, 이완감을 더 잘 느끼고 싶다면, 그 감정들에 대한 수용력을 키워야 한다. 어떤 감정이 신체에 익숙하지 않을 때, 현재 그 감정에 대해 가지고 있는 수용력을 탐구하는 것이 중요하다. 안전감이나 자신감을 꼭 100% 꽉 채워 품을 필요는 없다. 대신, 생각해보자. 당신의 내면을 들여다볼 때 정확히 몇 퍼센트 정도가 되어야 몸이 편안하다고 말할 수 있는가? 아주 조금이라도 당신 안에서 자신감을 느끼는 부분이 있는가? 당신 몸의 그 부분을 찾아 거기에 손을 얹고 그 감정에 오롯이 공감할 수 있는가?

기억하라. 지금 우리는 트라우마 자체를 없애는 치유법을 배우는 게 아니다. 당신이 트라우마에 이미 익숙해졌기 때문에 평온함과 기쁨의 감정을 당신 마음에 들여 치유하려는 것이다.

세대를 이어온 트라우마를 치유하는 방법

트라우마 치유에 도움이 되는 수련법 몇 가지를 소개한다. 자신의 깊은 내면을 솔직하게 들여다보고 내 몸과 마음을 압도적으로 지배하는 가족 패턴과 경험을 인식한다면 우리는 스스로에게 많은 것을 해줄 수 있다. 하지만 우리는 연결에서 비롯되어 연결을 위해 존재한다. 따라서 신뢰할 수 있는 전문가와 함께 작업하는 것은 트라우마가 만들어낸 정신적 상처를 살펴보고 고통을 성공적으로 치유하는 데 필수적이다.

- **심리학적 가계도 그리기**: 가족 내 역학구조, 서로의 관계, 여러 세대에 걸쳐 전해 내려온 트라우마를 표현한 가계도를 그린다.
- **조상의 트라우마 치유 의식**: 가족의 역사를 알아보고, 제례를 지내고, 전문가가 진행하는 명상 교실에 참여해 조상 세대를 이해하고 과거의 상처를 치유한다.
- **감정자유기법**: 몸의 특정 부위를 두드린다고 해서 태핑tapping이라고도 한다. 혼자서 할 수 있는 감정자유기법은 경락을 자극해 막혀 있던 감정을 발산시키고 트라우마를 치유할 수 있다(8장에서 더 자세히 알아볼 것이다).
- **소매틱 테라피**: 몸, 감정, 신경계를 하나로 연결해 트라우마를 처리하고 해소하는 데 중점을 둔다. 소매틱 경험 요법, 정신물리학적 물리치료, 원시반사 요법, 감각운동 심리치료 등이 여기에 포함된다.
- **가족체계 요법**: 대물림되는 문제를 해결하고자 가족 개개인의 관계와 그 패턴을 살펴보는 방법이다. 가족세우기Family Constellations(가정사와 트라우마의 연결점을 찾아 화해 방법을 모색하는 기법-옮긴이)와 내면가족체계 요법IFS, Internal Family Systems Therapy 등이 여기에 포함된다. IFS는 가족체계 요법이라는 큰 범주로 분류되지만, 실제 가족이 아니라 사람의 내면에서 '가족'처럼 상호작용하는 마음의 '부분들'에 초점을 맞추는 독특한 전략을 쓴다. IFS는 이런 내면의 부분들이 어떻게 상호작용하는지를 탐구하고 조화를 이루도록 한다.
- **통합치료**: 심리치료, 운동요법, 마음수련 같은 치유 방법을 총동원하

는 것을 말한다. 면허가 있는 정신건강 전문가의 도움을 받아 종합적 치료 계획을 짜야 한다.

트라우마를 치유한다는 것은 곧 세대를 거쳐 몸에 새겨진 고통을 다루는 일이다.

지금까지 트라우마와 무의식적 두려움이 어떻게 세로토닌 시스템을 방해해 괴로운 심신의 증상을 야기하는지 살펴봤다. 더불어 신경계를 달래고 세로토닌 시스템을 재건하는 실용적 기법도 배웠다. 이렇게 근원을 해결하면 몸과 마음에 대한 통제력을 되찾을 수 있다.

다음 장에서는 건강한 경계를 세우는 것이 어떻게 세로토닌 시스템을 장기적으로 강화하는 데 효과적인지에 대해 이야기하겠다.

건강한 경계를 세워라

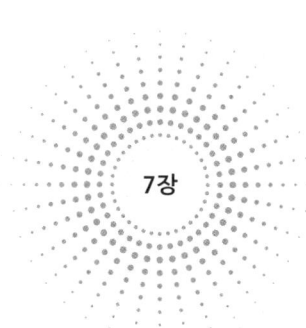

7장

경계가 명확하고 튼튼하지 않을 때는 에너지가 주변 사람들과 환경으로 새어 나가기 시작한다. 자기도 모르게 퍼주기만 하다가 결국 나에게는 아무것도 남지 않는 것이다. 이 지경이 되면 깊은 좌절감에 빠지거나 화가 나고 짜증이 치밀기 쉽다. 저들이 나를 이용하거나 내 호의를 너무 당연하게 여긴다는 생각이 들기도 한다. 혹은 자신의 욕구조차 모르게 되어 누가 잘 지내냐고 물으면 거짓말로 대답하거나("더할 나위 없이 좋아!") 원인도 모르는 채 속이 텅 빈 기분이 들면서 슬럼프에 빠질 수 있다. 한마디로 남들 요구에 맞춰주느라 나 자신을 잃는 것이다. 우리는 모든 역량을 십분 발휘할 수 있도록 나 자신을 다시 세워야 한다. 이를 위해 이번 7장에서는 나의 에너지와 자원을 지키는 방법을 알아볼 것이다.

건강한 경계 유지는 자신을 보호하는 일일뿐더러 세로토닌 수치 조절에도 핵심적인 요소다. 또렷한 경계선을 긋고 나 자신의 필요를 우선시하면 앞 장에서 얘기했던 만성적 스트레스가 줄어든다. 그렇게 세로토닌 생성이 방해받지 않게 되면 자기조절 능력과 안전감, 통제감이 커지기 때문에 사람들과 더욱 탄탄하면서 서로 만족스러운 관계를 맺을 수 있다.

건강한 경계가 세로토닌에 미치는 영향

- 건강한 경계는 세로토닌 생성을 방해하는 무의식의 만성적 스트레스와 그로 인한 코르티솔 분비를 줄인다. '이번 딱 한 번만 굽히는 건 괜찮겠지'라고 쉽게 생각할 수도 있지만, 오직 남들 비위를 맞추려고 혹은 비판이 두려워서 뭔가를 할 때 우리 신경계도 다 알고 있다. 그래서 오랜 두려움에 떠밀린 건지 아니면 자신의 두 발로 우뚝 서서 당당하게 내린 결정인지 스스로 구분할 줄 아는 게 세로토닌 시스템을 위해 매우 중요하다. 자신의 욕구에 집중하고, 명확한 경계를 세우고, 필요할 땐 거절하는 법을 익히면 스트레스를 더 잘 관리해 세로토닌 수치를 안정시킬 수 있다.
- 건강한 경계는 내가 안전하고 내 환경과 인간관계를 잘 통제하고 있다는 감각을 유지하는 데에도 중요한 요소다. 이런 안전감과 통제

감은 신경계를 진정시키는 효과를 가져와 세로토닌 분비를 촉진하며, 이를 통해 평온함과 안정감을 높여준다.
- 세로토닌은 사람의 기분 그리고 자존감과 밀접하게 연결된 호르몬이다. 이때 건강한 경계를 가진 사람은 자신의 필요를 우선시하고 스스로를 옹호함으로써 자존감과 자신감을 높일 수 있고, 이는 균형 잡힌 세로토닌 시스템을 만드는 데 일조한다.
- 건강한 경계는 삶에서 더 존중받고 진정성 있으며 만족스러운 관계를 맺게 한다. 우리가 용기를 내어 내가 어떤 사람인지를 내보이고 내가 필요로 하는 것을 표현하면, 더 이상 남들의 요구에 부응하고자 자신을 희생할 필요가 없어진다. 우리는 진정성과 유대감 둘 다 갖춰야 온전해지는 존재이며 세로토닌 시스템은 관계에서 내가 안전하고 있는 그대로의 모습으로 받아들여진다고 느낄 때 최고의 성능을 발휘한다.

예전에 나는 대개 상대가 내 경계를 침범하고 가차없이 짓밟는 연애를 했다. 그런 일을 겪을 때마다 마치 내 몸에서 생명이 전부 빠져나간 느낌이 들었다. 다행히 친구들과 가족의 보살핌과 앞 장에서 살펴본 명상의 힘으로 해로운 관계를 버릴 용기를 낼 수 있었다. 그런데 생각해보니 나는 어린 시절부터 스스로의 경계를 세우는 법을 배운 적이 없었다. 이제라도 이 악순환을 끊어야 했다.

기억하기로 나는 프라이버시가 전혀 없는 가정환경에서 자랐다.

어머니는 자식 사랑이 끔찍한 분이어서 우리를 온 힘을 다해 돌보고 모든 것을 해주셨다. 하지만 그만큼 불안했는지 내 일기를 몰래 읽거나 방에 노크 없이 불쑥 들어오곤 했다. 집에 나만을 위한 공간은 없었고 나의 모든 것이 식구들에게 노출돼 있었다.

이렇게 모두가 뒤섞인 느낌과 개개인 사이의 모호한 경계는 성인이 되어서도 계속됐다. 나는 여름 별장에 휴가를 가면서 부모님께 같이 가겠냐고 묻지 않으면 죄책감이 들었다. 나는 모두가 행복해질 수 있도록 매사에 살얼음 위를 걷듯 행동했다. 우리 가족은 하나였고 모두가 서로의 감정을 책임지고 있었다.

애매한 경계의 부작용은 사회에 진출하면서 본격적으로 나타나기 시작했다. 나는 일적으로도 사적으로도 사람들과 너무 많은 것을 나누거나 필요 이상으로 가까워지곤 했다. 때로는 지나치다 싶을 정도였다. 두 가지 모두 내가 여전히 개선하려고 노력 중인 부분이다.

경계가 흐릿하거나 아예 없는 가정에서 자란 사람은 상대방의 부탁이나 요구를 거절하기 어려워한다. 진심을 말로 표현하거나 자신이 필요로 하는 것을 소리 내어 요청하는 것 역시 힘들어한다. 이를테면 자신의 전문적인 서비스에 대한 정당한 보수도 요구하지 못해서 시간과 수고를 공짜로 제공하는 식이다. 도움을 구하는 대신 모든 집안일과 육아를 감당하면서 지친 몸으로 혼자 쓴맛을 삼키는 것도 비슷한 예다. 이런 사람은 누구에게나 상냥하게 대하면서 그들을 행복하게 만들려고 하다가 정작 본인은 탈진하고 만다. 같은 맥락으로 구원이 필요한 상대와 유독 사랑에 잘 빠지는 경향이 있다. 뿐만 아니라 좋은 관계든 나쁜 관계든 현재 연애 중이라면 상대가 자신 없이는 살지 못할 거라고 생각하면 절대 먼저 헤어지지 않는다. 설령 그 관계가 자신을 안에서부터 갉아먹고 있더라도 말이다.

분명한 경계가 없는 사람은 스스로를 제대로 보지 못해서 끝없이 세상의 인정을 받고자 한다. 내가 부모님을 자랑스럽게 해드리고 있나? 직장 사람들이 날 대체 불가능한 뛰어난 인력이라고 여기나? 내 인스타그램 친구들이 내가 이렇게 잘 지내고 있다는 걸 보고 있을까? 그런데 만약 누군가 나를 인정하지 않으면 거기서 또 상처를 받는다. 이런 사람은 자신을 칭송하는 이들의 시선 속에서만 살아 있다는 걸 느낀다. 진정한 자신이 보이지 않기 때문에 남들이 봐주기를 바라는 것이다.

한편, 경계는 엄청나게 튼튼하지만 그것이 우리를 적절하게 보호하지 못하는 경우도 문제가 된다. 혹자는 과거의 어떤 일로 위협을 느끼거나 큰 상처를 받은 뒤 자신의 마음에 탄탄한 울타리를 겹겹이 두른다. 똑같은 아픔을 또 겪는 건 상상조차 하기 싫어서 빌미를 원천 차단하는 것이다. 이런 사람은 남들에게 마음을 잘 내주지 않는다. 마음을 열더라도 계속 의심하면서 그들의 빈틈을 놓치지 않으려고 상대방을 주시한다. 상대방의 실수를 이번에도 저 사람이 나를 상처 입힐 거라는 경고신호로 받아들인다. 그런 까닭에 결국은 스스로를 고립시키고 인파에 둘러싸여 있어도 외로움을 느낀다. 다시는 아무도 자신에게 상처 주지 못하게 하려는 행동이지만 그 대가인 단절감과 외로움이 너무 크다.

하지만 본래 인간은 교류하고 소통하며 살아가는 존재다. 우리는 세상이 나의 진정한 모습을 봐주고, 들어주고, 사랑해주길 간절히 바란다. 난공불락의 경계를 세우고 누구도 내 영역 안에 들이지 않음으로써 얻는 이런 가짜 안전감은 우리가 발전하고 사랑하고 치유되는 걸 막는다. 상처를 극복하기 위해서는 함께하는 사람들이 필요하다. 스스로를 치유하고 싶다면 다시 사람을 믿는 법을 배워야 한다는 뜻이다.

경계가 충분히 튼튼하지 않거나 튼튼한 경계가 있더라도 그것이 당신에게 도움이 되지 않을 때는 에너지가 새어 나간다고 짐작할 수 있다. 건강한 경계는 우리 에너지를 보호하고 안전하게 지켜준다.

새로운 경계를 세울 때 필요한 사람

경계를 바로잡고자 할 때 이 변화에 가장 먼저 저항하는 이는 지금까지의 상황과 약한 경계 덕에 이득을 보던 사람들이기 쉽다. 당신이 새 경계를 세우는 걸 응원하는 사람들을 곁에 두어라. 믿을 만한 친구와 얘기하거나 치료사와 상담하는 것이 경계 세우기에 도움이 될 수 있다. 시간이 걸리겠지만, 장담하건대 작업이 점점 더 쉬워지고 결국 노력에 대한 보답을 받을 것이다.

- 특정 인물과 함께 있거나 특정 상황에 있을 때 더 빨리 지치고 기진맥진한데 그럼에도 어쩔 수 없다고 생각하는가?
- 자신의 필요나 우선순위와 충돌하는 타인의 요청 혹은 요구를 똑 부러지게 거절하기가 힘든가?
- 주변 사람들의 반응이나 판단이 두려워서 웬만하면 자신의 진짜 감정과 의견을 드러내지 않는가?
- 자신을 보호하기 위해 스스로를 고립시키거나 사람들과의 교류를 피하는 경향이 있는가?
- 감정의 장벽이 너무 두터워진 탓에 연인과 친구들에게 약한 모습을 보이거나 솔직해지기 어려운가?
- 남들이 날 어떻게 생각할지 끝없이 걱정하거나 사람들의 인정을 받는 것에 집착하는가?
- 맺는 인간관계마다 경계 침범을 당해도 경계선을 또렷하게 긋지 못하곤 하는가?

분노가 터져나오는 모든 순간이 기회다

화와 분노의 감정은 경계 세우기에 있어 유용한 기준이 된다. 잠깐 멈춰서 '무엇이 내 경계를 침범해 들어와서 내게 스트레스를 주는가? 내 삶에서 가장 절실함에도 아직 충족되지 않은 욕구는 무엇인가?'라고 자문해보라는 경고 신호이기 때문이다.

좌절, 두려움, 불쾌감 같은 감정은 누군가 내 경계를 넘어왔다는 걸 우리 몸이 우리에게 알리는 하나의 방식이다. 이런 감정은 무언가가 더 이상 당신과 맞지 않는다는 걸 호소하는 격렬한 에너지이기에 행동에 나서도록 당신을 준비시킨다.

소셜미디어에서 본 누군가를 시샘하거나 허공에 대고 "이 빌어먹을!"이라고 소리치는 반응은 진흙 속에 진주가 숨어 있다고 당신 몸이 알려주는 것과 같다. 분노, 질투, 마음의 상처, 좌절감 같은 감정에 귀 기울일 줄 알게 되면 치유를 통해 새로워지고 더욱 온전한 자신이 될 기회가 생긴다.

감정은 내 경계가 어떤 상태인지를 보여주는 강력한 가늠자다. 자기 감정에 주의를 기울일 때 경계를 조정하거나 보강해야 하는지 그렇지 않은지를 판단할 수 있는 통찰력이 생긴다.

예를 들어, 종종 화는 경계를 침범당했다는 분명한 신호이다. 아마도 누군가 내게 무리한 걸 요구했거나 나의 필요를 간과했을 때 그럴 것이다. 아니면 내가 그은 경계선을 무시했거나. 이때 화를 억누르는 대신 이 감정을 행동의 계기로 삼으면 자신을 옹호하고 내 경계선이 여기까지임을 보다 단호하게 상대에게 피력할 수 있다.

반대로 죄책감이나 의무감에 만성적으로 시달리는 사람은 그만큼 경계선이 흐릿하다는 뜻이다. 그런 사람은 본인의 안녕을 희생하고 자신을 지나치게 내어주고 있을지 모른다. 이럴 때 해결책은 미안해하지 않으면서 "아니요"라고 말하는 법을 배워서 본인의 욕구를 최

우선시할 권리를 되찾는 것이다.

한편 불안의 감정 역시 경계에 문제가 있음을 알리는 신호일 수 있다. 경계가 허술해졌거나 지나치게 견고할 때처럼 말이다. 이런 불안감은 다시 균형을 찾고 자신의 내면을 보호하면서도 진정한 연결을 위해 충분히 마음을 열어야 함을 일깨워준다.

기쁨과 만족감 같은 긍정적인 감정도 마찬가지로 우리의 안내자 역할을 한다. 현재의 관계와 환경 속에서 편안함과 충만함을 느낀다면 그것은 내 경계가 건강하게 기능한다는 뜻이다. 다시 말해 적절한 소통과 친밀함이 이뤄지고 있다는 얘기다.

여기서 핵심은 감정의 메시지를 유심히 들어야 한다는 것이다. 자신의 감정을 판단하거나 억누르려고 하기보다 호기심을 가지고 다가가 이렇게 자문해보자. '*이 감정은 내 경계에 대해 무슨 말을 하려는 걸까? 내 자의식을 존중하고 강화하려면 이 감정에 어떻게 대응해야 할까?*'

우리는 감정을 경계의 나침반으로 활용함으로써 자기 자신을 더 심도 있게 인식하고 변화를 실행할 자신감을 키워 삶을 충만하게 누릴 토대를 다질 수 있다. 한마디로 우리의 모든 감정은 마음이 딱딱하게 굳지 않게 하는 동시에 경계를 튼튼하게 하는 든든한 아군인 셈이다.

의사로 일하면서 연기도 해서 과학과 연예계를 연결하고 싶다는 꿈을 털어놨을 때 전 남자친구로부터 돌아온 반응은 "네가 뭐 제니퍼 로페즈Jennifer Lopez라도 돼?"라는 비웃음이었다. 나는 틀에 갇히지 않은 채 마음이 즐거운 일을 하면서 나 자신을 자유롭게 표현하고 세상에 선한 영향력을 펼치고 싶었다. 연기와 연예계는 어릴 적 나를 자석처럼 끌어당겼고 나는 이미 그때부터 인생의 큰 그림을 그리고 있었다. 그런데 그는 단칼에 날 깎아내린 것이었다.

그의 말은 내게 상처를 줬지만 한편으로 불씨를 던져 저 깊은 곳에서 '시수sisu'가 솟아나게 했다. 시수는 극기에 가까운 투지와 강단 그리고 용기를 아우르는 핀란드 말이다. 또한 깊은 내면에서 솟아오르는 에너지, 인고하는 오기, 승산 없는 상황임을 알면서도 맞서 행동할 때 자라나는 용기라고도 할 수 있다.

열정을 따르는 것은 나의 존재 가치와 깊이 얽혀 있었기에 가슴이 시키는 대로 하지 않는다면 그건 곧 자아를 거스르는 것이라고 생각했다. 이런 내게 전 남자친구가 그런 말을 던졌으니 나는 기가 죽는 게 아니라 오히려 뜨거운 결의로 턱을 치켜들 수밖에 없었다. 내 안의 제니퍼 로페즈에게 박수갈채를 보내면서 그녀를 세상에 선보일 때가 된 것이었다.

나는 내 공격성을 받아들이는 법을 녹음 짙은 핀란드 숲의 품에서 배웠다. 좌절하고 아무 희망도 없다는 생각이 들 때마다 숲에 들어가 고래고래 소리를 지르면 모든 분노가 해소되었다. 나는 소리쳐 내 아픔을 토해냈고 실패한 관계에 대한 실망감을 분출했다. 나는 현실과는 거리가 멀었던 상상 속 이상적 부부의 모습, 결코 실현되지 않을 우리 커플의 미래를 포기해야 한다는 애통함에 고함을 질렀다. 그렇게 안전하고 편안한 숲의 품 안에서 나는 조금씩 성장했고 내 공격성을 수용하는 법을 배웠다.

어쩌면 나는 그런 순간에 분노의 감정을 차차 인정해갔는지도 모른다. 나는 이 감정을 감추려 하지도, 도망치지도 않았다. 나는 있는 그대로의 나 자신으로서 내 경계가 어떻게 침해당했는지를 온몸의 세포 하나하나로 느꼈다. 내 몸의 근육들은 내 공간에 들어온 침입자를 쫓아낼 준비가 되어 있었다. 내 내면 깊은 곳에서 우러나오는 감정을 솔직하게 표현하지 않으면 안 될 것 같았다. 그리고 실제로 그렇게 하니 기분이 좋았다.

그때 나는 오롯이 나 자신이었고 내 의지로 내 땅에 꼿꼿하게 서 있었다. 더 이상 어디까지가 나이고 어디부터가 타인인지 모르는 채 남들 인생과 뒤범벅됐던 예전의 내가 아니었다. 재미있는 점은 나만의 형태와 경계를 갖추자 비로소 사람들과 진정으로 연결될 능력이 생겼다는 것이다. 내 경계는 내 목소리를 되찾아주었고 나는 다시 나 자신과 하나 되는 법을 알게 됐다.

예전의 나는 내 감정을 강점보다는 약점으로 여겨서 무시하거나 억누르곤 했다. 하지만 내 기분을 경청하기 시작하면서, 나는 감정이 경계의 어느 부분을 보강하고 조정해야 하는지 알려주는 든든한 이정표라는 것을 깨달았다.

경계선이 없는 내게 익숙하던 사람들은 처음에 새롭게 찾은 내 자기인식에 저항하는 반응을 보였다. 내가 경계를 분명하게 드러내기 시작하자 그들은 반발하거나 내게 죄책감을 심어주려 했다. 심지어는 불같이 화를 내기도 했다. 하지만 나는 알고 있었다. 과정이 아무리 불편해도 내 감정을 존중하고 스스로를 지키는 보호장치를 반드시 가져야 한다는 것을. 만약 지금 이 말에 공감한다면, 당신도 아래에 소개하는 전략을 활용해 경계를 세우고, 자신에게 세로토닌 방패를 둘러 에너지를 보호하기를 권한다.

처음에 영역권을 행사할 때는 평생의 습관을 하루아침에 바꾸는 것처럼 어색하게 느껴질지도 모른다. 핵심은 자신의 직감을 믿고 내 에너지를 보호하는 것이다. 그리고 스스로에게 진실하게 행동한다는 것이 어떤 느낌인지를 의식적으로 기억하는 것이다.

에너지가 새는 것을 알아챘다는 건 곧 보강해야 할 에너지 보호막의 취약점을 찾았다는 뜻이다. 즉 일상의 실천을 통해 이 보호막을 보수하면 세로토닌이 지속적으로 흐르게 할 수 있다.

더 튼튼한 경계를 세우기 위한 전략
- 논쟁을 벌이거나 화내지 말고 차분한 상태에서 논리정연한 말로 내게 경계가 필요함을 피력한다.
- 나를 지지하고 경계를 세우는 작업을 인정하고 격려해줄 믿음직한 친구와 가족에게 의지한다.
- 나의 경계를 명료하고 자신 있게 표현하는 연습을 한다. 처음엔 어

색하겠지만 차차 아무렇지 않아진다.
- 내 허술한 경계를 이용해 득을 봤던 사람들이 내 경계 세우기를 제일 완강하게 반대할 거라는 사실을 기억한다.
- 더 어려운 관계나 상황을 처리하기 전에 쉽고 부담 적은 상황의 경계부터 설정한다.
- 건강한 경계를 세운다는 건 무조건 벽을 쌓는 게 아니라 나 자신을 보호하면서 소통에는 열려 있도록 적절한 균형을 맞추는 것임을 기억한다.
- 비록 나와 생각이 다르더라도 남들 역시 저마다의 경계를 가질 권리가 있다는 걸 존중한다. 그래서 사람과 사람 사이의 관계에 경계를 정할 때는 종종 타협이 필요하다.

자신을 다정하게 대해라

● ● ●

침범을 경험한 후에 새 경계를 세우는 작업은 신경계를 몹시 불안하게 만들기 쉽다. 내 신념을 관철하면서 단호한 거절로 상대방의 화를 돋우는 건 종종 우리 몸에 익숙하지 않은 감각이기 때문이다.

우리가 느끼고 겪는 모든 감정과 경험은 신체 감각의 바탕이 된다. 그러니 앞 장에서 언급했듯 우리 몸이 가장 자주 경험한 감정을 편안해하는 것은 당연하다. 이를테면 스트레스가 많고 압박감이 심한 환경에서 성장한 사람은 어릴 때부터 자주 경험한 그런 감정에 익숙해진다. 결과적으로 성인이 된 후에도 중압감을 오히려 친숙하게 느끼는 탓에 원하는 것을 얻지 못하는 상황에 계속 스스로를 몰아넣곤 한다. 짝사랑 같은 우정에 매달리거나, 진정한 재능을 펼칠 수 없는 직장에 다니는 식이다. 그럼에도 내면의 목소리는 냉정하고 가혹해서 스스로에게 계속 스트레스를 안긴다. 본심은 기쁨과 여유를 원하지만 몸은 그 느낌을 어떻게 받아들여야 할지 모르는 것이다.

이것이 바로 심리학자 게이 헨드릭스Gay Hendricks가 베스트셀러 『위대한 도약The Big Leap』에서 '내적 온도조절 장치'라고 부른 개념이다. 우리 몸에는 상상 속의 온도조절 장치가 있는데, 사람은 낯선 천국보다는 익숙한 지옥을 저도 모르게 선택하는 습성이 있기 때문에 일이 너무 잘 풀릴 때에는 스스로에게 방해공작을 한다고 한다. 배우자와 다투기 시작하고, 꿈을 이루기 위해 중요하다는 걸 알면서도 해야 할 일을 미루는 것처럼 말이다. 이처럼 우리는 즐거움과 평온함보다는 긴장과 고통을 택해 스트레스 상황을 일부러 만들곤 한다. 필요한 것을 얻어 충만한 감정이 우리 몸에 생소하기 때문이다.

새로운 경계를 세우는 작업은 편도체를 재구성하고 신경회로를 새로 만드는 일이다. 이를 통해 우리는 평화와 안온함과 기쁨의 감정을 잘 받아들이는 능력을 키우고 세로토닌 시스템을 더 건강하게 만들 수 있다.

아무리 미약하더라도 *관점의 전환*은 쌓이고 쌓이면 큰 변화를 불러온다. 관점이 바람직하게 바뀌면 평온함이라는 기분을 점점 더 즐길 수 있게 되고 내면의 온도조절 장치가 더 나은 미래에 유리하게 조정된다. 그러다 보면 어느 순간 새 천국이 옛 지옥보다 자연스럽게 느껴지기 시작할 것이다.

성장의 과정은 불편할 수 있다. 옛 자아가 사라진 뒤 새 자아가 완전히 자리잡기까지는 공백기가 생기기 마련이다. 그럴 땐 힘들더라도 믿음을 잃지 말고 계속 노력해야 한다. 반드시 그만한 가치가 있을 것이다.

다음 장에서는 자기제약적 믿음을 내려놓고 자존감을 재건하는 데 도움되는 기술을 살펴볼 것이다. 자존감은 튼튼한 세로토닌 시스템의 핵심 기반이다.

내면의 장해물을 걷어내라

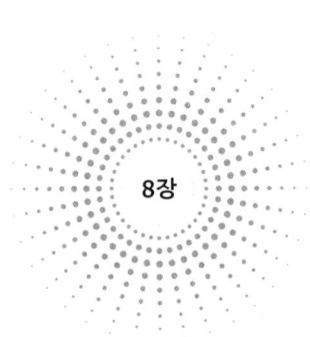

8장

상처만 준 전 남자친구와 헤어진 뒤에도 그의 독설은 내 곁을 떠나지 않았다. 여전히 머릿속을 맴돌면서 날 괴롭혔다. 그러다 시간이 흐른 뒤 깨달았다. 그의 말이 내게 계속 상처를 내는 건 나 역시 마음속 깊은 곳에서 그 말이 사실이라고 믿기 때문이라는 것을.

타인과 그들이 하는 말은 우리 상처를 비추는 거울과 같다. 스스로 모자란다고 혹은 내 인생의 주인공이 되어 무대 중심에 서는 건 안전하지 않다고 믿을 때, 그런 믿음을 뒷받침하는 타인의 말은 모두 우리에게 상처가 된다. "너는 형편없는 엄마야", "너는 일에 성공할 자질이 없어" 같은 말이 끔찍하게 느껴지는 것은 마음속 어딘가에서 나 역시 그 말을 믿기 때문이다.

잠재의식의 자기제약적 믿음은 자기 자신, 다른 사람들, 내 주변의 세상을 이러저러하게 가정하면서 이미 깊이 뿌리박힌 하나의 사고방식이다. 이런 무의식적 신념이 우리를 옥죄는 이유는 그것이 자존감을 갉아먹고, 잠재력을 제한하고, 목표를 달성해 꿈꾸는 삶을 사는 능력을 제약하기 때문이다. 예를 들어 '나는 충분하지 않아'라는 생각은 다음과 같은 방식으로 그 사람의 경계에 영향을 미칠 수 있다.

- 본인이 충분한 자격이 있음을 아는데도 연봉인상이나 승진을 요구하는 말을 꺼내기가 힘들다.
- 더 나은 대우를 '받을 자격이 없다'는 생각에 애인이나 배우자의 무례한 태도나 학대 행동을 참는다.
- 계속 자신의 가치와 존재 의미를 증명해야 한다는 강박감에 남들 좋은 일을 어디까지 해야 할지에 대한 경계선을 설정하기를 주저한다.

자신이 모자란다고 믿는 사람은 건강한 경계를 세우는 데 필요한 자신감과 자존감이 부족한 경우가 많다. 그런 사람은 자신의 부족함을 벌충하려 노력하다가 결국 스스로를 지나치게 몰아붙이고 남들 기분만 맞추면서 이용당할 뿐이다.

자기제약적 믿음은 일반적으로 어린 시절이나 중대한 인생 경험을 통해 형성되는데, 본인은 자신의 그러한 점을 모르거나 인정하지 않을 수도 있다. 이런 무의식적 믿음은 자기의심, 실패에 대한 두려움, 무가치함, 패배감과 무력감으로 표출되곤 한다. 바로 앞에서 예로 든 '나는 모자라'만 봐도 이런 믿음이 있는 사람은 남들의 인정이나 승인을 끊임없이 구하는 모습을 보인다. 그러다 필요한 칭찬을 듣지 못하면 자신의 부족함을 느끼기 때문에 간절히 바라는 칭찬과 인정을 친구, 가족, 동료로부터 얻기 위해 능력 이상의 것을 해내려는 충동에 휘둘리기 쉽다. 아니면 완벽주의에 빠져 스스로에게 비현실적으로 높은 기준을 갖다 대기도 한다. 이 경우, 자신의 가치를 증명하는 칭찬 혹은 무언가를 완벽하게는 해내지 못한 상황은 자신이 있는 그대로 충분하지 않다는 그의 믿음을 강화한다.

뿌리 깊은 자기제약적 믿음은 또 있다. 특히 여성들이 갖기 쉬운데, 바로 주변의 모두를 기쁘게 해야 한다는 의무감이다. 이런 사람은 이 의무감 때문에 남들의 승인을 끝없이 구한다. 계속 스스로를 희생하고 자신의 욕구와 소망을 무시해야 한다는 느낌은 안전감을 얻기 위해 끊임없이 타인을 위해 무언가를 하는 데 의존하게 만들 수 있다. 하지만 장기적으로 볼 때 타인을 즐겁게 하는 행동은 지속 가능한 세로토닌 공급 방법이 아니다. 자신의 욕구를 희생하는 사람은 역량이 만개하는 데 필요한 에너지를 가질 수 없다. 사람의 욕구는 이유가 있어서 존재한다. 그저 하루하루 연명하는 게 아니라 넘치는 에너지로 번영하는 삶을 살기 위해서다.

자기제약적 믿음은 인간관계, 커리어, 건강, 전반적 안녕을 비롯한 삶의 다양한 측면에 큰 영향을 미칠 수 있다. 이는 우리가 세상을 보는 방식, 우리가 내리는 선택의 유형 그리고 기회를 추구하는지 여부에 영향을 준다. 자기제약적 믿음은 내면에 장벽을 쌓는 반면, 개인의 경계선은 우리의 진정한 자아를 보호하기 위해 외부 장벽을 설정하는 데 도움을 준다. 자기제약적 믿음을 극복하고 건강한 경계를 강화하는 것, 이 두 가지 작업을 함께 수행한다면 억눌린 잠재력의 물꼬를 마침내 틀 수 있다.

무의식의 자기제약적 믿음을 극복하고자 할 땐 그런 믿음을 알아보고 그에 도전하는 법을 배워야 한다. 그래서 자기 자신과 주변 세상을 긍정적으로 대하는 큰 믿음과 태도에 의식적으로 적응해나가야 한다. 좋은 소식은 여기에 도움되는 몸과 마음의 수련 방법이 있다는 것이다.

자기제약적 믿음은 발동할 때마다 우리 몸에 스트레스 반응을 일으킨다. '내겐 능력이 없어', '나는 평생 가난하게 살 거야', '난 쓸모가 없어', '나는 안전하지 않아', '나는 뭘 해도 일이 잘 풀리지 않아' 같은 자기제약적 믿음은 사람을 작아지게 하며 자기파괴적이 되어 일을 끝까지 완수하지 못하게 방해한다.

당신이 도저히 깨뜨릴 수 없는 자기제약적 패턴이 있을 수도 있다. 이럴 때는 치유가 필요하다. 늘 돈이 없거나, 당신을 이용하려는 사람들이 늘 주변에 있다는 것을 알아차렸을 수도 있다. 어떤 이들은 외로움 때문에 한 관계에서 다른 관계로 끊임없이 옮겨 다닐 수 있다. 어떻게 해도 진정으로 원하는 자신이 되지 못할 것처럼 느껴진다.

한편, 강렬한 감정은 잠재의식적 믿음이 촉발되었다는 신호이다. 이런저런 수치심을 속에 담고 있거나, 무력감에 휩싸이거나, 면전에서 거절하고 경계를 세우는 것에 죄책감을 느끼는 게 그런 경우다. 아마도 거부에 대한 지속적인 두려움이 이 사람의 삶에 그림자를 드리우고 있을 공산이 크다. 이런 두려움은 위축감으로 드러나기도 하고 감정에 압도된 나머지 흥분으로 이어지기도 한다. 심지어는 몸의 염증으로 표출될 수도 있다.

나는 늘 사람들에게 몸이 감정, 감각, 생각, 기억을 통해 말을 걸 때는 거기에 귀를 기울이라고 조언한다. 이는 당신이 내면의 자아와 어긋나 있다고 신경계가 몸과 감정의 신호를 이용해 알려주는 것이기 때문이다. 지속되는 무의식적 스트레스는 곧 나 자신에게 돌아가는 길을 찾아야 한다는 경고인 셈이다.

이럴 때 우리는 EFT, 일명 태핑을 활용해 무의식을 파악하고 삶을 충만하게 살지 못하게 막는 자기제약적 믿음을 끊어낼 수 있다. 태핑은 고대 중국의 지압술과 현대의 심리학을 결합한 전인적 치유법이다. 연구에 의하면 태핑에는 스트레스 호르몬의 수치를 낮추고 뇌의 공포중추인 편도체를 진정시키는 효과가 있다고 한다. 물론 태핑이 현대의학의 치료를 대신하지는 못한다. 하지만 나는 오랫동안 자신을 짓누르던 부정적 생각, 두려움, 자기제한적 믿음을 태핑으로 떨쳐낸 사람들을 적잖이 목격했다. 그뿐만 아니라 나 역시 태핑을 시작한 뒤로 전 남자친구의 독설이 힘을 잃어가는 것을 직접 체험했다. 나의 자기제한적 믿음을 치유한 것이다.

태핑을 활용하면 흥분한 교감신경계를 달래고 다양한 상황에서 편도체의 반응을 재프로그래밍할 수 있다. 편도체는 각종 대상, 상황, 감각을 안전한 것과 위험한 것으로 분류한다. 이때 태핑을 하면 어떤 것은 더 이상 두려움의 대상이 아니라고 뇌에게 새롭게 가르칠 수 있다. 그렇게 뇌가 이 변화를 받아들이면 더 이상 꿈을 좇는 것이나 원하는 바를 큰 소리로 말하는 게 두렵지 않아진다. 모든 게 괜찮을 것이고 우주가 전심으로 날 응원한다는 것이 몸으로 느껴진다.

또, 태핑에는 따뜻한 관심과 사랑을 받아보지 못했거나 사랑하는 사람으로부터 비난을 받은 아픈 기억처럼 우리를 과거에 붙들어놓는 오랜 고통을 해소하는 효과가 있다. 버림받거나 배신당한 옛 경험 때문에 지금까지도 사람들을 믿지 못할 때 태핑을 활용하면 교감신경계가 활성화되어 밀려드는 에너지의 급류를 적절하게 흘려 내보낼 수 있다. 심지어 태핑은 애인의 괴롭힘, 고성이 오가는 다툼, 가스라이팅 같은 끔찍한 기억에도 효과를 발휘한다.

태핑으로 자기제약적 믿음을 없애는 법

가장 먼저 할 일은 해결하고 싶은 감정적 혹은 신체적 문제가 구체적으로 무엇인지 파악하는 것이다. 그것은 스트레스일 수도 있고 불안이나 특정 대상에 대한 두려움일 수도 있으며 그 밖에 다른 부정적 감정일 수도 있다. 그리고 나서는 방해받지 않고 집중할 수 있는 조용하고 편안한 장소를 찾는다.

이제, 문제를 인정하는 동시에 자기를 수용하는 내용의 구호 문장을 하나 짓는다. '비록 내게 어떠어떠한 문제가 있지만 나는 나 자신을 진심으로 완전히 받아들인다'는 식이다. 이 문장을 계속 되뇌면서 손가락 끝으로 정수리, 눈썹, 관자놀이, 눈밑 광대, 인중, 턱, 쇄골, 겨드랑이 같은 각 지압점을 다섯 번에서 일곱 번 정도 톡톡 두드린다. 원한다면 더 많이 두드려도 좋다. 그 순간 떠오르는 느낌과 직감을 믿어라. 태핑이 무엇이고 어떻게 하는지 더 자세히 알고 싶다면 웹사이트 www.docemilia.com의 동영상을 참고하기 바란다.

손가락으로 태핑하면서 문제를 떠올릴 때 드는 기분과 생각을 표현하라. 이때 누군가는 강렬한 감정 에너지가 풀어지면서 울고 싶어질지 모른다. 울음은 스스로를 진정시키고 스트레스를 낮추는 자연스러운 신체 반응이다. 심지어 눈물에는 스트레스 호르몬과 독소가 들어 있기 때문에 울면서 두려움을 말 그대로 눈물로 흘려 내보내는 셈이다.

충분히 태핑한 후 기분이 어떻게 달라졌는지 재평가해라. 안도감이 들거나 문제가 덜 무겁게 느껴질 때까지 이 과정을 반복해라.

자기제약적 믿음은 흔히 자신이 쓸모 없거나 모자라다는 생각 혹은 두려움의 감정에서 생겨난다. 이런 심리 상태는 세로토닌 수치를 떨어뜨리기 십상이고 자신을 비판하는 내면의 부정적 목소리로 변형되기도 한다. 그렇게 세로토닌이 고갈된 사람은 지난 후회를 강박적으로 곱씹고 스스로의 전반적 역량에 지나치다 싶게 자신감 없어 한다.

하지만 자기제약적 믿음을 용감하게 직시해 재구성한다면 세로토닌 균형을 되찾고 정신적·감정적 안녕을 능동적으로 도모할 수 있다. 자기제약적 믿음은 놓아주고 내게 힘을 주는 사고방식을 적극 수용함으로써 긍정적인 피드백 순환이 일어나게 하는 것이다. 그 결과 자존감, 회복탄력성, 낙관적 사고가 함양되는데, 이는 모두 한 사람의 진정한 자아를 전적으로 지지해 세로토닌 시스템을 건강하고 튼튼하게 만드는 요소이다.

자신의 두려움을 정면으로 마주하고, 그것과 친구가 되어 태핑과 같은 도구로 두려움을 해소한 후에는 에너지가 풀려난다. 더 이상 격렬한 생존 감정인 분노, 좌절, 공황, 두려움에 에너지를 소모하지 않게 되면, 우리는 그 에너지를 스스로 정한 방향으로 나아가고 새로운 미래를 만드는 데 선용할 수 있다.

두려움을 해소하면 기쁨, 이완, 호기심, 평온, 신뢰, 사랑을 위한 더 큰 수용력이 만들어진다.

- 인생의 중대한 변화를 마음먹을 때 어떤 두려움이나 걱정이 떠오르는가?
- 살면서 앞이 깜깜하다거나 더는 앞으로 나아가지 못한다고 느낄 때가 있는가? 당신의 어떤 믿음이 그런 침체 상태에 기여하는 것 같은가?
- 꿈과 포부에 대해 생각할 때마다 내면의 목소리가 당신은 그걸 좇을 능력이나 자격이 없다고 속삭이는가?
- 당신의 어떤 믿음이 목표를 달성하거나 충만한 삶을 사는 것을 가로막는가?
- 가족, 동네 등의 성장환경으로부터 주입되어 지금의 자기제약적 믿음으로 자라난 메시지가 있는가?
- 인생에서 유독 변명을 앞세우거나 소극적으로 행동하게 되는 부분이 있는가? 당신이 그러는 배경에는 어떤 믿음이 숨어 있는가?
- 태핑이나 몸을 쓰는 기타 소매틱 테라피를 활용해 이런 생각과 믿음을 바로잡을 수 있겠는가?

마음을 진정시키는 니드라 요가

 옛것을 버리고 신경회로를 새로 만드는 일에는 에너지가 든다. 이때 에너지 용량을 늘리고 재충전하고 싶다면 니드라 요가를 추천한다. 니드라 요가는 신경계를 보강해 균형을 이루도록 돕는다.

 내가 니드라 요가를 알게 된 것은 평소에도 스트레스가 심한데 신생아 때문에 밤마다 몇 번씩 깨는 바람에 '수면장애'가 생겨 충분한 수면을 통해 회복하지 못하고 있을 때였다. 니드라 요가를 하면서 내적 에너지를 증진하고 안전감과 균형감을 높여 세로토닌 시스템의 균형과 기능을 지원하는 데 큰 도움을 받았다.

니드라 요가는 '깨어 있는 수면'으로 불리며, 의식은 유지하면서 깊은 휴식을 취하는 요가다. 이 요가 30분이 두 시간의 숙면과 맞먹는다는 연구 결과도 있다. 니드라 요가는 우리를 명상 상태로 이끌어 체내의 에너지가 재충전되도록 한다. 그뿐만 아니라 잠에 더 잘 들게 하고, 스트레스를 낮추고, 새로운 뇌신경 회로를 만들고, 마음을 차분하게 하는 효과도 있다. 미국 군대에서도 니드라 요가를 활용해 병사들의 회복과 치유를 돕는다고 한다. 마음을 진정시키는 니드라 요가가 궁금하다면 웹사이트 www.docemilia.com을 참고하기 바란다.

당신은 충분히 소중하고 훌륭하다

● ● ●

자존감은 '나는 충분하다'는 확신을 몸으로 아는 것이다. 자존감이 강한 사람은 내가 원하고 필요로 하는 것을 얻기에 자신이 충분히 자격 있는 존재라는 걸 온전히 믿는다. 이런 사람은 자신이 인생의 온갖 좋은 것을 받을 만하고 좋은 일을 누릴 만하다는 걸 온몸의 온기로 안다. 또, 그런 것들을 손에 넣었을 때 죄책감을 느끼지도 않는다.

스스로를 구속하는 자기제약적 믿음을 내려놓는 법을 알게 되면 자존감을 키워 누구의 눈치도 보지 않고 자유롭게 능력을 펼칠 수 있다. 자존감이 세로토닌 시스템을 강화할 때 우리는 더 이상 내게 맞지 않은 역할을 연기하면서 안전감을 찾을 필요가 없다. 다양한 이유로 자신의 인생을 연극 무대로 전락시키는 사람이 세상에 얼마나 많은지 모른다. 한 발은 미래에 또 한 발은 과거의 실수에 불안하게 걸친 채 완벽한 부모, 성공한 사업가, 이상적인 배우자가 되려고 안간힘을 쓰면서 정작 지금 자신이 존재하는 오늘은 충실히 살아내지 못하는 것이다.

그러나 노력을 통해 자존감을 키우면 죄책감 없이도 내가 원하는 것을 당당하게 표현할 힘이 생긴다. 특히 여성은 오직 자신만의 시간을 갖기가 어려울 수 있는데, 균형 잡힌 세로토닌 시스템에서 에너지를 얻으면 오롯이 나만을 위해 시간을 쓰기가 훨씬 편해진다. 내 욕구의 정당성을 배우자, 자녀, 가족, 친구 등 누구에게든 입증해 보여야 한다는 압박감에서 벗어나는 건 덤이다. 오늘 이 순간에 자신의 욕구에 귀 기울이는 것은 내 영혼을 살찌우는 존중과 자기애의 행위다. 즉 타협의 대상이 아닌 자기 안녕의 필수 조건이다.

세상에 갓 태어났을 때 우리는 원하는 것을 숨길 줄 몰랐다. 배가 고프면 울고 위로가 필요하면 손을 뻗었을 뿐이다. 갓난아기는 생존을 보장받기 위해 거의 모든 것을 타인에게 의존한다. 아기들은 있는 그대로의 모습으로 조건 없는 사랑을 받고 소속감을 느껴야 한다.

그러다 어느 시점부터는 사람들이 우리를 받아들이게 하는 요령을 학습한다. 주변 사람이 감탄의 시선으로 우리를 바라보게 하는 기술을 터득하고 세상이 내게 무엇을 기대하는지를 피부로 알아챈다. 그뿐만 아니라 소속되고자 하는 깊은 생물학적 욕구를 채우고자 행동을 조정하기 시작한다. 이쯤 되면 자신의 필요를 표현하면 타인에게 거부당하거나 비판받을까 봐 걱정이 된다. 어쩌면 원하는 것을 공개적으로 표현하면 사람들이 당신을 판단하거나 자신들의 이익을 위해 이용할 것이라고 느낄 수도 있다. 과거에 당신의 필요가 무시되거나 거부된 경험이 있다면, 필요를 억제하는 법을 배웠을 것이다. 또 강인한 사람은 으레 그러니까 자신도 모든 걸 혼자 처리해야 한다고 믿기도 한다. 이렇듯 우리는 꽤 어릴 때부터 각자의 여정을 시작한다. 그렇게 종종 가슴이 시키는 대로 행동하는 대신 하지 않으면 안 된다고 생각되는 일을 하기 시작한다. 그러나 나의 욕구를 숨기는 것은 진정한 내면의 빛을 흐리는 짓이다. *자신을 자랑스럽게 만들려고 노력해야 할 사람은 오직 자기 자신뿐이다.*

우리의 문화 또한 자존감을 형성하는 강력한 요인이다. 문화적 규범과 가치는 우리가 자신을 평가하는 기준을 형성한다. 예를 들어, 개인적 성취를 우선시하는 문화에서는 개인의 성공과 성과가 그 사람의 자존감을 키우는 밑거름으로 작용하는 반면 공동체의 가치를 강조하는 문화는 누군가가 사회에 얼마나 기여했느냐를 더 중요하게 여긴다. 문화가 개인의 미모, 지능, 사회적 지위 같은 요소를 바라보는 태도는 우리가 자신의 가치를 어떻게 인식하는지에 영향을 미친다. 예를 들어, 외적 매력과 사회적 지위를 중시하는 문화에서는 개인들이 자신의 자존감을 외모와 동일시할 수 있다.

소셜미디어는 사회와 문화 모두에 상당한 영향을 미친다. 소셜미디어가 시간이나 물리적 위치와 상관없이 지구촌을 잇고 소통시키는 새로운 통로로 부상한 건 사실이다. 우리는 다양한 플랫폼을 통해 아이디어와 정보를 전 세계의 친구들과 공유한다. 잘만 사용된다면 소셜미디어는 끈끈한 우정과 유대감을 형성하는 데 큰 몫을 할 수 있다. 한마디로 행복의 도구가 되는 것이다.

문제는 사람을 더 고립시키는 소셜미디어의 부작용이다. 한 연구에 따르면, 10대 청소년들이 소셜미디어 사용 시간을 절반만 줄여도 몇 주 뒤면 자신의 몸무게와 외모에 대한 스스로의 인식이 소셜미디어를 평소처럼 계속 사용한 또래들보다 눈에 띄게 개선된다고 한다. 오늘날 소셜 미디어의 피드와 타임라인에는 청소년에게 의미 없는 비교와 시기심을 부추기는 이미지가 홍수를 이룬다. 이런 실태는 우리 아이들의 자신감과 자존감에 영향을 미쳐 불안을 조성하고 자신이 부족하다고 믿게 만들 수 있다.

어른이라고 예외는 아니다. 자신이 모자라다는 생각에 지배당하면 스스로가 사기꾼처럼 느껴지곤 한다. 곧 내 정체가 드러날지 모른다고, 여태 지향해온 목표를 손에 넣을 자격이 내게는 없다고 불안에 떨게 된다. 이렇듯 약한 자존감은 그가 이룬 모든 성공이 자신의 것이 아니라고 생각하게 만든다.

자신의 직감을 중시하지 않고 세상이 종용하는 대로 끌려다닐수록 우리 안의 에너지는 침체하고 세로토닌 시스템은 비실댄다. 인간은 본인의 리듬에 맞춰 자신만의 춤을 추도록 만들어진 존재다. 따라서 우리는 자기 마음을 따를 때 내면의 자아와 더욱 단단하게 하나가 될 수 있다.

낮은 자존감의 증상
- 지나치게 자기비판적이 되고 자신의 장점보다는 결점과 약점을 부각한다.
- 주변의 피드백이나 비평을 개인적으로 받아들여서 그것을 건설적으로 응용하지 못한다.
- 실패에 대한 두려움이나 자신감 부족 때문에 새로운 도전이나 기회 앞에서 움츠린다.
- 자신이 가치 있다고 느끼고 싶은 마음에 계속 타인에게 인정받으려 한다.
- 자신을 남들과 자주 비교하면서 스스로가 부족하고 열등하다고 생각한다.
- 부정적인 자기 대화에 자주 빠져 스스로를 깎아내리거나 자신의 능력을 의심한다.
- 종종 자신이 사기꾼 같다고 느끼고 성취를 이루거나 성공할 자격이 없다고 믿는다.

- 내가 원하는 바를 우선시할 자격이 없다는 생각에 자신의 신체적·정서적·정신적 안녕을 소홀히 한다.

> **돌아보고 실천하기**
> - 자신의 가치에 대한 핵심 신념은 무엇인가?
> - 그런 신념은 증거에 기반한 것인가, 아니면 자기비판과 과거의 상처로 인해 흐려져 있는가?
> - 오늘부터 자신과의 관계를 강화하고 부드럽게 만들고, 가장 깊은 감정을 찾아내고 숨겨진 상처를 드러내기 위해 작은 행동을 실행에 옮겨보면 어떨까? 지금 5분간의 자유 글쓰기로 시작해보면 어떨까? '내가 내면에 붙들고 있는 것은 무엇인가?'라는 질문에 대한 응답으로 마음에 떠오르는 모든 것을 적어보라.

자존감 기르기는 자신을 연민하고 받아들이는 데서부터 출발한다. 일기장을 펼쳐 들고 자리에 앉아라. 그런 다음 스스로를 솔직하고 다정한 시선으로 들여다보면서 자신에게 이렇게 물어보자.

- 나는 나의 어떤 점을 높게 평가하는가? 나는 내 어떤 면(가령 자상한 성격, 회복탄력성 등)을 자랑스럽게 생각하는가? 나의 어떤 외적 성과가 내게 자부심을 일으키는가?
- 나는 자기관리와 자기연민을 어떻게 실천하는가? 힘든 시기에 나 자신에게 어떻게 친절과 이해를 보여주는가? 나는 내 에너지를 어

떻게 돌보고 있는가?
- 나는 나 자신을 내 가치와 열정에 부합하도록 진실되게 표현하는가(3장 '나만의 길을 걸을 용기를 발휘하라' 참고)? 나는 진정한 내 목소리로 말하고 있는가?

단짝 친구에게 하듯 스스로에게도 상냥함을 담아 말을 걸어야 한다. 혹독한 자기비판을 쏟아내는 게 아니라 상황을 있는 그대로 받아들여 실수와 실패를 인정해라. 불완전함은 인간 경험의 자연스러운 본질임을 기억할 필요가 있다.

아래는 자존감을 강화하는 추가 요령이다.

- 스스로와 주고받는 자기 대화를 주의깊게 관찰하고 부정적이거나 자기방어적인 생각은 물리치려고 적극 노력한다. 부정적인 생각을 더 현실적이고 객관적인 내용으로 재구성한다. 나는 못 한다는 생각을 버리고 '최선을 다할 거야' 혹은 '힘들지만 배우는 과정이야'라고 생각하는 식이다. 완벽에 대한 집착을 버리고 발전 중이라는 점에 집중한다. 최종 목표까지 아직 한참 남았어도 자신의 성장과 발전을 자축한다.
- 나를 있는 그대로 인정하고 응원하는 지인들을 가까이 한다. 끝없이 지적하거나 움츠러들게 만드는 사람과는 거리를 둔다. 격려하고 영감을 주는 멘토나 롤모델을 찾는다.

- 자기관리를 통해 신체적·정서적·정신적 안녕을 우선시한다. 운동, 명상, 단순한 휴식처럼 재충전에 도움이 되는 활동을 한다. 건강한 습관을 통해 자신의 몸을 친절하고 존중하는 마음으로 대한다.
- EFT(8장 참고)는 자존감 형성에 사용될 수 있다.

가치 있는 내가 되는 방법
● ● ●

내 내담자 중에는 자신을 힘들게만 하던 연애와 직장을 그만뒀을 때 마음이 다시 자라기 시작했다고 고백하는 사람이 적지 않다. 이처럼 우리도 옛 습관과 믿음에서 벗어나면 자기발견의 여정을 시작할 수 있다. 거창한 일이 아니다. 스스로에게 이렇게 묻고 답해나가면 된다. 나는 아침형 인간인가, 아니면 저녁형 인간인가? 나는 뭘 할 때 진심으로 즐거운가? 내가 성장하고 풍요로워지려면 무엇이 필요한가?

자아를 되찾는 과정에서 일어나는 변화는 종종 몸에서부터 느껴지기도 한다. 자기 자신의 욕구와 소망을 인지하려는 노력이 내면에 소용돌이를 일으켜 에너지를 깨우는 것이다. 이런 사람은 가장 멋진 모습의 자신이 되는 데 필요하다는 것을 알기 때문에 더 이상 운동을 거르지 않는다. 또, 이제 연애를 할 때 절대 을의 위치에 만족하지 않는다. 그렇게 자신의 에너지를 지키고 보호한다.

내 얘기를 하자면, 날 짓누르거나 내게 상처 주려는 이들에게 에워싸여도 어쩔 줄 몰랐던 나는 에너지를 지키는 방법을 따로 배워야 했다. 극적인 상황이 불러오는 스트레스 호르몬의 동요를 나 역시 즐겼다는 사실을 인정하고 받아들여야 했다. 이런 생활이 내게 조금도 유익하지 않은 데다 장기적으로는 내 에너지를 고갈시키고 날 병들게 하리라는 걸 마음 깊은 곳에서는 이미 알고 있었다. 내가 엄마 노릇을 잘하고 에너지를 긍정적으로 쓰고 싶다면 다시 나 자신이 되어야 했다.

내면의 자아에 다가가고 진정한 자신과 자신의 욕구를 표현하려는 모든 노력은 세로토닌 시스템을 튼튼하게 만든다. 다시 말해, 세로토닌 시스템은 우리가 용기를 내 두려움에 맞서고 옛 습관을 바로잡으려 할 때마다 조금씩 강화된다. 경계를 세우고 자기연민을 스스로에게 보일 때마다 스트레스가 줄고 우리 신경계는 안전하다고 느낀다.

단, 치유에는 많은 에너지가 소모된다는 걸 기억해야 한다. 몸이 마침내 안전하다고 느낄 때 피로감도 따라온다. 너무 오랫동안 생존을 위한 경계 모드에 있었던 몸이 쉬면서 에너지를 충전할 시간이 필요하기 때문인데, 겁낼 필요는 없다. 피로는 우리 몸이 긴장을 완전히 풀어도 좋을 만큼 충분히 안전하다고 판단해 재충전을 시작하자고 보내는 정상적인 신호이기 때문이다. 나는 지옥 같았던 연애를 끝낸 후 피로감이 몇 달이나 가시지 않았다. 그래서 몸과 마음을 충분히 쉬게 하려고 얼마나 애썼는지 모른다. 숲속을 한참이나 산책하고 틈만 나면 명상을 했다. 니드라 요가도 빠른 회복에 큰 도움이 됐다.

종종 우리는 타인에게서 가장 큰 고통을 받지만 치유 역시 타인을 통해 얻는다. 인간은 서로를 비추는 거울 같은 존재다. 특히 너무 힘들 때는 두려움에 맞설 공간을 확보하는 데 전문가의 도움이 필요할 수 있다. 우리에게 안전감을 주는 이들을 여정의 길잡이로 삼으면 내면의 아픔을 더 잘 견디고 극복할 수 있다.

세로토닌 방패는 고통을 겪고 그것을 치유할 때마다 더 튼튼해진다. 그리고 세로토닌 방패가 튼튼할수록 에너지가 덜 새어 나가고 두려움, 수치심, 혐오감 같은 감정에 지배당하는 일도 줄어든다. 그 결과 기쁨, 편안함, 평화로움, 신뢰감이 들어찰 공간이 넓어진다. 그리고 세로토닌 시스템이 더 균형을 이룰수록, 당신의 초능력을 공유하고 세상에 당신의 빛을 비출 더 많은 용기가 생긴다.

도파민은 우리에게 날 수 있는 날개를 주고, 세로토닌은 그 날개를 펼칠 힘을 준다. 이어지는 마지막 3부에서는 옥시토신을 살펴볼 텐데, 옥시토신은 우리로 하여금 다시 땅으로 내려와 모든 것과 연결되어 있다고 느낄 수 있도록 현실에 뿌리내리게 해줄 것이다. 이러한 연결은 우리에게 신뢰와 평화를 선사한다.

건강한 세로토닌 흐름을 위한
· To Do List ·

- ☑ 반응하기 전에 잠시 멈추는 법을 배운다.
- ☑ 당신은 과거의 포로가 아니라 미래의 창조자임을 기억한다.
- ☑ 상황을 올바른 관점에서 보려고 노력한다. 이것이 5년 후에도 걱정할 만한 일인가?
- ☑ 당신이 바꿀 수 있는 것들에 집중한다.
- ☑ 자기제약적 믿음을 바로잡는다. EFT와 다른 신체적 기법이 당신의 길을 막고 있는 일부 신념을 제거하는 데 도움이 될 수 있다.
- ☑ 고통과 그것이 주는 메시지를 피하지 말고 귀 기울여 듣는다.
- ☑ 당신이 진정으로 듣고 싶은 이야기를 스스로에게 들려준다.
- ☑ 건강한 경계를 세운다. 그런 당신을 반기지 않는 사람도 있겠지만 결국은 경계가 잘 서는 것이 모두에게 최선이다.
- ☑ 자기 자신을 자랑스럽게 여기고 나는 충분하다고 스스로에게 말한다.
- ☑ 자신에게 인내심을 갖고 친절하게 대한다. 내면을 치유하는 데는 에너지가 필요하다.

3부

THE HEALING
POWER OF
HORMONES

옥시토신: 연결의 호르몬

OXYTOCIN: THE HORMONE OF CONNECTION

옥시토신은
어떤 호르몬인가?

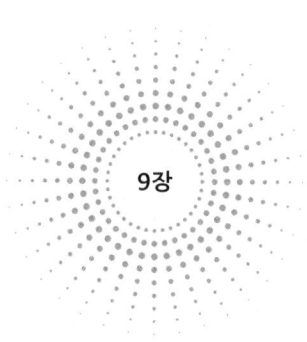

9장

    옥시토신은 일체감과 유대의 호르몬이다. 도파민, 세로토닌과 함께 균형을 이루며 흐르는 옥시토신은 우리가 자신뿐 아니라 주변 사람들 나아가 더 큰 세상과 이어져 있다는 충만함을 선사한다. 친구를 안아주거나 강아지를 쓰다듬거나 마사지를 받을 때 옥시토신이 나온다는 얘기는 누구나 한 번쯤 들어봤을 것이다. 하지만 옥시토신의 기전을 더 깊이 알면 이 호르몬이 어떻게 우리로 하여금 소속감을 느끼도록 돕는지 이해할 수 있다.

    옥시토신은 호르몬이자 신경전달물질로서, 성적 흥분과 출산 같은 다양한 생리학적 신체 반응에서 중심적 역할을 하고 사회적 유대감과 애착 등 여러 중요한 인간 행동에 관여한다. 열정적인 섹스 후 혹은 오르가슴에 이른 뒤 온갖 근심 걱정이 씻겨나가고 다 괜찮다는 굳건한 확신과 함께 더없는 평화로움과 만족감에 젖는 것 역시 옥시토신 덕분이다.

옥시토신은 뇌의 시상하부에서 주로 생성되며, 신체 접촉, 긍정적인 상호작용, 정서적 친밀감을 경험할 때 뇌하수체에 의해 혈류로 분비된다. 옥시토신은 사람들과 지속적인 관계를 맺고 유대감을 형성하도록 돕는다. 그뿐만 아니라 진정 효과가 있어서 스트레스와 불안의 생리적 효과를 상쇄하는 것으로도 확인되었다. 또, 코르티솔 수치를 낮춰 정신건강을 증진하는 데에도 보탬이 될 수 있다.

옥시토신은 살갗과 살갗이 닿는 피부 접촉이 있을 때 자연스럽게 분비된다. 부드러운 손길, 포옹, 키스 모두 몸속에 옥시토신이 넘쳐 흐르게 한다. 반려동물을 껴안기만 해도 옥시토신이 증가한다니, 사랑하는 사람과 시간을 보내면서 깔깔 웃거나 가치 있는 대화를 나눌 때 두말할 필요가 없다. 옥시토신을 통해 우리는 강한 유대감과 연결된 공동체를 만든다.

옥시토신은 아무리 힘든 상황이라도 긴장을 풀고 서로를 믿게 한다. 여성과 (정도는 덜하지만) 남성이 오르가슴에 이르게 하고 분만 중 자궁수축을 촉진하는 것 역시 옥시토신이다. 옥시토신은 내 주변 사람들이 내가 잘되기를 바란다는 걸 믿으라고 독려한다. 옥시토신을 통해 인간은 탄탄한 유대감으로 하나된 공동체를 형성한다.

옥시토신은 어떤 면에서 *사랑 호르몬을 통솔하는 호르몬들의 대장*이라고 볼 수 있다. 옥시토신은 다양한 호르몬과 신경전달물질의 활성에 영향을 줌으로써 호르몬들의 지휘관을 자처하고 대인관계와 심신의 건강을 좌우한다. 이를테면 코르티솔 수치나 성 호르몬을 조절하고 싶을 땐 아예 옥시토신을 공략하는 게 빠르다는 얘기다. 이 부분에 대해서는 13장에서 더 자세하게 다루도록 하겠다.

옥시토신은 유대와 신뢰의 분자다. 사람은 자아나 주변 세상과 연결되어 있다고 느끼면 주먹 쥔 손의 힘을 풀고 편히 있어도 된다는 믿음이 생긴다. 혹시 힘들어지더라도 친구들이 도와줄 것이고 스스로도 잘 헤쳐나갈 수 있다는 확신도 든다. 무언가를 억지로 이루려 하기보다는 자신은 충분히 괜찮은 사람이니 모든 게 잘 풀릴 거라고 믿게 된다. 그러면 자신이 이 세상에서 안전하고 부족한 게 없다는 생각에 기쁨마저 느낀다. 옥시토신이 이 순간 필요한 모든 게 내 앞에 있다는 기분이 들게 하기 때문이다. 그렇기에 지금 이대로가 너무 좋을 뿐 어딘가로 도망치고 싶은 마음 따위는 손톱만큼도 없다. 이런 사람은 정신이 맑고 진정한 자신이 이러저러한 사람이라는 자아인식이 확실하다.

우리는 이어져 살아가도록
설계되어 있다

● ● ●

인간은 접촉이 필요한 존재다. 우리는 피부와 피부가 닿아 서로 연결되기를 간절히 원한다. 우리는 오직 기댐을 통해서만 온전하게 존재할 수 있다. 내 거울이자 상호조절자 역할을 하는 타인 없이는 방치된 아기처럼 누구도 홀로 생존할 수 없다.

평생 누군가 한 번도 안아준 적이 없는 아이들은 정상적인 발달이 불가능할 뿐만 아니라 종종 죽음에 이르기까지 한다는 진실을 냉정하게 드러내는 증거가 있다. 바로 루마니아 고아원 아이들에 관한 연구다. 1965~1989년 루마니아 차우셰스쿠^{Ceaușescu} 정권 시절, 수천 명의 고아가 제대로 된 돌봄을 받지 못하고 닭장 같은 시설에 수용된 일이 있었다. 시설에는 누군가 자신을 안아 돌보거나 노래를 불러주거나 함께 놀아주는 경험을 전혀 못 해보고 요람에 누워만 지낸 아이가 한둘이 아니었다. 기록에 따르면 고아원은 아이가 아무리 울어도 스스로 그칠 때까지 마냥 방치했다고 한다.

그래서일까. 아이들 대부분이 낮은 IQ와 문제해결 능력 부족 같은 인지장애는 물론이고 말하거나 걸을 줄 모르고 성장이 느린 발달지연을 보였다. 한눈에도 영양실조 상태인 아이가 부지기수였고 건강 문제와 마음의 상처가 없는 아이가 없었다.

우리는 스트레스를 일으키는 난관을 만났을 때 스스로를 제어하고 달래는 방법을 양육자의 *위로와 조절*을 통해 생애 처음 배운다. 어린 아기는 뭔가 언짢고 불편해도 스스로를 진정시키는 능력이 없다. 그런 까닭에 성숙한 신경계를 가진 어른의 도움을 받아 신경계를 진정시켜야 한다. 이런 상호조절 관계에서 양육자는 아기가 세상을 탐험하고 위기를 헤쳐나갈 탄탄한 버팀목 역할을 한다. 양육자는 아기의 신호와 욕구 표현에 민감하고 따뜻하게 반응함으로써 아기가 자신의 감정과 행동을 조절하도록 돕고, 아기는 이 과정에서 귀중한 자기조절 기술을 익힌다.

상호조절은 어른끼리도 일어난다. 거울 뉴런을 통해서다. 거울 뉴런은 우리 뇌 속에 존재하는 특별한 뉴런으로, 자신이 행동할 때와 타인의 동일 행동을 볼 때 모두 활성화된다. 타인을 관찰하는 것만으로도 그 사람의 기분을 느낄 수 있다는 소리다. 거울 뉴런이 발동하면 우리는 서로 공명하기 시작한다. 가령, 말 한마디 안 했는데도 아이가 부모의 기분을 알아챈다(얼마 전, 좀 우울한 날이 있었는데 여섯 살짜리 아들이 그걸 느끼고는 다가와 날 꼭 껴안았다). 혹은 회의 중에 누군가의 기운이 모두에게 전염된다는 것을 눈치 챘을 수 있다. 누군가의 기분은 회의를 망치기도 하고 순풍에 돛 단 듯 흘러가게도 한다. 이처럼 차분한 신경계 하나는 나쁜 신경계에 묵직한 닻 역할을 해 그들이 안전감과 평온함을 되찾도록 도울 수 있다.

호르몬들의 대장, 옥시토신

옥시토신은 호르몬 계층구조의 최정상에 자리해 다른 주요 호르몬들을 조절하는 대장 역할을 한다. 그 밑에는 생존 호르몬인 코르티솔, 인슐린, 아드레날린이 있다. 이 삼총사는 우리가 스트레스와 위협에 잘 반응하도록 돕는다. 생존 호르몬에서 한 층 아래로 내려가면 에스트로겐, 프로게스테론, 테스토스테론 같은 성 호르몬이 나온다. 성 호르몬은 생식기능과 전반적 행복을 관장한다. 한편, 옥시토신이 뇌 속 도파민을 증가시킨다는 최근 연구 보고도 있다. 옥시토신은 뇌의 세로토닌 경로와 상호작용해 안전감과 유대감을 높인다. 옥시토신과 다른 호르몬들 사이의 관계는 복잡하고 다각적이다.

옥시토신은 다양한 호르몬 시스템 간의 상호작용을 조율하여 전반적인 생리학적 균형과 안녕을 도모한다. 따라서 그게 무엇이든 호르몬을 조절하고 싶다면 절대 옥시토신을 간과해서는 안 된다.

옥시토신 생성을 촉진하는 방법

옥시토신은 사회적 유대감과 신뢰 형성에 중요할 뿐만 아니라 성 기능과 욕구 측면에서도 핵심적인 역할을 한다. 의약품으로 개발된 옥시토신 제제가 낮은 성욕을 끌어올리는 치료약 후보로 부상한 이유다.

옥시토신을 약물로 보충하면 친밀감과 애착이 증가해 성관계가 정서적으로 더 만족스러워질 수 있다. 이는 다시 흥분, 쾌감, 성관계에 대한 전반적 흥미가 증가하는 결과로 이어진다. 기억할 점은 옥시토신 기반 치료는 신체 접촉이나 눈맞춤처럼 사회적 유대감을 북돋는 행동이 함께할 때 최적의 효과를 낸다는 것이다.

이처럼 밝은 전망에도 불구하고 옥시토신 제제에는 종종 부작용과 위험성이 따른다. 약에 의존하지 않고 체내에서 자연적으로 옥시토신 생성을 촉진할 수 있는 방법에는 다음과 같은 것들이 있다.

- 포옹, 끌어안기, 또는 마사지 같은 스킨십을 실천한다.
- 사랑하는 사람에게 오롯이 집중하는 시간을 갖는다. TV를 보는 대신 눈과 눈을 맞출 수 있는 활동을 적극적으로 찾아서 한다.
- 충분한 수면을 취한다. 잠이 부족하면 스트레스가 많아져 옥시토신 분비가 방해받을 수 있다.
- 함께 땀을 흘린다. 같이 운동을 하거나 사우나에 가면 옥시토신 수치가 높아져 유대감이 깊어지고 진정한 연결감을 촉진할 수 있다.

옥시토신의 어두운 면

• • •

옥시토신이 원활히 분비되지 않을 땐 외롭다는 생각이 들고 유대감을 느끼기 위해 주변의 온갖 사물 혹은 사람들에게 매달리게 된다. 그러면서도 도움이 필요할 때 누군가 나서

줄 거라는 확신이 없어 모든 걸 혼자 해결해야 한다고 믿는다.

이렇게 나를 토닥여줄 지속적인 옥시토신 흐름이 없을 때는 다른 무언가에 집착하기 쉽다. 그 대상은 나를 행복하게 해줄 거라고 생각되는 새 지갑이나 새 집 같은 물건일 수도 있고 인간관계일 수도 있다. 그러나 집착 대상이 무엇이든 하나같이 지속성 없는 원천인 까닭에 공허함은 여전하다. 그래서 꿈꾸는 상황을 계속 상상하면서 허전한 마음을 어떻게든 채우려고 한다.

나는 가장 깊은 내면의 진실한 자아와 이어질 때 옥시토신이 흘러나온다고 생각한다. 이 말은 곧 가장 심층의 자아와 단절된 사람은 무엇과도 진정으로 연결될 수 없다는 뜻이다.

옥시토신 균형을 잃으면 인생이 불공평하고 버겁게 느껴질 수 있다. 마치 나는 홀로 살아남아야 하는 운명이고 아무도 내 고충을 이해하지 못하는 것 같다. 세상의 무게가 어깨를 짓누르고 날 도와줄 사람이 아무도 없다는 생각이 든다. 단절된 채 외로움에 치를 떨면서 인생이 흘러가는 것을 무력하게 바라만 본다. 머릿속에 가득한 생각이 현재에 그냥 '있는' 것을 어렵게 만든다. 그러다 불안감에 휩싸이기도 한다.

핀란드의 한 대기업에서 산업보건의로 근무하던 시절, 내 하루하루는 공허하기 짝이 없었다. 의사가 되어 사람들을 돕는 일에 자부심을 느껴야 마땅했지만 스스로가 형편없는 의사라는 느낌만 들었다. 당시 나는 가능한 많은 환자를 보는 데만 집중해야 했고 환자들은 그저 잠깐 들어왔다가 나가는 행렬로만 보였다. 내 환자에게 온전히 쏟을 시간이 부족하다는 현실이 절망스럽고 슬펐다.

사람들을 돕도록 훈련받은 의사로서 거기에 있었지만 내가 진정으로 원하는 방식으로 그들에게 힘이 될 수 없었다. 어느새 나는 병의 근원을 치료하지 못하고 처방전만 남발하고 있는 나 자신을 발견했다. 솔직히 스스로가 부끄러웠고 기진맥진해 퇴근하지 않은 날이 없었다. 가끔 기분전환 삼아 약속을 잡았지만 친구들에게 둘러싸여 있음에도 여전히 고립되어 불안한 기분이었고 집에 돌아오면 더욱 뼈저린 외로움에 휩싸였다. 당시의 나는 미래를 엿보거나 과거를 되새기기만 하면서 살고 있었다. 현재에 집중한다는 것이 어떤 기분인지 기억도 가물가물한 채 하루하루를 망연히 흘려보냈다.

그 시절의 나는 내 안의 공허함을 사람들, 물건들, 여행으로 채우려고 했다. 접착테이프처럼 주변의 모든 것에 질척하게 매달렸지만 더 많이 가질수록 어째서 외로움이 심해지기만 하는지 도무지 알 수 없었다. 나는 인생이 불공평하고 고되다고 생각했고 공기 중에는 씁쓸함이 맴돌았다.

눈은 영혼의 창이라는 말이 있다. 최근에 진정한 자아와 단절돼 있다고 느끼던 시절의 사진 한 장을 발견했는데, 사진으로도 내 안의 공허함이 엿보였다. 내가 보기에도 사진 속 과거의 나는 어디에도 시선을 두고 있지 않았다.

예전의 내게는 진정한 유대감에서 비롯한 마르지 않는 옥시토신

샘이 없었고 그 사실이 겉으로도 드러났다. 나는 나 자신의 인생에서 분리되어 있었고 그보다 먼저 신뢰감, 즉 내가 보호받고 있다는 믿음이 부족했다.

그렇다고 옥시토신의 힘으로 온 주변 세상과 끈끈하게 연결됐던 경험이 아예 없는 건 아니다. 태어난 지 두 달 된 딸을 안고 한밤중에 젖을 물리고 있을 때였다. 그 잠깐 동안, 올라간 옥시토신 수치 덕분에 나는 현재에 충실히 존재할 수 있었고 삶이 가득 차 있다는 느낌에 휩싸였다. 바로 *지금 여기서* 모든 걸 가졌다는 기분, 공허함도 불안도 싹 사라진 기분이었다. 나는 그저 존재하는 것 자체의 평화와 기쁨을 느꼈고 내 영혼은 충만했다. 하지만 다시 그 순간으로 어떻게 돌아갈 수 있는지는 8년이 지난 후에도 여전히 답을 알 수 없었다.

하루하루가 풍전등화 같던 시절, 나는 연인과 밤을 보내고, 딸아이를 안아주고, 따뜻한 물로 목욕을 하고, 정기적으로 마사지를 받으러 다녔다. 덕분에 어떻게든 버틸 수 있었지만 하나같이 미봉책일 뿐이었다. 이 책에도 소개한 근본적인 내면 작업을 시작하기 전까지는 말이다.

만약 내 이야기가 공감된다면, 잊지 말길 바란다. 핏덩어리 딸을 안고 앉아 있을 때 내 영혼이 느꼈던 평화와 충만함을 되찾을 길이 당신에게도 반드시 있다는 것을 말이다.

이어지기 위해서는 먼저 문을 내야 한다. 물론 '혼자 해결해야 한다'는 강박관념을 가진 요즘 사람들에게는 문을 내서 여는 게 쉬운 일이 아니다. 도와달라고 남에게 손 내미는 건 자신이 약하다는 걸 인정하는 꼴이라고 생각되기 때문이다. 하지만 진정한 유대를 위해서는 도움을 받을 줄도 알아야 한다. 약함을 인정하면 문이 열리고, 도움과 사랑을 받는 방법을 배우는 것은 옥시토신 시스템에 최고의 선물이 될 수 있다.

앞서 도파민과 세로토닌에 관해 얘기할 때 그랬던 것처럼 여기서도 마르지 않는 옥시토신 샘을 내 안에서 찾는 방법을 살펴보려 한다. 그러기 위해서는 나를 나 자신과도 그리고 남들과도 탄탄하게 이어지게 할 다음 세 가지 요소에 중점을 둬야 한다.

- **내면의 자아와 연결되기**: 오직 자아와 먼저 이어져야만 타인뿐만 아니라 내가 나아갈 방향이나 목적과 진정으로 연결될 수 있다. 내 깊은 내면의 자아와 만날 방법은 10장에서 더 자세히 다룰 것이다.
- **고마움 표현하기**: 고마움 표현은 포장지로 감싼 작은 사랑과 같다. 감사에는 사람의 인식을 바꾸고 우리 삶에 여유공간과 유대감과 신뢰를 더하는 힘이 있다. 하나하나는 작디작지만 쌓이고 쌓여 큰 변화를 이끌어내는 셈이다. 살면서 감사하는 자세를 습관화하는 방법은 11장에서 지세히 살펴볼 것이다.
- **다시 하나되기**: 우리는 모두 자연과 우리를 둘러싼 세상의 일부다. 어떤 사람들은 자신이 모든 것과 동떨어져 홀로 살고 있다고 착각하곤 한다. 하지만 사실 우리 모두는 에너지 차원에서 그리고 근본적

인 생물학과 세포 수준에서 서로 연결되어 있다.

3부를 마무리할 때쯤 당신은 양자의학, 호흡법, 명상 분야의 최신 동향에 대해 알게 될 것이다. 나아가 일상에서 응용할 만한 장기적인 실천법을 손에 넣기를 바란다. 삶이 당신을 어디로 이끌든 평온함과 소속감을 잃지 않도록 말이다.

본격적인 수련법으로 들어가기 전에 그와 별개로 일상에서 매일 옥시토신 분비를 증진할 수 있는 몇 가지 요령을 먼저 소개하고자 한다.

옥시토신을 즉각적으로 보충하는 방법

● ● ●

음식이나 영양제 등으로 옥시토신을 간단하게 보충할 수는 없지만, 자연적인 옥시토신 생성과 분비를 자극할 간단한 방법이 있다.

파트너와의 유대감 강화하기

우리 인간은 피부의 감각신경을 통해 서로에게 동기화된다. 이 현상을 흔히 '생물학적 커플링 biological coupling' 혹은 '사람과 사람 사이의 생리학적 일치'라고 한다. 실제로 아기가 부모나 양육자와 살을 맞댈 때 양측의 생리적 리듬이 동기화된다는 건 여러 연구에서 증명된 바다. 이런 동기화는 심장박동이나 호흡 속도가 같아지는 등 다양한 방식으로 나타날 수 있다. 심지어는 뇌파 패턴까지 똑같아지기도 한다. 그만큼 피부와 스킨십은 유대감과 신뢰의 듬직한 메신저인 셈이다.

옥시토신은 성생활을 증진하고 커플 사이의 정서적 유대를 다지는 데 중요한 역할을 한다. 우리가 포옹하고 입을 맞추고 사랑스럽게 서로의 몸을 부비면 옥시토신이 분비되어 결속, 유대, 신뢰감을 고양한다. 특히 성관계 중에는 옥시토신 수치가 급상승해 친밀감과 애착을 강화한다. 이 호르몬은 신체적 쾌감과 정서적 만족감을 증폭시킬 뿐만 아니라 긴장을 풀어주고 스트레스를 줄여 친밀감이 자라나기 좋은 환경을 조성한다. 높은 옥시토신 수치는 더 나은 공감능력과 의사소통과도 연관이 있어서, 커플 사이가 성적으로도 정서적으로도 더욱 돈독해지게 할 수 있다.

옥시토신 수치를 급히 높이고자 할 때 시도해볼 만한 방법은 다음과 같다.

- 옥시토신은 스킨십을 좋아한다. 손을 잡고, 껴안고, 서로 마사지해주는 것 같은 단순한 행동으로 옥시토신 수치를 기분 좋게 높일 수 있다.
- 포옹할 상대가 없다면 무게감 있는 담요를 껴안고 잠을 청하자. 묵직한 담요가 내 몸을 가볍게 누르면 포옹과 비슷한 효과를 내서 옥

시토신 분비를 촉진할 수 있다.
- 함께 양질의 시간을 보내고, 공통의 취미를 즐기고, 그저 얘기를 주고받는 등 의미 있는 경험을 함께하면 옥시토신 생성이 촉진된다.
- 서로의 눈을 바라보고, 고마움을 표현하고 진심 어린 칭찬을 하는 등 의식적으로 애정 표현을 하면 정서적 친밀감과 옥시토신 흐름이 향상된다.
- 우리는 스마트폰 화면에 시선을 고정한 채 남들에게는 무심할 때가 너무 많다. 저녁식사 때만큼은 스마트폰을 멀리 치워놓고 서로의 하루에 대해 이야기하는 것에 집중한다. 의미 있는 대화나 함께하는 식사는 옥시토신 분비를 북돋는다.
- 도움은 주는 사람에게도 받는 사람에게도 옥시토신의 확실한 원천이 될 수 있다. 옥시토신은 사람과 사람이 연결된 신뢰의 환경에서 더욱 힘차게 분출되기 때문이다.

따뜻한 물로 목욕이나 사우나하기

연구에 의하면 따뜻한 온도가 옥시토신 증가와 무관하지 않으며 정신적 안녕과 편안한 휴식으로 이어질 수 있다고 한다. 내 고향 핀란드에서는 사우나가 민족의 오랜 전통이다. 핀란드에 병원이 흔해지기 전에는 사우나가 '가난한 자의 약국'으로 불릴 정도였다. 핀란드의 사우나는 분만실이기도 했고 장례 전에 고인의 마지막을 준비하는 장소이기도 했다. 사우나는 자신뿐 아니라 타인과도 이어주는 신성한 공간이다.

전통적인 핀란드 사우나는 전부 건식이며, 화덕에 장작을 태워 실내 온도를 70~100°C까지 올린다. 화덕 위에는 돌을 올려놓는데, 불붙은 장작이 화덕을 가열하면서 이 돌들을 데운다. 이렇게 달궈진 돌에 물을 뿌리면 핀란드 말로 '뢰일리 lyly'라고 부르는, 사우나의 영혼이라고 할 수 있는 기분 좋고 따뜻한 증기가 뭉게뭉게 피어오른다.

핀란드 사우나에 들어가 벌거벗고 앉아 있노라면 뜨뜻한 증기가 실내 구석구석으로 퍼져나가는 걸 느낄 수 있다. 이 경험은 몸에 축적된 한 주의 스트레스를 녹일 뿐만 아니라 사람과 사람 사이의 경계를 흐물흐물하게 만든다. 사우나와 뜨거운 증기는 과거나 미래를 부유하던 정신을 훅 끌어당겨 그 사람의 몸, 즉 이 순간으로 돌아오게 한다.

일과에 마음챙김 더하기

손에 쥔 커피잔을 느껴보거나 샤워할 때 살에 닿는 물의 감촉을 음미한다. 이런 마음챙김 실천이 옥시토신 수치를 높여 유대감과 행복감을 강화한다.

연결의 미세한 순간을 놓치지 않기

화려한 영상에 첩첩이 둘러싸여 쉴 틈 없이 돌아가는 요즘 세상에서는 사람이 마음으로 이어지는 찰나의 순간을 놓치기 일쑤지만 이 만한 옥시토신 공급원은 어디에도 없다. 마트 계산원과 눈을 마주치며 미소로 인사를 건네거나 길에서 마주친 이웃과 잠시 담소를 나누는 것 같은 소소한 일상의 순간은 온종일 단절된 우리 하루에 절실히 필요한 온기와 현존감을 불어넣을 수 있다.

디지털 디톡스

일정 시간 전자기기를 멀리하는 습관은 마음을 진정시키고 유대를 위한 마음의 여유공간을 더 많이 확보하는 데 보탬이 된다. 정신건강과 사회적 유대감을 함양할 수 있기 때문에, 전자기기 사용 자제는 옥시토신 생성을 위해 중요하다.

우리는 사람과 사람의 유대 안에서 태어나 살아가는 존재다. 그리고 지속 가능한 옥시토신 흐름을 확보하고 싶다면 타인과 주변 세상뿐만 아니라 내 안의 자아와도 이어져야 한다. 이에 대해서는 다음 장에서 더 자세히 나누기로 하겠다.

내면의 자아와 다시 만나라

10장

 사람이 누군가와 이어지려면 우선 자기 자신과 이어져야 한다. 이번 장에서 소개하는 방법을 활용하면 먼저 스스로와 이어지고 나아가 이 연결을 내 주변 세상 전체로 확장함으로써 옥시토신을 지속적으로 흐르게 할 수 있다.
 내 경우, 균형감을 향한 목마름을 형편없는 연애로 근근이 달래는 동안에도 내 불안한 마음을 어루만질 누군가의 손길을 계속 갈망했다. 당시 나는 내가 원래 이렇게 생겨먹은 인간이라고 믿었다. 타인의 손이 닿아야만 위안을 얻는 사람 말이다. 하지만 사실은 남에게 의존하도록 변한 것뿐이었다. 옥시토신의 지혜는 집단과 타인을 넘어 연결감과 소속감을 찾고, 더 깊은 자아와 다시 만나라고 당부한다. 이를 실행할 첫 걸음은 '당신은 당신의 생각이 아니다'라는 사실을 인식하는 것이다.

당신의 생각은 당신이 아니다
...

옥시토신은 마치 강력접착제처럼 사람을 그 존재의 중심에 결속시킨다. 이 결속이 강할수록 우리는 내가 내 몸을 전적으로 차지하고 있다고 느낄 수 있다. 한마디로 온전히 현재에 존재하는 것이다. 온전히 현재를 사는 사람의 내면은 평온하고 묵직한 존재감으로 꽉 차 있다. 반면에 현재와 단절되거나 현재 인식이 흐릿할 때는 내면에 빈 공간이 생긴다. 바로 이 공간을 채우려고 온갖 잡생각이 피어나는 것이다.

체내에 옥시토신이 부족할 때 우리는 종종 지난 일을 곱씹거나 앞날을 걱정하느라 현재 내가 가진 것에 기뻐하지 못한다. 대신 부족한 한 조각이 자신의 삶을 완전하게 만들어줄 거라고 믿으며 그것만 찾아다니기 일쑤다. 우리는 이것저것 재고 이런저런 시나리오를 쓰면서 현실세계가 아닌 머릿속 세상에서 더 오랜 시간을 보낸다. 지금 이 순간에 머물러 피부로 느끼는 대신 스스로를 머릿속에 가둔다.

이런 중독적 생각과 강박적 사고는 사람을 지치게 할 뿐이다. 에크

하르트 톨레Eckhart Tolle가 저서 『지금 이 순간을 살아라』에서 언급했듯, 생각에 대한 선택권이 없다고 느끼거나 특정 생각을 멈출 수 없을 때 그 생각은 중독이 된다. 우리는 생각 속의 정당화, 비난, 걱정에서 쾌감을 찾는다. 하지만 이 쾌감은 곧 고통으로 변하고 만다. 마음은 출구 없는 미로를 뱅뱅 돌고 마치 내리지 못하는 기차에 타고 있는 듯한 기분이 든다.

우리 뇌는 체내에서 생성되는 정보를 쉼 없이 처리한다. 췌장이 인슐린을 얼마나 합성하는지, 근막과 인대에 통증이나 긴장이 있는지, 체내 pH는 얼마인지 등등 온갖 정보가 뇌로 전달되면 우리 뇌는 이를 바탕으로 내적 상태에 대한 설명을 만들어낸다. 이 사람이 지금 화가 났나? 아니면 신나나? 지난번에 몸이 이런 상태였을 때 이 사람이 뭘 했더라? 저번에 똑같은 상황에서 뭘 봤었지? 이렇게 질의응답을 마친 뇌는 늘 나의 과거 경험을 토대로 해설을 짠다. 마음이 과거를 바탕으로 현재를 창조한다는 얘기다.

예를 들어, 연거푸 커피를 마시느라 물 마시는 걸 잊었다고 치자. 그러면 탈수가 오고 우리 몸은 긴장 상태가 된다. 신경계는 이것을 위협의 신호로 받아들여 체내 코르티솔 수치를 높인다. 그렇게 우리 몸은 투쟁-도피 반응 모드에 늘어간다.

이때 뇌는 지금 *왜* 우리가 싸우거나 도망칠 준비를 하고 있는지를 설명해줄 이유를 주변에서 찾으려고 한다. 그래서 주변 환경에서 내게 위협이 되는 요소를 찾는 데 집중하고 어느 부분이 어떻게 잘못됐다는 해명을 만들어낸다. 그 결과 우리 머릿속은 온통 걱정, 원망, 변명을 위한 생각으로 가득 찬다. 이를테면 직장 상사가 내게 화났다고 확신하거나 지난 프로젝트를 충분히 잘해내지 못했다고 자책하는 식이다. 아니면 지난밤 배우자와 말다툼했던 일을 떠올리면서 오고갔던 논쟁과 독설을 퇴근길 운전하는 내내 머릿속에서 재생하거나. 결국, 집 주차장에 들어서는 순간 마음이 놓이는 게 아니라 오는 내내 곱씹었던 생각의 여파로 집에서도 긴장을 놓지 못한다.

그러나 그건 애초에 누구의 잘못도 아니었다. 그저 탈수로 인한 스트레스 탓에 강박적 생각이 생겼을 뿐이다. 물론 당신의 몸이 느끼기에는 그 생각들이 다 진짜였을 것이다. 그러므로 어떤 면에서, 당신의 생각은 단지 뇌가 현재의 신체 상태를 해석하는 방식의 반영일 뿐이다.

이럴 때 우리가 무엇보다 먼저 할 일은 '내 생각이 곧 나는 아님'을 인식하는 것이다. 진실인지 아닌지도 모를 생각이 내 에너지를 전부 소모하는 일을 막으려면 내 생각과 나를 구분할 줄 알아야 한다.

물론 생각이 너무 시끄러워서 정신을 못 차릴 지경일 때도 있다. 심지어는 마치 납치범처럼 나를 현재에서 억지로 끌어내 머릿속에 그려진 과거나 미래에 가두기도 한다. 하지만 그런 생각들은 나 자신이 아니다. 그러므로 자기 생각을 관찰하는 방법을 배우면 안정적인 옥시토신 흐름으로 가는 문을 열 수 있다.

먼저 정신을 집중해 자신의 생각을 들으려고 노력해보라. 생각이 머릿속에서 흘러가는 것을 관찰하라. 그렇게 몇 분만 지나면 신기하게도 내 생각이 곧 나는 아니라는 걸 알아챌 것이다. 그러면 당신을 휘두르던 부정적인 생각이 곧바로 힘을 잃기 시작한다. 애초에 그 모든 부정적 생각은 나 자신이 아니라 주입된 오랜 습관에 지나지 않는다. CD를 언제 바꿨는지 기억도 안 나는 CD 플레이어가 같은 노래를 반복해서 재생하는 것처럼 말이다. 이 사실을 처음 깨달았을 때 나는 눈물을 왈칵 쏟았다. 날 옭죄고 아프게 하던 생각을 마침내 놓아버릴 방법을 찾았기 때문이었다.

머릿속 생각을 경청하고 객관적으로 관찰하면 몸과 마음에 여유로움이 자리 잡기 시작하는 걸 느낄 수 있다. 마치 생각에 담긴 강렬한 에너지가 내 마음을 온통 헤집다가 이제야 고요하게 잦아드는 것 같을 것이다. 한 걸음 물러서서 단순히 생각을 관찰하기 시작하면 자기 안에서 더 큰 존재감이 떠오르는 것을 느낄지도 모른다. 이 공간감이 바로 당신의 깊은 내면의 자아이다.

다음번에 괴로운 생각에 사로잡히거나 과거에 얽매이거나 미래가 걱정될 때는 한 걸음 물러나 마음의 소리를 들어보자. '친구들이 내게 화났으면 어떡하지?' '어제 업무회의에서 중요한 뭔가를 말하는 걸 잊은 건 아닐까?' '완벽한 배우자를 평생 못 만나면 어떡하지?' 머릿속에 이런 생각들이 떠오르는가? 그럴 땐 어떤 내용이든 머릿속 생각에 귀 기울이되 당신 생각이 당신은 아니라는 사실을 명심해야 한다. 그래야 끝없이 반복되는 생각의 족쇄에서 자유로워질 수 있다.

여기서 핵심은 머릿속 목소리를 아무 판단 없이 그저 듣기만 하는 것이다. 가능한 한 자주 내면의 목소리를 들어주고 그대로 흘러가게 두어라. 부정적인 생각을 고치려고 하지도 긍정적인 생각을 강요하지도 말고 그 목소리가 무슨 얘기를 하든 내버려둬라. 그저 지켜보는 것으로 충분하다.

이처럼 생각을 듣고 생각과 나를 분리하면 전전두엽 피질이 점차 강화된다. 전전두엽 피질은 감정을 조절하고, 목표를 설정하고, 그 목표를 이루기 위해 큰 계획과 세부 실천계획을 세우는 뇌 영역이다. 그뿐만 아니라 충동적 반응, 주의산만, 엉뚱한 정보의 개입을 억눌러 집중 상태를 유지하는 역할도 한다.

인지과학자들이 말하듯이 자신의 생각을 관찰하고 그 생각에 대해 생각하는 연습은 우리가 문제를 더 잘 해결하도록 돕고 다른 할 일이나 다른 관점으로 쉽게 전환할 수 있도록 해준다. 또, 새로운 상황에 적응하고 큰 목표를 감당할 만한 작은 단계들로 쪼갤 수 있게 한다. 무엇보다 좋은 점은 우리를 진정한 자아와 다시 연결한다는 것이다.

내 생각을 관찰하는 방법

다음번에 걱정이 생기거나 걱정스러운 생각이 영화 장면처럼 머릿속에서 반복 재생되면, 그냥 그 생각을 알아차려보라.

- 숨을 들이쉬고 외부에서 당신의 생각을 관찰하라.

- 오래도록 괴롭혀왔지만 지금까지 알아차리지 못했던 반복되는 생각이 있는가? 비판적이거나 자기를 비하하거나 가혹하게 비교하는 것 같은 생각이?
- 당신에게 도움이 안 되지만 종종 떠오르는 생각이 있다면 종이에 적어둔다.
- 이 사이클을 깰 수 있는지 살펴본다. 다음번에 이런 습관적 생각이 또 들면 멀찌감치 떨어져서 그 생각의 진실성을 의심하고 아래처럼 자문해보라.
  - ↳ 이 생각을 뒷받침하는 증거가 있는가, 아니면 그저 짐작에 불과한가?
  - ↳ 만약 내 가장 친한 친구가 이런 상황이라면 나는 친구에게 어떤 조언을 하겠는가?
  - ↳ 이 생각을 바라보는 더 현실적이고 균형 잡힌 방법은 무엇일까?

내 생각을 관찰하는 순간, 우리는 더 깊은 자아를 파악하게 된다. 온갖 생각 뒤에 가려져 있지만 항상 평정을 유지하고 만물과 소통하면서 답을 가지고 있는 존재. 바로 이게 우리 내면 깊숙이 자리한 가장 진실한 자아다.

참고로, 부정적인 생각을 떨쳐내는 데에는 EFT 역시 매우 유용하다(8장 참고).

- 돌아보고 실천하기
  - 당신은 진정한 자아와 연결되어 있다고 느끼는가?
  - 당신의 생각 뒤에 있는 당신은 누구인가?

매달리지 마라

● ● ●

유대감을 느끼고 몸속에 옥시토신이 충분해서 내 영혼이 내 몸과 단단하게 합치한다고 느낄 때, 우리는 오늘, 이 순간에 강하게 뿌리를 내린다. 그런 사람은 속으로 자신의 인생을 분석하고 평가하는 대신에 있는 그대로를 온몸으로 느끼고 인식한다. 반면에 옥시토신 수치가 낮고 자아와의 유대가 약한 사람은 주변의 물질적인 것들에 매달리기 쉽다. 연결된 감각을 느끼고 싶어서 마치 주방용 비닐랩처럼 친구든, 연애 상대든, 물건이든 가까이 있는 온갖 것들에 들러붙는다.

이런 사람은 이미 가진 것에서 평온함과 기쁨을 찾지 못하고 계속 불안해한다. 그래서 대가를 치르고라도 평화를 얻고 싶은 심정에 다가졌다는 만족감을 줄 무언가를 찾아 사방을 두리번거린다. 이처럼 늘 다른 무언가를 필요로 하는 사람은 시선을 내면이 아닌 바깥세상에 고정한 채 마음의 평화를 외부에서 찾으려고 한다. 하지만 내면의 자아와 이어져 합치하는 데서 오는 평화를 새 명품백이나 새 아파트

같은 것이 가져다줄 리 만무하다.

우리는 이처럼 우리가 갈망하는 것이 바로 자기 자신과의 연결임을 깨닫지 못한다.

온갖 것에 집착하고 매달리는 습관을 끊어낼 특효약은 바로 깊은 내면의 자아와 더 탄탄하게 연결되는 것이다. 자기 자아와 깊이 이어지고 스스로의 진정한 욕구를 정확히 인지할수록 우리는 확신을 얻고자 남에게 매달릴 필요가 없어진다. 깊은 내면의 자아와 이어지면 자신이 누구인지, 지금 어디에 서 있는지 알 수 있기 때문이다. 그런 사람은 영혼이 충만하고 온전히 지금 이 순간에 존재한다. 현재 인식과 현존감은 모든 것을 갖게 하는 통로이다.

바깥세상과 거리를 두는 방법

자신을 바깥세상과 분리하는 것이 어렵다고 느낄 때는 다음 방법을 시도해보라.

- 남들을 있는 그대로 인정하고 그들이 내 인생에 꼭 필요한 존재인지 신중하게 따져본다.
- 무언가를 구매할 때는 그 물건이 정말로 필요한지 잠시 자문한다.
- 때로는 거절이 더 나은 목적지로 가기 위한 방향전환임을 믿는다.
- 어떤 이들은 당신의 성장을 돕기 위해서만 존재할 뿐, 평생 당신 삶에 머물지는 않는다는 것을 기억한다.

- 당신이 통제할 수 있는 것에 집중한다.
- 때로 무너져봐야 더 나은 방식으로 새롭게 결합할 수 있음을 인정한다.
- 사랑 호르몬이 균형을 더 잘 이룰수록 당신에게 도움이 되지 않는 것들로부터 더 쉽게 분리되기 시작한다. 이 점을 기억하고 수련을 지속한다.

현재에 닻을 내려라

　　　　　　　옥시토신은 나로 하여금 머릿속 공상을 멀리하고 현재에 집중하려는 노력이야말로 불안 증세의 완벽한 해독제라는 사실을 거듭해서 깨닫게 했다. 무슨 일을 하든 현재에 무게중심을 두고 임하는 태도는 마르지 않는 옥시토신이 샘솟게 하고 나 자신 및 주변 사람들과의 유대를 강화하는 데 필요한 기본 조건이다.

즉 현존감은 더 많은 성취감, 기쁨, 평화로 안내하는 문이며 옥시토신을 안정적으로 흐르게 해 내가 부족함 없는 사람이라는 만족감을 선사한다.

현재에 닻을 내리는 것은 당신의 에너지를 소모하지 않는다. 오히려 더 많은 에너지를 만들어낸다. 계속 생각하고 분석하느라 머리를 굴리면 에너지가 많이 소모된다. 그뿐만 아니라 순간에 더 많이 현존할수록 체내 코르티솔 수치가 낮아진다. 그래서 낮에는 더 활기차게 느끼고, 밤에 더 잘 잘 수 있다.

꼭 요가나 명상을 여러 해 동안 꾸준하게 해야만 현존감을 느낄 수 있는 건 아니다. 그 대신 지금 당장 시작할 수 있는 몇 가지 간단한 기술이 있다.

오감을 활용한다

꼬리에 꼬리를 무는 부정적인 생각에서 못 헤어나오고 세상과 단절됐다고 생각하는 자신을 발견할 때마다 오감을 깨우는 연습을 해보자. 방법은 간단하다. 지금 여기서 시각, 촉각, 청각, 후각, 미각으로 느낄 수 있는 것 다섯 가지를 떠올리는 것이다. 이 간단한 연습이 당신을 바로 지금 이곳에 붙들어줄 것이다.

호흡을 가다듬는다

심호흡 역시 현재에 머물고 내면의 자아와 다시 이어지는 훌륭한 방법이 될 수 있다.

나는 홀로트로픽holotropic 호흡법 워크숍에 참석했던 다음 날 아침을 지금도 생생하게 기억한다. 커피를 내리기 위해 커피머신 쪽으로 걸어가고 있었는데 갑자기 이런 생각이 들었다. '내가 지금 왜 이러고 있지?' 마치 어제 배운 심호흡법이 뇌에 묵은 때처럼 끼어 있던 생각을 말끔하게 씻어낸 것 같았다. 매일 생각없이 반복하던 습관이 그날은 유독 어색하게 느껴졌다. 나는 사실 지금 커피가 그렇게까지 당기지 않는다는 걸 돌연 깨달았다. 일어나자마자 주방으로 가는 건 순전히 무의식적인 행동이었던 것이다. 그런 생각이 들자 마치 내게 선택의 자유가 있는 것처럼 느껴졌다. 홀로트로픽 호흡법을 두고 어떤 이는 이 연습이 각자의 잠재의식을 깨닫게 하고 우리를 옴짝달싹 못 하게 짓누르던 오랜 고정관념을 훌훌 털어내도록 돕는다고까지 표현한다. 오래된 신경회로 위로 눈이 내린다고 상상하면 쉬울 것이다. 옛 신경회로가 수북이 쌓인 눈에 덮여 가려지면 그것을 새로운 기회로 삼아 신경 길을 다시 내기가 한결 수월해지지 않겠는가. 바로 이것이 변화를 부르는 심호흡의 힘이다. 호흡법 수련은 우리에게 오랜 고통이 아니라 미래에 대한 희망을 보고 새롭게 선택할 기회를 준다.

나 자신과 이어지기 위한 호흡법에 익숙해지고자 할 때는 빨대 호흡법으로 시작하는 것도 좋다. 날숨을 길고 고르게 뱉어 천천히 숨을 쉬는 빨대 호흡법은 몸과 마음을 진정시켜 옥시토신 시스템을 돕는다. 이 호흡 기법에서는 빨대를 통해 (혹은 빨대를 문 것처럼 입술을 오므려서) 숨을 내쉴 때 생기는 저항을 이용해 호흡을 조절한다. 빨대 호흡법은 실용적인 데다 불안을 줄이고, 심신을 이완시키고, 집중력을 향상하는 효과가 있다. 그뿐만 아니라 긴장한 신경계를 안정시켜서 삶의 풍파가 당신을 삼키려 들 때 스스로를 붙들도록 돕고 옥시토신 시스템을 강화한다. 그래서 신뢰감과 평온함을 유지하면서 세상을 살아가게 한다.

빨대 호흡법은 이렇게 연습하면 된다.

1. **빨대를 준비한다.** 빨대가 없으면 빨대를 물고 숨을 쉬는 것처럼 입술만 오므려도 된다.
2. **편안한 자세를 잡는다.** 앉거나 누워서 허리를 곧게 펴고 어깨에 힘을 뺀다.
3. **숨을 들이쉰다.** 코로 3~5초간 숨을 크게 들이마셔서 폐 가득 공기를 채운다.
4. **빨대로 숨을 내쉰다.** 빨대를 입에 물거나 입술을 오므리고 가능한 한 천천히 숨을 고르게 내쉰다. 들숨보다는 날숨을 길게 하는 데 신경 쓴다.
5. **반복한다.** 코로 마시고 빨대로 내쉬기를 몇 분 동안 반복한다. 이 호흡을 5~10분 동안 계속하거나 이런 식으로 숨쉬기가 편안해질 때까지 더 오래 연습한다.

변화를 위한 수련을 한 후에는 신경회로와 습관이 새로 만들어지도록 스스로에게 시간과 공간을 주는 걸 잊지 말자. 내면 작업은 에너지가 많이 드는 일이고, 변화가 유지되길 원한다면 여유공간이 있어야 한다. 연습만으로는 충분하지 않다. 진정한 변화를 위해서는 일상에서 변화를 실천해야 한다. 내가 달라지지 않으면 아무것도 바뀌지 않는다.

홀로트로픽 호흡법

홀로트로픽 호흡법은 빠르고 깊은 호흡으로 의식 상태의 변화를 유도하는 것을 목표로 하는 강력한 숨치료 기법이다. 심리학자 스타니슬라브 그로프Stanislav Grof와 크리스티나 그로프Christina Grof가 개발한 이 호흡법은 전문 치료사의 지도하에 보통은 음악에 맞춰 숨을 빠르고 깊게 쉬는 식으로 진행된다.

경험자들이 진술하기로 이 호흡을 하고 나면 속시원한 감정 해방, 신비로운 감각, 자기인식 향상 등을 경험한다고 한다. 그런 한편 중독, 우울증, PTSD 같은 문제의 치료법이 될 수 있다는 믿을 만한 견해도 존재한다. 어쨌든 비일상적인 상태로 의식을 고조시킴으로써 억눌러온 감정을 해소하고 과거의 트라우마를 수용하고 자기 자신과 세상에 대한 이해를 넓힐 수 있는 건 확실하다. 2013년 「정신작용약물 학회지Journal of Psychoactive Drugs」에 발표된 한 연구에 따르면, 홀로트로픽 호흡법 세션에 참여한 참가자들은 옥시토신 수치가 대조군에 비해 유의미하게 높아져 있었다. 이 결과를 보고 연구자들은 홀로트로픽 호흡으로 유도된 의식 상태의 변화가 옥시토신의 분비를 촉진했을 거라고 해석했다.

단, 홀로트로픽 호흡법에는 무시할 수 없는 상당한 위험도 따른다. 호흡을 억지로 과격하게 하다 보니 자칫 잘못하면 과호흡이나 현기증이 일어나고 심하면 의식까지 잃을 수 있다. 또, 학대 경험이 있거나 심리적으로 미력한 사람은 도리어 또 다른 트라우마를 겪게 될 우려도 있다. 그리고 심혈관계에 부담이 가기 때문에 심장이나 순환기계의 기저질환이 있다면 특히 조심해야 한다.

안전한 홀로트로픽 호흡법 수련을 위해서는 몸 상태와 심리 상태에 대한 철저한 사전검사가 선행되어야 하며 안전 규칙을 지키면서 숙련된 지도자가 진행해야 한다. 더불어 세션 내내 참가자들을 면밀히 모니터링하는 조치가 있어야 한다.

새로운 눈으로 바라보기

어떤 사람이나 장소에 대해 새로운 점 세 가지를 찾아보자. 이는 이 순간 여기에 충실하게 하는 또 다른 훈련 방법이다. '마음챙김의 어머니' 엘렌 랭어 Ellen Langer 박사는 새로운 것을 능동적으로 알아차릴 때 이 정신활동이 우리를 현재에 머물게 한다고 설명한다. 게다가 새로운 것을 열심히 찾는 동안에는 말 그대로 활기가 돈다.

다음은 보는 눈을 새롭게 해서 현재에 더 잘 머물게 하는 몇 가지 요령이다.

- 휴대폰을 집에 두고 산책을 나와 길을 걷는 이 순간에 집중한다. 예전엔 미처 몰랐던 주변의 소리가 새롭게 들리는가? 걸을 때 발에 닿는 땅의 느낌은 어떤가? 코로 들어오는 공기에서 어떤 냄새가 나는지 알겠는가?
- 친구나 연인과 대화할 때는 그들에 대한 새로운 점 세 가지를 찾아

본다. 상대방의 얼굴을 보면서 그들이 감정을 표현할 때 표정이 어떻게 변하는지 관찰한다. 전에는 알아채지 못했던 새로운 면이 얼굴에서 보이는가? 평소라면 모르고 지나쳤을 외모 특징이 있는가? 그들의 자세는 어떤가? 그들이 움직이는 방식에서 새로운 면을 찾을 수 있는가?

- 요리나 익숙하지 않은 운동처럼 새로운 것을 시도해본다. 그때 새롭게 든 감상 세 가지를 공유한다. 음식을 먹는 동안 새로운 맛이나 냄새가 나지는 않는지 주의를 기울인다.

현재에 머무르는 것은 삶에 옥시토신이 넘쳐 흐르게 하기 위한 출발점이다. 머릿속을 가득 채운 걱정 근심을 털어낼 줄 알게 되면 새로운 것을 보고 느낄 여유공간을 늘릴 수 있다. 현재에 집중하는 것은 세상을 새로운 시각으로 보고 새로운 기회를 발견하는 효과 외에 내 에너지를 지키는 데에도 도움이 된다.

머릿속에 생각이 많고 할 일 목록을 끝도 없이 처리하거나 오지도 않은 이메일에 어떻게 답장할지 구상하느라 늘 분주한 사람은 내면에 여유공간이 없다. 그 결과 현존감을 잃고 고립감과 외로움에 빠지기 십상이다.

하지만 현재에 존재하는 법을 배우면 다시는 혼자가 되지 않는다. 진정한 내면의 자아가 늘 곁에 있기 때문이다.

시야를 활짝 열기

시각적 인식을 깨우고 넓히는 것은 전반적인 안녕감에 긍정적인 영향을 주고 주변 세상과 여러 방면으로 연결되도록 우리를 돕는다.

1. 시야를 의식적으로 넓히면 신체에 이완반응이 일어나 스트레스가 일으켰던 생리학적 변화를 상쇄하는 데 보탬이 된다. 그렇게 심장 박동수, 혈압, 근육 긴장을 낮출 수 있다.
2. 시야를 넓히면 마음이 더 열리고 수용적이 된다. 그러면 현재에 더 잘 집중할 수 있기 때문에 생산성과 전반적 인지능력이 개선된다.
3. 넓어진 시야는 편협하거나 부정적인 생각에서 벗어나 문제를 더 광대하고 전체적인 관점에서 다시 보게 한다. 그러면 과거의 추억이나 후회에서 벗어나 보다 긍정적으로 사고할 수 있다.
4. 의식적으로 시야를 열면 신체 감각과 주변 환경에 더 민감하게 감응하게 된다.
5. 시야를 확장하는 것은 새로운 관점, 새로운 습관, 새로운 가능성을 만난다는 뜻이다. 이런 새로운 자극은 창의적 사고를 싹틔우고 혁신적인 문제 해결책을 떠오르게 한다.

다음은 시야를 여는 몇 가지 요령이다.

- 파노라마처럼 넓은 시야로 전방을 부드럽게 응시한다.

- 호기심과 경이로움을 가지고 주변 환경을 관찰한다.
- 의식적으로 눈 주위와 이마 근육의 긴장을 푼다.
- 좁게 보다가 넓게 보기를 번갈아가며 반복한다.

명상으로 깊게 연결되는 방법
● ● ●

연구에 따르면 다양한 명상 기법이 옥시토신 수치를 크게 높일 수 있다고 한다. 특히 스스로를 사랑하는 마음을 키우는 *자애* 명상, 마음의 친절함을 키우는 *자비* 명상, 현재에 집중하고 마음의 안정을 찾는 마음챙김 명상은 실제로도 효과가 목격된다. 이것은 명상이 옥시토신 시스템을 조절하기 때문인 듯하다. 꾸준한 명상 수련은 옥시토신 수용체의 감도를 높이고 사람의 뇌가 옥시토신 신호에 더 잘 반응하게 한다. 이는 사회적 유대감과 공감력의 성장으로 이어질 수 있다.

그뿐만 아니다. 명상의 옥시토신 매개 효과는 사회적 기술, 공감, 감정 조절의 개선과도 연관되어 있다. 명상을 하고 나면 신뢰, 동정심, 유대감이 커진다는 명상 수련자들의 경험담이 그 증거다.

6장에서 우리는 스트레스를 낮추는 명상의 힘을 얘기했었다. 하루에 단 5분만이라도 마음챙김 명상을 시작으로, 다양한 명상 기법을 실천하면 더 깊고 넓은 연결을 향한 여정에 큰 도움이 된다. 그래서 따로 명상을 할 시간이 없더라도 어렵지 않게 할 수 있는 또 다른 명상법을 소개하고자 한다.

옴 명상

옴0m 명상은 엄청나게 간단하지만 활력 증진에 효과가 큰 방법이다. 우선 집중이 잘 될 만한 조용하면서 편안한 장소를 찾는다. 그곳에서 눈을 감고 심호흡을 하면서 몸과 마음을 이완시킨다. 머리부터 발끝으로 천천히 내려가면서 온 근육의 긴장을 풀어준다. 몸이 무거워져 땅속으로 가라앉는 느낌을 받아들인다.

그런 다음 호흡에 의식을 집중한다. 내 몸을 들고 나는 호흡의 자연스러운 리듬을 느낀다. 숨을 들이쉴 때와 내쉴 때의 감각을 찬찬히 음미한다. 그 후 염불하듯 길게 '아옴~' 혹은 '옴~' 소리를 낸다. 이 소리를 반복해서 내면서 소리의 진동이 몸 안에 울려퍼지는 걸 느낀다. 음파가 입술을 어떻게 떨리게 하는지 알겠는가? 당신이 만드는 소리가 가슴에서 메아리치는 걸 느낄 수 있는가?

꾹꾹 눌러 천천히 음을 뱉으면서 점점 더 깊게 그 순간에 몰입한다. 자꾸 딴생각이 든다면 다시 소리와 몸의 감각에 집중한다. 시간을 정해놓고 옴 명상을 해도 되지만, 각자 그때그때 상태에 따라 얼마나 오래 할지 결정해도 된다. 명상이 더 필요한 날도 있고 짧은 명상만으로 마음이 평온해지는 날도 있을 테니 말이다.

명상을 마칠 준비가 됐다면 소리 내기를 점차적으로 마무리한다.

소리를 멈추고서도 몇 분 동안은 가만히 있으면서 이번 명상 경험을 정리하고 명상하는 동안 느꼈던 감각이나 얻은 깨달음을 조용히 들여다본다. 그런 다음에 천천히 눈을 뜬다. 한결 평화롭고 명료하고 행복해진 마음을 안고 현재의 순간으로 돌아온다.

나는 매일 아침 샤워하면서 옴 명상을 하는데, 이렇게 아침마다 콧소리를 길게 일곱 번 내고 나면 세상과 잘 교감되는 상태로 하루를 시작할 수 있다. 실제로 허밍에는 부교감신경의 가지들을 활성화하는 효과가 있어서 스트레스를 낮추고 마음이 차분해지도록 돕는다고 한다. 내 경험으론 자아는 물론이고 주변 사람들이나 나를 둘러싼 우주와 연결되겠다는 마음만으로도 의욕이 생겨 평화와 화합과 유대라는 목표에 훨씬 가까워지는 것 같다. 게다가 옴 소리를 내는 동안에는 잡생각을 할 수 없다는 점에서도 허밍은 생각과 생각 사이에 쉬어 갈 틈을 주고 나 자신과의 결속력을 강화하는 훌륭한 방법이다.

허밍의 과학

- 허밍은 부교감신경계를 자극하여 신체의 스트레스 반응을 상쇄하고 긴장을 빨리 푸는 데 도움이 될 수 있다.
- 허밍은 혈관을 확장하고 혈류를 개선하는 데 도움을 주는 분자인 일산화질소의 생성을 증진한다. 그러면 혈압이 떨어지고 심장박동 수가 감소하는데, 둘 다 스트레스 수준이 낮아졌음을 나타내는 생리적 지표이다.

- 리듬에 맞춰 반복적으로 콧소리를 내는 허밍은 명상과 유사한 효과를 낸다. 그래서 마음이 차분해지고 스트레스를 받을 때 흔히 나타나는 반응인 생각 되새김과 걱정을 줄일 수 있다.
- 허밍 연습이 대표적인 스트레스 호르몬인 코르티솔의 생성을 억제한다는 연구 결과가 있다.
- 특히 여럿이서 함께 부르는 콧노래는 사회적 결속력과 유대감을 높여 고립감과 외로움을 줄일 수 있다.

> • 가만히 아무것도 안 하면서 시간을 보내본 적이 있는가?
> • 무엇 때문에 호흡 연습이나 명상을 시작하지 못하고 있는가? 그래도 그냥 한번 시도해보면 어떨까?

· 돌아보고 실천하기 ·

단 몇 분이라도 좋다. 호흡 연습과 명상을 매일의 일과로 만들면 행복감, 회복력, 자아와의 유대감을 촉진할 수 있다. 일단 자아와 더 가까워지고 나면 주변의 모든 것에 진심으로 감사하고 교감하기가 한결 쉬워진다.

다음 11장에서는 이 감사의 마음을 활용해 옥시토신의 흐름을 강화함으로써 평화와 행복과 소속감을 고양하는 방법을 살펴보겠다.

감사하는 마음을
일깨워라

11장

  종종 사람들은 바깥세상의 무언가가 자신의 인생을 바꿔주기를 기다린다. 하지만 지금 내가 이미 가진 것들에 감사할 줄 알면 그 마음이 모든 걸 변화시킬 수 있다. 나는 여러 해 동안 방황의 시간을 보내다가 앞에서 소개했던 수련법의 도움을 받아 마침내 자유를 되찾았다. 마치 우주가 내 기도에 응답한 것처럼 꿈꾸던 집을 (거의 절반 가격에) 얻어 두 아이와 함께 이사해 들어갔다. 내 집 발코니에서 눈부신 바다를 바라보고 있자니 그렇게 평화로울 수 없었고 감사의 마음이 내 몸의 모든 세포로 밀려 들어왔다. 흡사 모든 걸 가진 기분이었다. LA에서 그토록 염원하던 내 꿈이 이곳 핀란드에서 실현되고 있었다. 충만한 인생을 찾겠다고 구태여 다른 곳에 갈 필요가 없었다는 생각이 들었다. 그런 인생에 이르는 길은 내 안에 있었기 때문이다.

이번 장에서는 변화를 불러오는 감사의 힘에 대해 더 자세히 이야기하고자 한다. 더불어 이 힘을 이용해 각자 심신의 안녕, 유대감, 신뢰를 회복하고 일체의 경지를 준비하는 방법을 알아볼 것이다.

감사는 작은 상자에 담긴 사랑이다

● ● ●

감사하는 태도는 인간의 기본 습성이다. 하지만 오늘날 우리네 세상은 하루하루가 정신없이 돌아가서 감사한 일을 생각할 여유가 없다. 내 발을 포근하게 받쳐주는 카펫, 가고 싶은 곳에 편하게 데려다주는 자동차, 음식을 신선하게 보관해주는 냉장고 등등. 이 모든 사치를 우리는 너무나 당연하게 누리고 있다. 그런데 매일 작은 감사할 거리를 알아차리고 자신이 가진 것에 만족하는 습관을 들이면 사랑 호르몬 삼총사인 도파민, 세로토닌, 옥시토신이 시원하게 흐르기 시작한다. 우리가 스트레스를 받을 때는 신경계가 주변 환경에서 내게 위협이 될 만한 것들을 찾는 일에 집중한다. 이때 집중력을 감사할 거리로 돌리면 잔뜩 긴장한 신경계가 이완되고 사랑 호르몬이 더 원활하게 흐를 공간을 만들 수 있다.

감사하는 마음은 특히 옥시토신을 조절하는 뇌 시스템의 기능과 옥시토신 수치에 유의미한 영향을 준다는 연구 결과가 나와 있다. 감사의 실천은 옥시토신이 안녕과 사회적 유대감에 미치는 긍정적 효과를 더 증폭시킨다. 연구자들은 감사하는 태도가 옥시토신 신호에 대한 뇌의 감도를 높여 사회적 소속감과 정서적 온기라는 주관적 경험의 농도를 한층 농밀하게 만든다고 설명한다.

그뿐만 아니라 감사하는 마음은 정신적 안녕과 신체적 안녕 모두를 증진한다. 우울증과 불안 증상을 줄이는 것은 물론이고 혈압을 낮추고, 신체 면역기능을 높이고, 숙면을 돕기 때문이다.

전통과 종교는 달라도 사람들은 기도라는 형식으로 감사를 표현하는 습관을 유지해왔다. 일용할 양식을 축복하고 자기 전에 하루를 무사히 마무리할 수 있음에 감사하는 것은 우리를 지금 여기와 더 가깝게 연결하는 방법이다. 테레사Teresa 수녀는 이런 감사의 힘을 잘 표현하는 명언을 남겼다. "예전에는 기도가 세상을 바꾼다고 믿었지만, 이제는 기도가 우리를 바꾸고, 우리가 세상을 바꾼다는 것을 안다."

감사는 당신의 인식을 바꾸고 삶에 더 많은 공간, 연결, 신뢰를 만드는 힘을 가지고 있다. 감사 표현은 거창한 게 아니다. 소소하고 일상적인 부분부터 시작하면 된다. 만약 각종 고지서가 스트레스를 치솟게 한다면 내가 경제적 형편이 돼서 요금을 낼 수 있다는 사실에 감사하면서 생각을 전환해보자. 무엇보다 좋은 점은 감사만 실천해도 지금 이 순간 느끼는 여유와 평화로움이 한층 커진다는 것이다.

보통은 이러한 정신적 재구성, 즉 충분히 연습하면 기본적으로 자리 잡을 수 있는 정기적인 감사 연습만 해도 불안과 스트레스에서 감사와 수용으로 충분히 전환된다. 감사가 습관이 되면 내가 내 안팎의 모든 것들과 더 단단하게 연결되어 있다는 느낌이 들 것이다. 그러면 생활요금과 세금을 지불하고, 매일 밥을 짓고, 아이들을 방과후 활동에 데려다주고, 집 안을 청소할 때마다 내가 주변 사람들과 친밀하게 이어져 있음을 느낄 것이고 이런 마음 상태는 옥시토신의 지속 가능한 흐름을 도울 수 있다.

모든 인생사가 그렇듯 사람의 에너지는 그 사람이 관심을 두는 곳으로 흐른다. 이때 잠시 멈춰서 주의를 집중하고 감사할 거리를 의식적으로 찾는 연습을 하면 감사할 일이 넘쳐난다는 사실을 곧 깨닫게 된다. 감사 표현은 근육과 마찬가지로 훈련으로 다져지는 기술이다. 감사 근육이 튼튼할수록 우리 체내의 옥시토신 흐름도 더 견고해진다. 이를 위해 제일 처음 할 일은 감사 연습을 하루 일과에 포함시키는 것이다. 헬스장에 가거나 양치질을 하는 것처럼 감사하기를 호르몬 균형을 돕는 일상적 습관으로 만들기를 권한다.

감사하는 법 연습하기

• • •

감사 연습은 복잡할 필요가 없다. 매일 아

침이나 저녁에 그날 당신을 행복하게 만들어주어 고마운 일 다섯 가지를 손가락으로 세어가며 떠올리자. 비가 내리는데 마침 우산을 가지고 있었다거나, 건강한 덕분에 마음대로 숨을 쉴 수 있다거나, 커피 한 잔이나 독서를 즐길 시간이 있었다던가 하는 사소한 일도 괜찮다.

아니면 아침에 일어나자마자 일기장부터 펼쳐 감사한 일을 적는 방법도 있다. 이때 아래와 같은 질문을 참고하면 좋다.

- 내가 즐기는 것은 무엇인가?
- 최근에 어떤 좋은 일이 있었나?
- 우리 집/우리 아이들/내 일/내 배우자의 좋은 점은 무엇인가?

사실 감사를 일상의 힘으로 삼는 데에는 일기장까지 필요하지도 않다. 아침에 침대에서 뒹굴거리는 동안 감사하는 마음으로 하루를 시작할 수 있으면 된다. 그날 해야 할 일부터 떠올리지 말고 잠시 멈춰서 지금 이 순간의 나에게 집중하자.

- 발가락 끝의 온기가 느껴지는가?
- 배는 어떤 느낌인가?
- 이불이나 침대시트가 몸에 닿는 느낌이 어떤가?

이렇게 의식적으로 잠시 시간을 내어 더 큰 공간으로 이어질 기회를 만든 후, 오늘 아침 감사한 것들에 대해 생각해본다. 특별한 것이 아니어도 된다. 내 주변에 있는 것들부터 살펴보자.

- 누워 있는 침대에 감사함을 느낄 수 있는가?
- 내 처가가 되어주는 우리집은 어떤가?
- 삶에서 잘되고 있는 모든 것에 대해 감사함을 느낄 수 있는가?
- 반짝이는 작은 기쁨의 순간을 놓치지 않고 감사할 수 있는가?

감사의 표현은 연습할수록 는다. 그러니 자꾸 하다 보면 머지않아 다른 습관과 마찬가지로 원래 내 것이었던 듯 자연스러운 나의 일부가 될 것이다. 매사에 감사하고 그 마음을 표현하는 법을 배우면 하루하루가 더욱 풍요롭고 평화로워진다.

내가 보기에 대개 사람들은 잠시 멈춰 서서 여기까지 무사히 왔음에 감사할 줄을 모르는 것 같다. 볼일 하나가 끝나면 다른 관심사로 넘어가는 데 급급해서 다음 목표나 바꾸고 싶은 부분에 또 집중할 뿐이다. 하지만 이미 가진 것을 돌아보고 감사하는 시간을 매일 잠깐이라도 가지면 우리 삶에 긍정적인 에너지가 더 충만해진다.

완벽하지 않음을 받아들이기

인스타그램에 올라오는 피드와 달리, 완벽한 사람은 없다. 우리는 자신의 결점과 불완전함을 받아들일 줄 알아야 한다. 완벽함을 추구하기보다는 발전과 성장에 집중하고 그 과정에서 이루는 성공을 자축하는 게 중요하다.

작은 친절이
행복의 파도를 일으킨다
● ● ●

배우자나 직장 동료에게 고마운 마음을 언제 마지막으로 전했는가?

창의력이 더 많은 창의력을 불러오고 기쁨이 또 다른 기쁨을 낳는 것처럼, 사람들의 좋은 점을 칭찬하는 행동은 더 많은 선행을 주변에 퍼뜨린다.

작은 친절은 그저 누군가의 하루를 기분 좋게 만드는 데 그치지 않는다. 베푼 사람에게도 받은 사람에게도 옥시토신 분비를 늘리는 효과를 가져다준다. 심지어는 현장을 목격한 구경꾼들까지 옥시토신 수치가 높아져 선행을 나누고 싶다는 마음이 든다고 한다.

이것이 이유 없이 베푸는 친절이 긍정의 선순환을 만드는 이유다. 한 사람의 작은 실천이 옥시토신의 추친력을 받아 모두의 기분과 행동을 개선한다.

그러니 다음에 기회가 오면 망설이지 말고 작은 친절을 실천하기 바란다. 당신의 단순한 행동 하나가 친절, 유대감, 행복의 파도를 일으킬 수 있으니까 말이다.

감사하는 마음 나누기
● ● ●

감사하는 마음은 사람과 사람을 잇는 보이지 않는 다리 역할을 한다. 친구, 가족, 연인에게 혹은 아예 낯선 이들에게 고마움을 자꾸 표현할수록 그들과 우리를 잇는 다리가 강화되어 단단한 유대의 관계망이 형성된다.

지금 당장 주변의 아무에게나 시험해봐도 좋다. 상대방에게 고마운 점을 직접 표현해보라. 그러면 바로 당신 마음속 공간이 넓어지는 걸 알아챌 수 있을 것이다. 혹은 가슴이 따뜻해지는 느낌을 받을지도 모른다.

여기서 주의할 점 하나. 내용이 구체적이어야 한다. 고마움을 표현할 때는 정확히 무엇이 고마운지 구체적으로 얘기하는 게 좋다. 무턱대고 "고마워"라고 말하지 말고 정확한 이유를 대화나 글에 언급해라. "날 지지해줘서 고마워. 정말 큰 힘이 됐어" 같은 식이다.

다음에 출근하거나 집에 있을 때 동료, 배우자, 아이들에게 감사할 거리를 일부러 찾아보자. 물기가 마른 그릇들을 정리해주거나 내게 차를 끓여주어 고맙다고 말하는 건 어떨까? 고마움을 표현하면 할수록 당신과 그들 사이가 한층 탄탄해지는 걸 느낄 수 있는가? 처음에는 의식적인 행동으로 시작했더라도 감사 전하기를 반복하다 보면 고마움을 표현하는 게 점점 자연스러워져서 일상적인 습관이 된다는 것을 알겠는가?

> **돌아보고 실천하기**
> - 지금 이 순간 무엇에 감사함을 느끼는가?
> - 마지막으로 언제 누군가에게 감사 표현을 했는가?
> - 칭찬을 잘 받아들이는 편인가?
> - 일상에서 어떤 감사를 실천할 수 있을까?

이미 가진 것에 대해 감사하는 법을 배우는 것은 종종 우주가 당신에게 더 많은 것을 주도록 초대하는 일이다. 좋은 것에 집중할수록 당신의 뇌는 주변에서 그럴 거리를 더 많이 알아차리도록 훈련된다. 좋은 점을 인정하면 더 많은 긍정적인 감정과 경험이 삶에 찾아온다.

감사하는 태도는 사람의 정신을 고양하고 에너지와 기쁨이 넘치는 옥토로 이끈다. 우주는 고마워할 줄 아는 사람에게 더 많은 것을 선사하기 때문이다. 주변 사람들과의 유대감이 점점 강해지는 효과는 덤이다.

세상에는 아주 작은 의식적 실천이 사람과 사람 사이에 다리를 놓는 경우가 흔하다. 좋은 면에 집중하는 자세는 좋은 일을 곱절로 늘려 되돌아오게 한다. 다시 말해, 이미 가진 것들을 하나하나 되돌아보고 그것에 감사할 때 좋은 일이 더 생긴다. 나아가 이 선물을 타인과 나눌 수 있다면 내 마음과 그들의 마음을 잇는 다리도 더욱 튼튼해질 것이다.

한편 다른 사람의 감사를 잘 받는 연습 또한 효과적인 훈련이 될 수 있다. 감사 인사 받는 걸 어려워하는 사람이 많은데, 내 경험상 여성들이 더한 편이다. 그들은 자신이 이런 대접을 받을 자격이 없다고 느끼거나 사례를 받으려면 더 노력해야 한다고 생각한다. 어떤 경우든 감사, 칭찬, 또는 작은 친절의 행동을 받아들이는 법을 배우면 옥시토신의 균형을 강화하고 마음의 수용량을 키울 수 있다.

이제 감사 습관을 기르는 것이 오롯이 현재를 사는 데 유익하다는 걸 배웠으니, 다음은 주변 세상과의 연결을 확장하고 다질 차례다.

일체감을 키워라

12장

　　현대사회는 종종 사람들을 단절시킨다. 주변의 자연과 타인뿐만 아니라 자기 자신으로부터도 말이다. 이런 고립감은 개인에게도 집단에게도 다양한 문제를 안길 수 있다. 그러나 과학의 새로운 통찰은 현실의 핵심에 깊은 상호연결성이 존재한다는 것을 보여준다.

　　건강한 세포 하나를 예로 들어보자. 세포는 주변 조직과 완전하게 어울리면서 그 목적을 수행할 때 번영한다. 반면 주변과 어우러지지 않고 자신의 목적을 상실한 세포는 기능이상을 일으켜 암세포로 변하곤 한다. 사람도 마찬가지다. 우리는 한 명 한 명 동떨어진 개체가 아니라 모든 생명과 본질적으로 이어진 존재다.

양자물리학은 입자, 에너지, 시공간의 기본구조 등 근원적 차원에서 우주 만물이 얽혀 있다는 사실을 증명했다. 우리는 환경과 별개가 아니며 모두가 하나의 거대한 태피스트리로 엮여 있다.

이번 장에서는 내가 주변 세상에 소속되어 있고 세상과 하나로 연결되어 있다는 내면의 감각을 어떻게 양성할 수 있는지 알아보려 한다. 일단 일체감을 되찾으면 끊김없는 옥시토신 흐름에 물꼬를 틀 수 있다. 그러면 우리는 무언가 거대한 존재가 나를 떠받친다는 느낌에서 오는 신뢰와 평화와 경쾌함 가득한 새 삶을 시작할 수 있을 것이다.

외로움이라는 전염병

우리는 옥시토신 결핍으로 외로움과 고립감이 세계적 전염병이 된 세상에 살고 있다. WHO에 따르면, 평균적으로 세 명당 한 명이 고립감이나 외로움을 느끼고 개발도상국보다는 선진국에서 외로움이 더 흔하다고 한다.

외로움은 심리적으로도 정신건강에도 심각한 영향을 준다. 외로움으로 인한 사망의 빈도가 흡연, 비만, 운동 부족 같은 요인들의 경우와 비등할 정도다. 그런데 외롭다는 건 그저 주변에 사람이 없는 상태가 아니다. 의미 있는 경험을 공유하고 더 속 깊이 이어질 상대가 없는 것을 말한다. 각자 중요하다고 생각하는 활동에 참여하고 그 과정에서 사람들과 관계를 맺지 않는다면 중요한 순간을 나눌 기회는 오지 않는다.

나는 나 자신과 단절돼 사무치게 외로웠던 지난날을 기억한다. 결국 나는 외로움을 극복하려면 (이 책에 줄기차게 등장하는 기법들로) 마음을 수련하고 나 자신이 온전한 하나가 되어야 한다는 걸 깨달았다. 사람은 먼저 자아와의 연결이 튼튼해야만 두텁고 의미 있는 관계를 맺을 수 있다. 가장 진실한 자신이 되고자 용기 낼수록 나와 같은 생각을 가진 사람들이 날 알아보기가 쉬워지기 때문이다.

> **돌아보고 실천하기**
> - 혼자인 것 같거나 외롭다고 느끼는가?
> - 혼자서 거대한 세상과 싸우고 있다는 느낌이 드는가?
> - 주변의 자연에 주의를 기울이고 있는가?

일체감을 되찾는 방법

• • •

일체감을 회복하는 여정은 명상과 심호흡, 내가 누구인지 스스로에게 묻고 자기 자신을 받아들이는 연습처럼 지금까지 이 책에서 살펴본 기본적인 수련법에서 출발한다. 이 길에 첫걸음을 내딛을 때는 자신이 남들과 멀리 떨어져 있다고 느낄지 몰라도, 작은 노력이 꾸준히 쌓일수록 서서히 정렬이 맞아들어가 하나됨이 자연스러운 상태인 조화에 가까워질 것이다. 이는 우리 모두가 태어날 때부터 가지고 있는 상태다.

자연에서 시간 보내기

자아와 이어지기 위해서는 때로 여유공간을 만들고 환경을 바꿀 필요가 있다. 언젠가 포르투갈에 갔을 때가 기억난다. 거대한 나무에 기대앉아 북쪽으로 솟아오른 산들과 장관을 이루는 계곡을 바라보고 있는데, 나무가 내게 말을 거는 것 같았다. '너는 혼자가 아니야. 모든 짐을 혼자서 짊어질 필요 없어. 우리가 곁에 있으니까'라고 속삭이는 느낌이 들었고 눈물이 볼을 타고 흘러내렸다. 그 순간 자연은 날 포근하게 안으며 진심으로 응원하고 있었다.

도망치듯 떠난 일주일간의 휴가 동안 나는 매일 한 시간 명상으로 하루를 시작했다. 명상을 하고 나서는 마음챙김을 하면서 아침을 천천히 먹고 세 시간 동안 아무 말도 하지 않았다. 휴대폰을 꺼놓은 채 매일 일기를 쓰고 호흡법, 춤 연습, 미술치료에 몰두했다.

큰 나무 아래 앉아 시간을 보낸 다음 날 아침, 텐트에서 몸을 일으키는데 척추가 열리는 게 느껴졌다. 열여섯 살 때부터 허리를 짓누르던 압박감이 하루아침에 사라지니 몸이 깃털처럼 가벼워졌고 무게가 있던 자리에 기쁨이 차올랐다. 생각해보니, 내가 집을 나와 혼자 살기 시작한 열여섯 살 때부터 허리 통증이 생기기 시작했다. 인생을 헤쳐나가면서 기댈 언덕이 하나도 없다는 위기의식이 내 몸으로 표출된 것이었다. 소녀는 자신이 결코 혼자가 아니고 주변 모두가 늘 그녀를 응원하고 있다는 걸 모르는 채 하루하루를 살아내느라 고군분투하고 있었다. 나는 어린 시절의 나 자신을 꽉 안아주었다.

깨달음이 홍수처럼 내 안에 밀려들면서 굳게 다물려 있던 척추 사이사이의 틈들을 벌려준 듯했다. 긴 세월 잔뜩 긴장한 채 동분서주해왔다. 그런데 모든 걸 혼자 감당할 필요가 없다는 확신이 생기자 마침내 몸과 마음이 편안해졌다. 나 자신과 다시 연결되고 자연과 하나 됨을 느끼면서, 안전함이 내 몸으로 돌아오는 것을 느꼈다.

명상하기

명상을 통해 마음을 고요히 하고 주의를 내면으로 돌리면 자신이 단절됐다는 환상을 걷어내고 온 생명과 하나로 연결되는 직관적 경험을 할 수 있다.

명상하는 동안 일정한 호흡에 집중하면 머릿속 생각, 감정, 감각을 내려놓기 시작할 수 있다. 이를 통해 경험의 바탕이 되는 무한한 인식을 엿볼 수 있으며 모든 존재와의 깊은 연결과 일체감을 느낄 수 있다.

자기 자신, 주변 사람, 나아가 삶 자체와 더 깊이 연결되고자 하는 이들에게는 특히 자애 명상을 추천한다. 자애 명상은 자기 자신과 타인을 사랑하고 친절, 기쁨, 감사, 연민의 마음을 기르는 명상법이다. 연구에 따르면 자애 명상은 진동 주파수가 높은 긍정적인 감정을 북

돌고 화와 원망 같은 저주파수 감정을 줄인다고 한다. 뿐만 아니라 자애 명상에는 스트레스를 낮추고 유대감과 목적의식을 강화하는 효과도 있다.

자애 명상에 흥미가 있다면 편안한 자세로 앉아서 우선 스스로를 사랑하는 마음에 집중하자. 이때 '내 안에 자애심이 가득해지기를, 기쁨으로 넘치기를, 삶이 편안하고 자유롭기를' 같은 특정 구절을 속으로 암송하면 도움이 된다. 그런 다음에는 이 소망의 사정거리를 점차 외부로 확장한다. 처음에는 사랑하는 이들과 친구들에게, 다음에는 이웃과 주변 사람들에게, 나아가 사이가 껄끄럽거나 상대하기 어려운 사람들에게로 말이다. 그렇게 마음의 반경을 넓혀 최종적으로는 동식물을 아우르는 모든 주변 존재를 자애로운 마음으로 바라본다.

명상을 반복할 때마다 나 자신과 다른 사람들이 온기와 사랑으로 감싸인 모습을 상상한다. 그러면 진심 어린 연민이 내 안에서 솟아나 온몸을 가득 채우는 걸 느낄 수 있을 것이다. 명상하는 내내 어떤 생각과 감정이 드는지 의식한다. 자꾸 딴생각이 난다면 짜증 내지 말고 자연스럽게 다시 자애 명상에 집중하면 된다.

자애 명상을 마무리할 때는 잠시 시간을 내 이번 수련의 경험을 돌아본다. 몸의 감각을 의식하고 사랑과 연민의 감정을 일상에서도 유지해라. 겉으론 단순해 보이지만 명상 수련은 내면의 자아뿐만 아니라 다른 존재 그리고 우주 전체와 연결된 느낌이라는 벅찬 감동을 선물한다. 당신도 머지않아 실감할 것이다.

호흡하기

순환호흡(들이쉬기와 내쉬기를 바로바로 이어서 해 호흡이 끊기지 않고 원처럼 순환하게 하는 호흡 방법-옮긴이)이나 홀로트로픽 호흡(10장 참고) 같은 호흡법 또한 변화를 불러오는 수련법이다. 이 방법으로 의식적으로 호흡 패턴을 조절하면 내 몸의 생리학적 상태와 의식이 달라지면서 나 자신과 타인 사이의 장벽이 허물어질 수 있다. 실제로 호흡 연습을 통해 보다 광대한 인식의 장에 녹아들고, 자연계와의 뚜렷한 합일을 느꼈다는 체험담도 많다.

명상과 호흡법 외에도 유대감과 일체감을 기르는 데 도움되는 몸으로 하는 수련법이 더 있다. 요가, 태극권, 기공氣功 수련 등은 내 몸속과 자연의 미묘한 에너지 흐름에 나 자신을 동조시킨다. 그러면 세상의 모든 생명을 지탱하는 광대한 에너지장 및 지성과 하나되는 직접적 경험을 할 수 있다.

또, 산림욕 같은 수련을 하거나 그저 아무 말 없이 앉아서 인간 너머의 큰 세계를 느끼며 현재에 머무르는 등 자연에서 시간을 보내기만 해도 깊은 소속감을 불러일으킬 수 있다. 자연의 가르침에 순응하고 열린 자세를 취할 때 우리는 내가 우주만물의 일부분임을 직관적으로 느낄 수 있다.

삶의 자연스러운 리듬에 나를 맡기고 다시 하나가 되는 또 다른 간단한 방법은 받아들이는 걸 배우는 것이다.

받아들이는 연습

있는 그대로 받아들이는 연습은 옥시토신을 지속적으로 흐르게 하고 삶의 일체감을 높이는 효과적인 방법이다. 거대한 파도를 거슬러 헤엄쳐본 적 있는 사람이라면 바다를 거스르는 데 얼마나 많은 에너지가 드는지 알 것이다. 얼마 안 가 지쳐서 손가락 하나 까닥하지 못하는 상태가 되기 십상이다.

하지만 수면에 둥둥 떠서 파도에 몸을 맡기면 바다가 당신을 해변으로 데려다줄 거라는 걸 곧 알게 된다. 파도를 거스르는 게 아니라 파도의 에너지를 이용하고 그것과 함께 움직이는 것이다. 수용하기도 마찬가지다. 받아들이는 태도는 우리 심신의 모든 저항과 긴장을 녹여버리고 우리 안에서 에너지가 흐르게 한다.

과거의 나는 잃었다고 생각한 지난 사랑을 갈망하는 데 엄청난 에너지를 허비했었다. 헤어진 애인을 그리워하며 관계를 끝내기로 한 우리의 결정이 옳았는지 스스로에게 되물었다. '만약'이라는 기대와 희망 그리고 죄책감과 슬픔 사이를 왔다 갔다 하면서 마치 시소처럼 끝없이 흔들렸다. 그러다 정신이 번쩍 들었다. 그를 그리워해도 괜찮다는 생각이 갑자기 들었기 때문이다. 더 이상 함께하지 못하지만 계속 그를 사랑해도 상관없을 것 같았다. 나는 그를 향한 사랑을 받아들이고 그대로 안고 가자고, 억지로 다른 누군가가 되려고 애쓰지 말자고 마음을 바꿔먹었다.

그렇게 모든 걸 받아들이자, 놀랍게도 자유로워지는 것이 느껴졌다. 지난날을 곱씹으며 인생 최대의 실수를 한 건 아닌지 고민하던 악순환의 늪에서 한순간에 해방된 것 같았다. 맞다. 나는 여전히 그를 사랑하고 있었다. 하지만 이 변화는 새로운 영역으로 가는 관문이었다. 여기가 끝이 아니라 새로운 시작인 셈이었다. 모든 순간에는 무한한 잠재력이 있고, 우리가 끝이라고 생각하는 때가 더욱 그렇다.

받아들인다는 건 손을 놓고 수동적으로 인생에 끌려간다는 뜻이 아니다. 절대로 그렇지 않다. 또, 받아들이는 법을 배우겠다고 수도승이 되거나 모든 것에 욕심을 버릴 필요도 없다. 받아들인다는 건 인생에 어둠이 내릴 때 그것에 맞서 싸우지 않고 태양이 다시 떠오를 것임을 믿는 것이다.

상황을 있는 그대로 받아들일 때 우리는 절대 이길 수 없는 싸움에 에너지를 낭비하지 않을 수 있다. 사랑하는 이가 내가 생각했던 인물이 아닐 수도 있다는 사실을 받아들이면 고여 있던 에너지가 방출되고 상상했던 것과 다른 그들의 본모습을 알게 되는 기회가 찾아온다. 때때로 우리는 저들이 어떤 사람인가에 관한 이야기를 지어내고 색안경을 통해 그들을 미화해 바라본다. 하지만 이는 주변 사람들의 진짜 모습을 보는 것을 방해하고 그들과 진정으로 유대하는 걸 막을 뿐이다.

적잖은 세월, 사랑 호르몬을 공부하고 경험하면서 내가 배운 것은 수용하는 태도가 에너지 흐름과 조화를 돕는 여유공간을 만들어낸다는 것이다. 기쁨이 또 다른 기쁨을 불러오듯, 있는 그대로 받아들이는 것은 내 안의 불필요한 에너지 저항을 없애 나를 더 편안하게 한다. 그리고 우리가 마침내 꽃피울 수 있도록 한다.

안에서 에너지가 자유롭게 흐르는 사람은 빛이 난다. 온몸의 세포가 완벽하게 작동하고 광채가 돌기 시작한다. 더불어 태어날 때부터 가지고 있던 빛 역시 한층 환해진다. 내면의 자아와 조화롭게 이어져 있을 뿐만 아니라 마땅히 해야 할 일을 하면서 영혼이 안내하는 방향으로 나아가고 있기 때문이다.

수용은 우리에게 여유공간과 평온함을 선사한다. 이 두 가지는 더 많은 기쁨, 생동감, 일체감을 얻기 위한 필수조건이다.

현재를 온전히 받아들이고 자연과 연결되는 법
- 흙이나 잔디, 모래 위를 맨발로 걷는다.
- 나무를 안고 30초 이상 있는다.
- 산 자세를 취한다. 다리를 골반 너비로 벌리고 머리 위에서 손바닥이 서로 마주보게 하면 된다.
- 발바닥에서 뿌리가 돋아 땅속으로 뻗어나간다고 상상한다.
- 달과 태양에 주의를 기울인다.

새롭게 부상하는 약물 보조 수련법
약물 보조 수련법의 배경에는 실로 놀라운 과학이 있다. 다만 현 시점에는 약물을 활용하는 수련이 오직 합법적인 상황에서 전문가의

지도하에서만 허용된다는 점을 명심하자. 연구에 따르면, 환각 약물은 뇌의 신경가소성을 촉진해 뇌 안에 새로운 연결을 형성하고 경직된 사고와 행동 패턴에서 벗어나도록 돕는다고 한다. 한편 뇌 영상 연구에서는 환각제가 자아 및 정체성과 연관된 디폴트 모드 네트워크 영역의 활동을 줄여 넓은 시야의 전체론적 의식 상태가 나타나게 하는 것으로도 증명되었다.

이처럼 환각제를 활용하는 수련은 건강과 유대감을 향상하고 변화를 도모할 매력적인 선택지다. 사람의 의식적 경험과 깊은 무의식 사이에는 둘을 분리시키는 장막 같은 구조가 있는데, 여기서 환각제가 독특한 약리학적 작용을 통해 이 장막을 걷어내고 사람의 내면세계가 밖으로 더 드러나게 하는 것으로 추측된다. 무의식은 평소에는 우리의 의식 뒤에 꽁꽁 숨어 있는 내면의 신비로운 영역이지만, 환각제는 이 무의식으로 가는 통로를 연다.

환각물질은 저마다 독특한 방식으로 인체의 신경화학 기전과 상호작용해 자기발견의 기회를 제공한다. 하지만 근본적인 효과는 똑같다. 바로, 오랫동안 억압되거나 무시되어온 자아의 일면을 그 사람과 연결시키는 것이다. 그래서 우리는 억눌린 감정, 묵은 트라우마 그리고 우리의 가장 내밀한 욕망과 두려움의 근원과 돌연 마주하게 된다.

실로시빈이나 MDMA(엑스터시의 성분-옮긴이) 같은 환각제가 뇌와 혈류 내 옥시토신 수치를 크게 높인다는 연구 결과가 있다. 이로 미루어 볼 때 환각제 사용 시 흔히 보고되는 공감력, 열린 마음, 유대감

향상 효과의 원인이 이 호르몬의 변화에 있을지 모른다. MDMA와 실로시빈은 또한 임상연구에서 인식과 사고의 일반적인 패턴을 근본적으로 변화시키고 일체감을 증진시키는 능력으로 크게 주목받기도 했다.

환각제는 옥시토신 수치를 높이고 일체감과 유대감을 크게 북돋는 힘이 있어서, 우리로 하여금 자기 자신을 하나의 자아보다는 훨씬 큰 전체의 일부로 보게 한다. 만약 환각제의 도움을 받으면 자연계와 우주, 나아가 시공간을 초월해 온 인류를 한데 묶는 집단의식과 깊은 일체감을 체험하게 될 수도 있다.

이런 확장적 관점은 겸허함과 자신감을 동시에 갖게 한다. 이 관점은 우리 각자가 자율적인 개체적 존재가 아니라 만물과 이어져 있다는 사실을 상기시킨다. 이 사실을 깨달으면 분리감, 외로움, 자신이 하찮다는 생각을 털어내고 그 자리를 탄탄한 소속감과 목적의식으로 채울 수 있다.

주의할 점은 환각제 사용을 결정할 때는 면허가 있고 경험이 풍부한 전문가와 상의하여 신중하고 면밀하게 접근해야 한다는 것이다. 또한 치유 과정을 안전하고 의미 있게 완성하려면 준비 단계와 이후의 경험 통합 단계를 반드시 숙련된 전문가와 함께 올바르게 실행해야 한다. 신중한 목표 설정과 숙련된 전문가의 진행 그리고 깨달은 바를 상담과 자기성찰을 통해 일상에 통합하는 후속 노력이 더해지면 이 식물 유래 약물의 잠재력을 극대화하는 데 도움이 될 것이다.

환각제는 우리를 커다란 변화로 이끌 수 있다. 하지만 타당한 목적을 가지고 신중하게 다루지 않으면 위험하다는 사실을 절대 잊어서는 안 된다.

여러 수행법은 문제점도 있다. 이른바 힐링의 상품화다. 말하자면 사람들이 영적 갈증을 해소하기 위해 빠른 해결책과 정점 경험만 좇는다는 것이다. 많은 실천법이 여정에서 더 빠르게 나아가도록 도울 수 있지만, 변화를 일상생활에 통합하는 무거운 일은 여전히 당신의 몫이다.

자신이 무엇에 끌리는지 주의 깊게 살펴보고 다음 수행법으로 넘어가기 전에 지금 방법에 제대로 스며들어야 한다(그러기까지 여러 해가 걸릴 수도 있다).

트라우마를 털어내는 가장 극단적인 훈련을 시도할 수도 있다. 그러나 애써 이룬 변화를 일상에 통합하는 후속적 노력이 뒤따르지 않는다면 결국은 아무것도 바뀌지 않을 것이다. 건강과 행복을 위한 모든 수단을 온전한 내 것으로 만든다는 굳은 각오가 필요하다.

양자 얽힘

우리가 보거나 만질 수 없는 것을 현대 과학이 점점 더 깊이 탐구하면서, 서양 주도의 과학과 태고의 지혜가 서서히 가까워지고 있다. 사용하는 언어는 서로 다를지 몰라도 두 분야는 우리가 어떻게 하나의 전체로 작동하는지 그리고 무엇이 진정한 균형과 행복을 만드는지 이해하도록 도와준다. 결국 우리 모두가 에너지의 파동이라는 점에서 말이다.

독보적인 이론물리학자 알베르트 아인슈타인은 말했다. "모든 것은 에너지이고 현실은 환상에 불과하다. 단지 매우 끈질기게 지속될 뿐이다." 이게 무슨 뜻일까? 우리가 자신의 손을 볼 때 본인에게는 그것이 단단한 하나의 형체로 느껴진다. 손으로 사랑하는 사람의 머리를 쓰다듬거나 물을 마시기 위해 컵을 들 때 모든 생물과 무생물이 견고해 보인다. 그러나 원자 수준에서 생각하면 우리 안의 대부분은 빈 공간이다. 그런데 텅 빈 것처럼 보이는 이 공간이 사실 정보로 가득 차 있다.

우주에는 맥동하는 에너지가 있다. 이 에너지는 수많은 은하와 별, 당신과 나 그리고 우리 주변의 모든 것을 관통하며 흐른다. 우리는 서로 별개의 개체처럼 보이지만 아주 가까이 들여다보면 어디부터가 나고 어디부터가 남인지 구분할 수 없다. 당신과 나의 구분이 사라지는 것이다. 그런 경험을 한 적이 있을 것이다. 갑자기 이유 없이 심장이 철렁했는데 나중에 알고 보니 정확히 그 시간에 지구 반대편에 있는 사랑하는 이가 다쳤던 경험 말이다. 이것은 어쩌면 물리학에서 말하는 '양자 얽힘'이라는 현상 때문일지 모른다. 쉽게 말해 멀리 떨어져 있더라도 서로에게 영향을 줄 수 있다는 뜻이다.

- 사랑하는 이의 안녕이나 마음에 직관적으로 연결되어 있다고 느낀 적이 있는가?
- 종종 일상에서 동시성同時性(인과관계로 설명할 수 없지만 의미 있게 연결되는 둘 이상의 사건이 동시에 발생하는 것-옮긴이)을 경험하는가?

양자이론, 일체감의 신경과학, 옥시토신의 역할은 매력적이게도 서로 연관되어 있다. 이는 최근 부상하는 양자의학 분야에서도 흥미롭게 다뤄지는 주제다.

이처럼 서로 연결된 현상들에 대한 이해가 깊어짐에 따라 우리는 새로운 길을 찾을지도 모른다. 하나됨과 공감과 자아 해방이라는 강렬한 경험을 할 수 있는 길을 말이다.

예를 들어, 어떤 접근법은 옥시토신 흐름을 촉진하는 약물을 써서 자기중심적 사고를 누그러뜨리고 유대감을 키우는 사랑 호르몬의 효과를 증폭시킬 수 있을 것이다. 또 어떤 수련법은 양자 얽힘 같은 과학이론을 토대로 개별 요소만으로는 설명되지 않는 현실의 전체론적 측면을 이용해 의식의 변화를 도모할 수 있을 것이다.

이 분야의 미래는 가능성으로 가득 차 있다. 나는 이런 수련법들이 인간 의식을 확장할 엄청난 잠재력을 갖고 있다고 믿는다. 그리하여 존재의 중심에 자리한 근본적인 일체감을 우리로 하여금 되찾게 하리라고 믿는다.

인생이 버겁고 불공평하다고 느껴질 때 이는 보통 자기 자신이나 세상과 단절됐기 때문이다. 우리는 자신을 보호하려고 방어막을 치지만 방어적 태도는 가장 근본적인 진실, 사람은 모든 것과 연결되어 있고 삶은 우리 편이라는 진실을 잊게 한다. 그럼에도 단절은 영원하지 않다. 우리에게는 단절을 되돌릴 방법이 있고 되돌아가 늘 우리를 둘러싸고 있는 풍요로움과 기적을 재발견할 수 있다. '할 수 있는가'가 아니라 '언제 할 것인가'의 문제라는 소리다. 필요한 것은 여정에 기꺼이 올라 방어막을 내리고 *나의 진정한 본성을 되찾겠다는 의지*뿐이다. 마음을 다잡고 자신이 나아가고 있음을 믿자. 내가 완주했으니 당신도 이 여정을 시작하고 마칠 수 있다. 조화를 되찾는 길은 아득히 먼 꿈이 아니다. 언제나 지근거리에서 당신을 기다리고 있다. 당신이 찾아와 소중한 첫발을 내딛기를 고대하면서.

그렇게 마침내 조화로운 삶을 살게 되면 당신은 무의식적 스트레스에서 해방될 것이다. 사랑 호르몬 삼총사가 균형 있게 흘러, 애초에 그래야 마땅하게 호르몬 시스템이 제대로 작동하게 될 것이다.

건강한 옥시토신 흐름을 위한
· To Do List ·

- ☑ 자신의 생각에 귀 기울인다.

- ☑ 주변 자연 환경과 교감한다. 맨발로 흙을 느끼고 두 눈으로 나무를 바라본다. 해와 달을 주의 깊게 관찰한다.

- ☑ "해야 해"가 아니라 "할 수 있어"라고 말한다.

- ☑ 받아들이는 법을 배운다.

- ☑ 매일 잠깐씩 명상을 한다. 하루에 5분씩만 명상을 해도 기적 같은 효과를 볼 수 있다.

- ☑ 여건이 된다면 워크숍이나 수련회에 참석하는 것도 좋다. 이런 모임은 연결을 단단하게 다질 시간적·공간적 기회가 될 수 있다.

- ☑ 당신과 동족인 이들을 찾아본다. 참고로 당신이 더 진정성 있는 자신이 될수록 그들 또한 더 쉽게 당신을 알아보고 여정을 지지해줄 것이다.

- ☑ 이 글을 읽고 있는 지금, 당신이 올바른 길에 있다는 것을 믿는다.

사랑 호르몬의
치유 능력

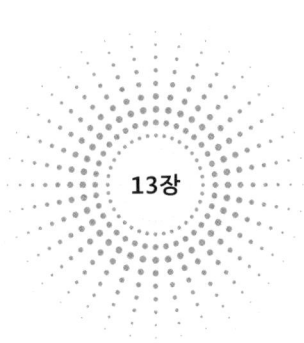

13장

도파민(방향의 호르몬), 세로토닌(안전의 호르몬), 옥시토신(유대의 호르몬)이 균형을 이뤄 흐를 때 우리는 자신의 마음이 이끄는 방향을 따르고 충분한 안전감 속에서 두려움의 벽을 허문 자리에 건강한 경계를 세울 수 있다. 서로 교감하고 사랑하는 삶이 바로 이때 시작된다.

한 걸음 한 걸음 나아가면서 빛으로 충만해진다. 용기와 활력이 넘치니 꿈을 좇으며 나만의 개성을 표현할 수 있고, 남들에게 영감을 줄 여유까지 생긴다. 그런 당신은 더 이상 날개를 펴고 날아오르는 걸 두려워하지 않는다. 당신은 자신만의 초능력 덕에 어느 누구와도 다르고 당신의 존재가 세상에 축복임을 알고 있다. 나아가 자기 자신을 더욱 진솔하게 표현할수록 당신이 당신만의 고유한 방식으로 우주를 대표하며 주변 사람들에게 귀감이 된다는 걸 깨닫는다.

옥시토신과 도파민과 세로토닌의 균형이 딱 맞을 때는 내가 올바른 길을 가고 있다는 게 느껴진다. 그런 인생은 자신의 목적을 완수하고 자신이 하는 모든 일에서 의미를 발견하는 인생이다.

뿌리가 튼튼한 나무는 꺾이는 일 없이 폭풍우를 견딘다. 사람도 마찬가지라 내면의 생명력이 강할수록 빛이 나고 자연의 순환과 언제든 하나가 될 수 있다.

생명의 본질인
주기성을 받아들이기

● ● ●

모든 사람에게는 자연스러운 에너지 일주기日週期가 있다. 아침에 잠에서 깨면 스트레스 호르몬 코르티솔이 급격히 증가해 하루의 시작을 알린다. 이때 지난밤 기껏 잘 자고 나서 휴대전화 화면부터 보는 게 아니라 아침 햇살을 쬐는 것으로 하루를 시작하면 자연으로부터 힘을 얻어 체내의 에너지를 증가시킬 수 있다. 그러면 당신의 몸은 하루의 모험을 맞을 준비가 되고 어떤 하루가 펼쳐질지, 어떤 경험을 하게 될지 호기심으로 가득 찬다.

그러다 오후가 되면 자연스런 저마다의 생체리듬, 코르티솔 감소, 점심식사 후 올라간 혈당 수치 등 여러 가지 요인 때문에 기력이 달리는 시점이 생기곤 한다. 그런데 많은 사람이 이 자연스러운 기복을 인정하고 순응하는 대신 생산성을 중시하는 현대사회의 압박에 못 이겨 스스로를 한계까지 밀어붙인다. 요즘 세상에는 에너지가 부족해 처져 있는 스스로를 못 견뎌하는 사람이 대다수다. 그들은 잠깐 쉬거나 한숨 돌리는게 아니라 커피를 몇 잔이고 들이부으면서 자신을 혹독하게 채찍질한다. 우리는 에너지량이 하루종일 일정하게 유지되기를 기대한다. 그래서 있는 그대로의 자신을 거부하고 흐름을 거슬러 역류하는 데 에너지를 소비함으로써 스스로의 심신에 더 많은 저항과 마찰을 만들어낸다. 그러다 잠자리에 들 때쯤에는 지친 데다 좌절감에 젖는다. 오늘 하루가 자신의 기대대로 흘러가지 않았기 때문이다.

종종 우리는 주기적으로 기복하는 성질을 가진 우리 몸을 사람의 몸과 마음은 이러이러해야 마땅하다는 개개인과 사회의 기대에 억지로 끼워 맞추려 한다. 항상 일을 빠릿빠릿하게 하는 직원의 영웅담이 매번 갈채를 받는 사회에서 나도 일정 수준의 성취를 이루고 싶다는 소망에 우리는 초인적인 생산성과 또렷한 정신을 하루종일 유지하기를 스스로에게 요구한다. 우리는 왜 이러는 걸까? 바로, 그러는 게 정상이라고 생각하기 때문이다. 내 몸의 목소리를 듣고 몸이 필요로 하는 쉼을 주는 대신, 에너지가 달리는 게 나약함의 신호라고 여기고 고삐를 더욱 바짝 쥐어 밀어붙이려 한다.

사시사철 피어 있는 꽃은 없다. 스스로에게도 그런 기대는 하지 말자. 만약 우리 몸을 내 것이 아닌 틀에 억지로 끼워 맞추지 않고 있는 그대로의 나를 받아들이는 방법을 배울 수 있다면 어떨까? 들숨 뒤에는 날숨이 따라오듯, 종횡무진 활약하며 적극적으로 활동하는 시간 뒤에는 반드시 쉬고 자신을 북돋는 시간을 두어야 한다. 이것이 균형적인 삶의 모습이다. 신경계도 교감신경을 계속 쓰느라 지치면 에너지를 절약하기 위해 알아서 제동을 건다. 하물며 사람은 그 누구도 영원히 전원이 켜진 상태로 있을 수 없다. 우리에게는 휴식을 취하고 에너지를 충전하는 시간이 필요하다.

우리 모두는 저마다 고유한 기본 에너지량을 가지고 태어난다. 내가 얼마나 활동적으로 혹은 생산성 있게 하루를 보내는지 남들과 단순 비교할 수 없다는 소리다. 우리는 각자의 속도로 에너지를 사용하면서 살아간다. 누군가는 마치 세상을 정복할 것처럼 활달하고 에너지를 발산하는 걸 즐기듯 보이는 반면, 누군가는 느리게 유유자적하는 게 진짜 내 리듬이라고 느낀다.

우리가 세상을 보는 기존 방식에 의문을 품고 몸의 본래 지혜를 인정하면, 개별 요소가 전체 시스템 안에서 어떤 역할을 하는지를 깨달을 수 있다. 예를 들어, 우리는 흔히 주요 스트레스 호르몬 중 하나라는 오명 탓에 코르티솔을 나쁘게만 생각한다. 하지만 사실 코르티솔은 수면-각성 주기를 조절할 뿐만 아니라 체내 대사기능을 조절하고 염증을 억제하는 기특한 친구다.

스트레스도 본질적으로 나쁜 건 아니다. 스트레스 호르몬들은 우리가 무언가를 향해 나아가고 있다는 것을 알려준다. 게다가 우리가 꿈을 좇고 삶을 의미 있는 방향으로 이끌기 위해서는 코르티솔과 교감신경의 작용이 필요하다. 하지만 이 모든 건 궁극적으로 더 큰 균형의 일부다. 즉 음식을 소화시키면서 쉬는 재충전 모드와 비교해 교감신경이 활성화된 투쟁-도피 반응 모드로 얼마나 많은 시간을 보내는지가 관건이다.

하나의 체계로서 사람의 몸은 한 시도 가만히 있는 순간이 없다. 지탱하고 복구하고 성장하고 확장하는 조화로운 흐름이 쉼없이 이어진다. 이런 흐름에 맞서 싸운다면 우리 스스로 길을 가로막는 꼴이 되기 쉽다. 세상사에 대한 각자의 이상과 신념이 우리 눈을 흐리고 우리 귀를 막아 정작 그 순간 우리 몸이 호소하는 소리는 듣지 못하는 것이다.

그러나 주기를 따른다는 삶의 본질을 이해하고 받아들임으로써 우리는 '흐름'과 어우러져 살아갈 수 있다. 스트레스 호르몬은 줄고 사랑 호르몬 삼총사는 증가하는 조화로운 흐름 말이다.

결국 가장 중요한 건 균형이다. 휴식-소화 반응 모드로 충분한 시간을 보내면서 *아무것도 하지 않아야* 하는 건 그래서다. (여기서 아무것도 하지 않는다는 건 문자 그대로 아무것도 안 한다는 뜻이다. 소파에 누워서 휴대폰에 몰두하는 것은 몸과 마음을 제대로 쉬게 하거나 에너지를 진짜로 재충전하는 행동이 아니다.) 심지어 자신이 좋아하는 일에도 에너지가 드는 법이다. 그러니 참된 균형을 원한다면 심신에 제대로 쉬고 재충전할 기회를 주어야 한다는 걸 기억하기 바란다.

또 한 가지, 내가 에너지를 어디에 사용하는지 예의 주시해야 한다. 에너지를 소비하더라도 내면의 자아와 부합하는 일에 쓰면 심신과 영혼을 살찌우고 우리 안의 에너지 샘에 더 가까이 다가갈 수 있다.

내 안의 에너지 샘과 연결되기

● ● ●

우리가 가진 한정된 에너지를 잘못된 일에 쓸까 봐 겁내지 말아야 한다. 자신의 가장 깊은 내면과 연결되고 우리 각자가 하나의 체계이자 자연의 중요한 일부분이라는 사실을 이해하면, 살면서 해야 할 일을 하는 데 필요한 모든 에너지를 갖게 된다고 나는 믿는다. 옥시토신, 도파민, 세로토닌이 균형을 이루며 흐를 때는 우리 인생이 올바른 방향으로 나아간다. 더 이상 두려움에서 비롯된 그릇된 행동을 하지 않게 되고 자신의 진심을 따를 용기가 생긴다. 우리를 우리 안의 에너지 샘과 더 단단히 잇고 우리의 일상에 더 많은 옥시토신과 평온함을 불러들인다면, 우리는 영혼의 목적을 이루기에 딱 알맞는 양의 에너지를 보유할 수 있다. 고성능 추진장치를 단 자동차처럼 말이다.

발달생물학자 마이클 레빈Michael Levin와 그의 연구팀은 생명체의 내부에는 집단적 지능이 존재하며, 이 지능이 우리의 삶과 세포의 형태를 이끈다는 점을 아름답게 증명한다. 레빈에 따르면 하나의 난자가 창의력과 지능을 갖춘 어엿한 인간이 되는 과정은 생체전기bioelectricity에 의해 인도된다고 한다.

생체전기 신호는 세포 발달 과정에서 세포 정체성을 조절하는 데 중요한 역할을 하며, 일정한 에너지적 주파수는 어떤 세포가 피부세포로, 혹은 망막세포로 분화할 수 있도록 신호를 보낸다. 이러한 에너지적 주파수가 세포에 고유한 정체성과 '영혼'을 부여하며, 각 세포가 신체의 다양한 조직을 형성하도록 이끈다.

세포는 저마다 목표를 가지고 있어서 그것을 이루기 위해 힘을 합친다. 세포는 행동해 문제를 해결하고, 다른 세포를 설득해 이쪽에 힘을 보태게 한다. 반면에 자신의 진정한 정체성을 잃은 세포는 더 이상 자신이 어디에 속하는지 알지 못한다. 이런 세포는 암세포가 될 수 있다. 다양한 장기조직에 파고들어 온몸에 대혼란을 일으킨다. 세포가 건강하려면 목적을 망각하지 말아야 하듯, 사람도 똑같다. 우리는 나만의 에너지 주파수를 따라가야 한다. 그래야 내가 마땅히 되어야 할 사람이 되고 내가 가진 잠재력을 실현할 수 있다.

도파민, 세로토닌, 옥시토신의 지혜는 길잡이 역할을 해 우리가 나만의 주파수로 돌아가게 한다. 내 모든 것이 나만의 신성한 리듬에 맞춰 맥동하도록 한다.

누군가 방에 들어왔는데 순식간에 공간 전체의 기운이 달라지는 걸 느낀 적이 있을 것이다. 말 한마디 나누지 않고 특별한 일도 없다. 그저 방 안에 사람이 하나 늘었을 뿐이다. 그런데도 그들의 에너지가 당신을 평온하게 만들고 그들의 살갗에 묻어나는 편안함이 같은 공간에 있는 당신의 성장을 부채질한다.

사람은 자신의 주파수에 충실할 때 창의력을 폭발시켜 더 큰 목표를 실현할 수 있다. 자기 자신에게 솔직하고 마음의 리듬에 맞춰 춤을 출 때 만나야 할 사람들은 서로를 알아볼 수 있다. 만약 내가 아닌 무언가가 되려고 한다면 자기 자신과 싸우는 꼴밖에 안 된다.

내면의 자아와 합치하고 자신의 근원에 가 닿으면 존재 방식이 달라진다. 마음은 편안하고, 주변 사람뿐만 아니라 주변의 모든 존재와 유대감을 느낀다. 사랑 호르몬은 균형을 이루면, 자신만의 고유한 주파수로 진동하며 환하게 빛난다. 이것이 사랑 호르몬의 치유력이다.

| 나가는 글 |

 사랑 호르몬이 균형을 이루면 인생에 더 많은 마법이 일어난다. 영혼이 나아갈 방향을 알고, 그 의미 있는 길을 걸으면 도파민이 꾸준히 분비된다. 활력과 만족감을 느끼면서 평화와 신뢰가 주변을 채운다. 마음은 부드럽고 열려 있고, 자신을 보호하는 경계는 세우면서도 타인과 소통을 막아왔던 벽은 허문다. 자신이 올바른 위치에 있고, 해야 할 일을 하고 있다는 신비로운 확신을 내면에서 느낀다. 그 상태에서는 타인의 도움이 자연스럽게 찾아온다. 자신을 있는 그대로 드러낼 때, 삶은 자연스럽게 필요한 만남과 도움을 불러온다.
 도파민, 세로토닌, 옥시토신이 나 자신에게 던지는 물음에 귀 기울

이는 법을 알게 됐을 때, 나는 스스로를 정해진 틀에 얽맬 필요가 없다는 걸 깨달았다. 그런 틀은 애초에 존재하지 않는다. 사랑 호르몬이 균형을 이루면 더 이상 두려움에 끌려다니지 않게 된다. 그 대신 영혼이 길을 안내해 더 많은 에너지가 흐르게 한다.

  10년 전 도파민, 세로토닌, 옥시토신에 관한 연구를 처음 시작했을 때 나는 균형 있게 흐르는 사랑 호르몬이 중독 행동을 예방할 수 있다는 가설을 세웠었다. 그런 한편 일단 중독자가 되면 영원히 중독에서 빠져나올 수 없다는 생각도 했다. 그러나 나는 직접 겪고 나서야 내 생각이 틀렸음을 배웠다. 중독 행동의 근원을 이해하면 누구나 달라질 수 있다. 균형을 잃고 위태롭게 살았던 지난날의 내 모습을 되돌아보면 마치 완전히 딴사람처럼 느껴진다. 거의 기적이라고 할 만한 변화다. 지금은 당시의 중독적 충동과 자기파괴적 행동이 모두 사라졌다. 이런저런 심리적 증상과 허리 통증도 말끔하게 없어졌다. 나는 확실히 달라졌고 이 경험을 바탕으로 한 내 연구가 임상 현장에서 실제 중독 치료에 활용된다는 이야기를 들으면 기쁘기 그지없다. 사랑 호르몬의 힘이 의학을 진짜로 움직이고 있는 것이다!

  나는 당신도 마음이 진실로 즐거워하는 길을 과감하게 따라가면 전에는 감히 꿈꾸지 못했던 곳에 이를 거라고 확신한다. 그곳에는 마법 같은 세상이 펼쳐진다. 그곳에서는 앞으로 나아고자 더 이상 스스로를 독촉하거나 강제로 잡아끌 필요가 없다. 모든 일이 앞뒤가 딱딱 맞아 물 흐르듯 일어난다. 여기저기서 동시성을 체험하고 소소한 기적이 불쑥불쑥 우리를 찾아온다.

사랑 호르몬의 지혜에 귀를 기울이면 내면의 항법 시스템이 구축된다. 이 항법 시스템은 잘못된 출구로 빠져 타인의 길에 완전히 들어섰다고 느낄 때도 자신만의 올바른 길로 돌아가도록 도와준다. 사랑 호르몬이 나 자신으로 돌아가는 길잡이가 되어주며, 그렇게 사랑 안에서 살아가면 이 사랑이 더 많은 마법을 불러온다.

도파민, 세로토닌, 옥시토신 등 사랑 호르몬이 지속 가능한 방식으로 균형 있게 분비되면 뇌의 가소성이 어느 때보다도 높아진다. '사랑 안에서 사는 법'을 법을 배우면, 누구든지 자신의 뇌를 변화시키고 본래 모습에 가까워질 수 있다.

물론, 내면의 자아와 합치하고 사랑 호르몬이 균형 있게 흐르는 삶을 사는 법을 깨친다고 해서 앞으로의 인생이 평탄하기만 할 거라는 의미는 아니다. 나도 사랑 호르몬 덕분에 심신의 증상이 사라지고 삶을 보다 편안하고 즐거운 마음으로 의미 있게 살게 됐지만, 자고로 인생에는 정체된 순간이 없다. 아닌 게 아니라 지금도 나는 가끔씩 길을 잃는다. 그리고 가끔은 예전의 증상이 다시 스멀스멀 올라올 때가 있다. 그러나 지금의 나는 이런 신호가 내게 조용히 속삭일 때, 그 목소리에 귀 기울이는 법을 안다. 예전처럼 벽을 향해 전속력으로 돌진하는 일은 더 이상 일어나지 않는다.

균형 있는 삶에는 불균형도 포함된다. 때로는 길을 벗어나 헤매야 다시 자신의 길로 돌아올 기회가 생기며, 그 과정에서 새로운 경험과 배움, 지혜를 얻어 다른 사람들과 나눌 수 있다.

　사랑 호르몬의 균형을 맞추는 법을 배우는 것은 깊은 내면의 작업이며, 이 여정 동안 자신에게 연민을 가질 필요가 있다. 자신을 위해 더 나은 결정을 내리고, 오래된 상처를 놓아주며, 스스로를 치유하고, 활력을 주는 삶을 만들기 시작하라. 나는 당신이 정말 멋진 사람이라고 생각하며, 당신도 스스로를 그렇게 봤으면 좋겠다.

　이 책이 당신의 몸과 호르몬을 이해하는 데 도움을 주고, 자신이 왜 그렇게 행동하는지에 대해 더 깊은 연민을 갖게 했기를 바란다. 부정적인 패턴을 극복하고 번영을 위한 새로운 삶의 틀을 발견할 수 있는 도구를 얻었기를 바란다. 이 책이 당신의 영혼에 불꽃을 지펴 인생에서 가장 멋진 여정, 즉 자신의 가장 진실되고 깊으며 위대한 자아를 찾아가는 여정을 시작하게 했기를 희망한다.

　한 장 한 장 읽어가며 끝까지 함께해준 당신에게 감사드린다. 활기차고 충만하고 자신감 넘치는 당신은 우리 세상에 선물 같은 존재가 될 것이다. 그런 당신의 미래가 너무나 기대된다.

| 감사의 말 |

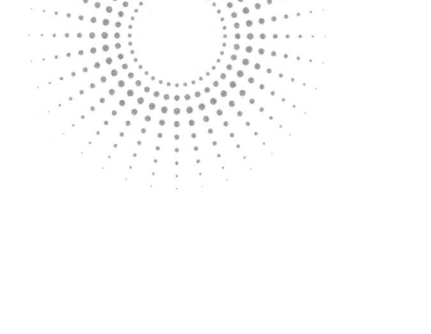

 이 책을 쓰는 동안 꿈 같은 시간을 보냈다. 전작을 준비할 땐 내내 기분이 오락가락하고 포기 직전까지 가기를 수차례 거듭했었는데 이번엔 집필 기간 내내 그렇게 편안하고 즐거울 수가 없었다. 진행이 순탄했던 건 모두 뛰어난 팀워크 덕분이다.

 출판 에이전시 알바트로스의 스웨덴 스톡홀름 사무실을 찾아갔던 날이 기억난다. 문을 열고 첫발을 내딛는 순간부터 내 집 같은 편안함을 느꼈다. 첫 미팅 후 사무실을 나설 땐 기분이 한껏 들떴다. 마침내 날 알아보고 내 비전을 이해하는 사람들을 만났다는 느낌이 들었기 때문이다. 우리는 모두 성공을 자신했고 그로부터 여러 달 뒤 책을 발행해줄 완벽한 출판사인 영국 펭귄 랜덤하우스를 만날 수 있었다. 그런 의미에서 윌리엄 크로나, 마르티나 외스털링, 모아 알벤을 비롯해 고생한 알바트로스 식구들 모두에게 감사 인사를 전한다.

더불어 이 프로젝트의 핵심 멤버 중 하나인 린다 헬리스퇴를 특별히 언급하고 싶다. 그녀의 헌신과 통찰은 가치를 매길 수 없을 만큼 귀중하다. 우리는 특별한 창작 에너지를 공유했고 전 과정에서 그녀가 곁에 있었던 것은 내게 다시 없을 축복이다. 내가 다듬지 않은 아이디어를 마구 던져도 한 팀이 된 그녀는 어김없이 잡아내 마법처럼 환골탈태시킨 뒤 돌려주곤 했다.

펭귄 랜덤하우스의 편집장 안야 헤이즈 역시 고마운 분이다. 적절한 질문을 적시에 던져준 덕에 훨씬 잘 이해되고 실용적인 글이 최종 결과물로 나올 수 있었다. 나의 서툰 글을 한 단계 끌어올려준 멋진 담당 편집자 줄리아 켈러웨이에게도 감사드린다. 그녀의 풍부한 경험과 깊은 이해력을 나는 발끝에도 따라가지 못할 것이다. 교정 작업으로 고생한 로라 머천트와 마법처럼 등장한 마케팅 전문가 해리엇 던디에게도 진심으로 감사를 전한다. 덕분에 이 책이 독자에게 닿을 수 있었다.

항상 나를 격려해주는 현명하고 멋진 친구들에게도 고맙다고 얘기하고 싶다. 내가 누굴 말하는지 알거라 믿어. 미이나 랑게와 헬렌 힐러스룀 미크셰는 문을 열고 이 책이 세상에 나오도록 힘을 보탰다.

또, 여러 해 전에 일기장에 끄적인 희망사항이 실현되어 이제는 나의 안식처가 되어주는 사랑하는 우코에게도 고마움을 표현하고 싶다. 당신은 무조건적인 사랑만 주는 게 아니라 날 빛나게 하고 내가 그걸 마침내 받아들이게 했지.

나에게 튼튼한 뿌리와 하늘을 날 날개를 물려준 우리 가족 그리고 인생에서 원하는 건 뭐든지 할 수 있다고 믿게 해준 엄마에게 무한한 감사를 드린다.

한편, 학문의 길에서 찰나나마 나와 스쳐 지났고 자신의 연구로 세상을 이롭게 변화시키고 있는 모든 연구자, 교사, 사상가에게 감사 인사를 전한다.

마지막으로 모든 우여곡절에도 삶의 목적으로 가득한 나 자신으로 돌아오도록 이끌어준 인생에 찬사를 보낸다.

| 참고자료 |

이 책의 저자와 저자활동 및 저자가 환자 치료에 사용하는 방법이 더 궁금하다면 웹사이트 www.docemilia.com을 방문하거나 인스타그램(@DocEmilia)을 팔로우해 확인할 수 있다.

| 더 읽어보기 |

도서
....

- Barrett, L. F., *How Emotions Are Made: The Secret Life of the Brain* (Houghton Mifflin Harcourt, 2017).
- Chopra, D. and Tanzi, R. E., *Super Genes: Unlock the Astonishing Power of Your DNA for Optimum Health and Well-Being* (Harmony Books, 2015).
- Dana, Deb, *Anchored: How to Befriend Your Nervous System Using Polyvagal Theory* (Sounds True, 2021).
- Fredrickson, Barbara, *Positivity: Groundbreaking research reveals how to embrace the hidden strength of positive emotions, overcome negativity, and thrive* (Crown Publishers/Random House, 2009).
- Gilbert, E., *Big Magic: Creative Living Beyond Fear* (Riverhead Books, 2015).
- Hendricks, G., *The Big Leap: Conquer Your Hidden Fear and Take Life to the Next Level* (HarperOne, 2010).
- Kaufman, S. B. and Gregoire, C., *Wired to Create: Unraveling the Mysteries of the Creative Mind* (Tarcherperigee, 2015).

- Gottfried, S., *The Autoimmune Cure: Healing the Trauma and Other Triggers That Have Turned Your Body Against You* (Harvest, 2024).
- Graziano Breuning, Loretta, *Habits of a Happy Brain* (Adams Media, 2016).
- Land, George and Jarman, Beth, *Breakpoint and Beyond: Mastering the Future Today* (HarperCollins, 1992).
- Lembke, A., *Dopamine nation: Finding balance in the age of indulgence* (Dutton Books, 2021).
- Levine, P. A., *In an Unspoken Voice: How the Body Releases Trauma and Restores Goodness* (North Atlantic Books, 2010).
- Levine, P. A., *Trauma and memory: Brain and Body in a Search for the Living Past: A Practical Guide for Understanding and Working with Traumatic Memory* (North Atlantic Books, 2015).
- Lieberman, D. and Long, M., *The Molecule of More: How a Single Chemical in Your Brain Drives Love, Sex, and Creativity – and Will Determine the Fate of the Human Race* (BenBella Books, 2018).
- Mate, G., *In the Realm of Hungry Ghosts: Close Encounters with Addiction* (North Atlantic Books, 2010).
- Mate, G., *When the Body Says No: Understanding the Stress-Disease Connection* (John Wiley & Sons, 2003).
- Ogden, P., Minton, K. and Pain, C., *Trauma and the Body: A Sensorimotor Approach to Psychotherapy* (W. W. Norton & Company, 2006).
- Ortner, N., *The Tapping Solution: A Revolutionary System for Stress-free Living* (Hay House, 2013).
- Pert, C., *Your Body is Your Subconscious Mind audiobook* (Sounds True Inc., 2004).
- Porges, S. W. and Porges, S., *Our Polyvagal World: How Safety and Trauma Shape Us* (W. W. Norton & Company, 2023).
- Porges, S. W., *The Polyvagal Theory: Neurophysiological Foundations of Emotions, Attachment, Communication, and Self-regulation* (W. W.

- Siegel, D. J. *IntraConnected: MWe (Me + We) as the Integration of Self, Identity, and Belonging* (W. W. Norton & Company, 2022).
- Swart, T., *The Source: Open Your Mind, Change Your Life* (Vermilion, 2020).

웹사이트

- Tonkin, T., 'Burnout Hits Record High' *British Medical Association (BMA)*, (2022, June 16), Retrieved from www.bma.org.uk/news-and-opinion/.
- Chasing Consciousness (2023, Oct 31). BIOELECTRICITY & THE BLUEPRINTS OF LIFE-Michael Levin PHD #49 [Audio podcast episode]. In Chasing Consciousness Podcast.
- Land, George, 'The Failure of Success', *TEDx Talks*, (TEDxTucson 2017, January 27, 2017), *The Failure of Success | George Land | TEDx-Tucson* [Video], YouTube, https://www.youtube.com/watch?v=ZfKMq-rYtnc.
- American Medical Association. (n.d.), 'What is physician burnout?', American Medical Association (*AMA*), (no date) Retrieved from https://www.ama-assn.org/practice-management/physician-health/what-physician-burnout.

| 참고문헌 |

도파민

- Allen, John, 'Creativity, the Brain, and Evolution', *Psychology Today* (2010), https://www.psychologytoday.com/gb/blog/lives-the-brain/201004/creativity-the-brain-and-evolution; https://www.

reviews.org/mobile/cell-phone-addiction/;https://www.uswitch.com/mobiles/studies/mobile-statistics/.
- Backman, Lars et al., 'Effects of Working-Memory Training on Striatal Dopamine Release', *Science* (5 Aug 2011): 718, https://science.sciencemag.org/content/333/6043/718.
- Bloomfield MA, McCutcheon RA, Kempton M, Freeman TP, Howes O., 'The effects of psychosocial stress on dopaminergic function and the acute stress response', Elife, 2019 Nov 12;8:e46797, doi: 10.7554/eLife.46797, PMID: 31711569; PMCID: PMC6850765.
- Bromberg-Martin ES, Matsumoto M, Hikosaka O., 'Dopamine in motivational control: rewarding, aversive, and alerting', *Neuron*, 2010 Dec 9;68(5): 815-34, doi: 10.1016/j.neuron.2010.11.022; PMID: 21144997; PMCID: PMC3032992.
- Bukowski, C., 'Poem to Nobody', *The Last Night of the Earth Poems* (HarperCollins, 1992).
- Carruthers, Peter, 'Human creativity: its cognitive basis, its evolution, and its connections with childhood pretence', University of Maryland (2002), https://www.jstor.org/stable/3541765.
- Chun, Ji-Won et al., 'Role of Frontostriatal Connectivity in Adolescents With Excessive Smartphone Use', *Frontiers of Psychiatry* (2018), https://doi.org/10.3389/fpsyt.2018.00437.
- Elliot, Andrew J. et al., 'Handbook of Color Psychology', *Cambridge University Press* (2015), https://www.cambridge.org/core/books/handbook-of-color-psychology/5A29A2BBA251510F1DCB9CBB746EE7D5.
- Flaherty, Alice W., 'Frontotemporal and Dopaminergic Control of Idea Generation and Creative Drive', *Journal of Comparative Neurology* (2005), https://www.ncbi.nlm.nih.gov/pmc/articles/PMC2571074/.
- Gabora, L. and Kaufman, S. B., 'Evolutionary Perspectives on Creativity', *The Cambridge Handbook of Creativity* (Cambridge University Press, 2010): 279-300, https://arxiv.org/pdf/1106.3386.pdf.

- Knecht, Stefan et al., 'Levodopa: Faster and Better Word Learning in Normal Humans', *Annals of Neurology* (2004), https://doi.org/10.1002/ana.20125.
- Mirowsky, John and Ross, Catherine E., 'Creative Work and Health', *Journal of Health and Social Behaviour* (2007), https://journals.sagepub.com/doi/10.1177/002214650704800404.
- Sharot, Tali et al., 'Dopamine Enhances Expectation of Pleasure in Humans', *Current Biology* (2009), https://www.cell.com/current-biology/fulltext/S0960-9822(09)01844-2?_returnURL=https%3A%2F%2Flinkinghub.elsevier.com%2Fretrieve%2Fpii%2FS0960982209018442%3Fshowall%3Dtrue.
- Waldinger, Robert, 'What Makes a Good Life? Lessons from the Longest Study on Happiness', *TED Talk* (2015) [video], https://youtu.be/8KkKuTCFvzI.
- Waldinger, Robert and Schulz, Marc, 'What's Love Got to Do With It? Social Functioning, Perceived Health, and Daily Happiness in Married Octogenarians', *Psychology and Aging* (2010), https://psycnet.apa.org/doi/10.1037/a0019087.
- Wise, R., 'Dopamine, learning and motivation', *Nat Rev Neurosci* 5, 483-494 (2004), https://doi.org/10.1038/nrn1406.

세로토닌

- Bennie, Jason A. et al., 'Associations between aerobic and muscle-strengthening exercise with depressive symptom severity among 17,839 U.S. adults', *Preventive Medicine* (2019): 121-127, https://doi.org/10.1016/j.ypmed.2019.02.022.
- Berger, Miles et al., 'The Expanded Biology of Serotonin', *Annual Review of Medicine* (2009): 355-366, https://doi.org/10.1146/annurev.med.60.042307.110802.
- Chun, Ji-Won et al., 'Role of Frontostriatal Connectivity in

- Adolescents With Excessive Smartphone Use', *Frontiers of Psychiatry* (2018), https://doi.org/10.3389/fpsyt.2018.00437.
- Corliss, Julie, 'Mindfulness meditation may ease anxiety, mental stress', *Harvard Health Publishing* (2014), https://www.health.harvard.edu/blog/mindfulness-meditation-may-ease-anxiety-mental-stress-201401086967.
- Davidson, Richard J. et al., 'Alterations in Brain and Immune Function Produced by Mindfulness Meditation', *Psychosomatic Medicine* (2003), https://doi.org/10.1097/01.psy.0000077505.67574.e3.
- Dias, B. G., and Ressler, K. J., 'Parental olfactory experience influences behavior and neural structure in subsequent generations', *Nature Neuroscience*, 17(1), 89-96, (2014) https://doi.org/10.1038/nn.3594.
- Drouin, Michelle et al., 'Phantom vibrations among undergraduates. Prevalence and associated psychological characteristics', *Computers in Human Behavior* (2012): 1, 490-1,496, https://www.sciencedirect.com/science/article/pii/S0747563212000799.
- Field, Tiffany et al., 'Cortisol decreases and serotonin and dopamine increase following massage therapy', *International Journal of Neuroscience* (2004): 1397-1413, https://doi.org/10.1080/00207450590956459.
- Greenfield, David, 'Tips for Electronic Etiquette and Mindful Technology Use', The Center for Internet and Technology Addiction, 2017.
- Goyal, Madhav et al., 'Meditation Programs for Psychological Stress and Well-being. A Systematic Review and Meta-analysis', *JAMA Internal Medicine* (2014): 357-368, https://jamanetwork.com/journals/jamainternalmedicine/fullarticle/1809754.
- Inagaki, Tristen et al., 'The Neurobiology of Giving Versus Receiving Support: The Role of Stress-Related and Social Reward-Related Neural Activity', *Psychosomatic Medicine* (2016): 443-453, https://doi.org/10.1097/PSY.0000000000000302.

- Inagaki, Tristen et al., 'Neural Correlates of Giving Social Support: Differences Between Giving Targeted Versus Untargeted Support', *Psychosomatic Medicine* (2018): 724–732, https://doi.org/10.1097/PSY.0000000000000623.
- Killingsworth, Matthew and Gilbert, Daniel, 'A Wandering Mind is an Unhappy Mind', *Science* (12 November 2010): 932, www.sciencemag.org/cgi/content/full/330/6006/932/DC1; http://www.danielgilbert.com/killingsworth%20&%20gilbert%20(2010).pdf.
- Kiser, Dominik et al., 'The reciprocal interaction between serotonin and social behaviour', *Neuroscience & Biobehavioral Reviews* (2012), https://doi.org/10.1016/j.neubiorev.2011.12.009.
- Korb, Alex, 'Marshmallows and Monoamines: The neurochemistry of willpower', *Psychology Today* (2011), https://www.psychologytoday.com/us/blog/prefrontal-nudity/201110/marshmallows-and-monoamines.
- Kurtz, Jaime & Lyubomirsky, Sonja, 'Toward a durable happiness. Kirjassa Praeger perspectives', *Positive psychology: Exploring the best in people*, Vol. 4, Pursuing human flourishing, Praeger Publishers/Greenwood Publishing Group, 2008.
- Lawton, Ricky N et al., 'Does volunteering make us happier, or are happier people more likely to volunteer? Addressing the problem of reverse causality when estimating the wellbeing impacts of volunteering', *Journal of Happiness Studies* (2020): 599–624, https://doi.org/10.1007/s10902-020-00242-8.
- Ma, Xiao et al., 'The Effect of Diaphragmatic Breathing on Attention, Negative Affect and Stress in Healthy Adults', *Frontiers of Psychology* (2017), https://doi.org/10.3389/fpsyg.2017.00874.
- Moran, Rosalyn et al., 'The Protective Action Encoding of Serotonin Transients in the Human Brain', *Neuropsychopharmacology* (2018), https://www.nature.com/articles/npp2017304.
- Nummenmaa, Lauri, Tunnekirjasto: Kuinka tunteet tekevat meista

ihmisiä. Tammi, 2019, ISBN 9789520405946.
- Qin, Dongdong et al., 'Prolonged secretion of cortisol as a possible mechanism underlying stress and depressive behaviour', *Nature Scientific Reports* (22 June 2016), https://www.nature.com/articles/srep30187.
- Ramirez, Steve et al., 'Activating positive memory engrams suppresses depression-like behaviour', *Nature* (17 June 2015): 335-339, https://www.nature.com/articles/nature14514.
- Saxbe, Darby E. and Repetti, Rena, 'No Place Like Home: Home Tours Correlate With Daily Patterns of Mood and Cortisol', *Personality and Social Psychology Bulletin* (2009), http://psp.sagepub.com/content/36/1/71.
- Schwartz, Carolyn E. and Sendor, Rabbi Meir, 'Helping others helps oneself: response shift effects in peer support', *Social Science & Medicine* (1999): 1563-1575, https://www.sciencedirect.com/science/article/abs/pii/S0277953699000490.
- University of Pennsylvania, 'Social media use increases depression and loneliness', (2018), https://penntoday.upenn.edu/news/social-media-use-increases-depression-and-loneliness.
- Sundman, Ann-Sofie et al., 'Long-term stress levels are synchronized in dogs and their owners', *Scientific Reports* (2019), https://www.nature.com/articles/s41598-019-43851-x.
- Tabassum, Faiza et al., 'Association of volunteering with mental well-being: a lifecourse analysis of a national population-based longitudinal study in the UK', *BMJ Open* (2016), http://dx.doi.org/10.1136/bmjopen-2016-011327.
- Tafet, Gustavo E. et al., 'Correlation between cortisol level and serotonin uptake in patients with chronic stress and depression', *Cognitive, Affective, & Behavioral Neuroscience* (2001): 388-393, https://doi.org/10.3758/CABN.1.4.388.
- Tawakol, Ahmed et al., 'Relation between resting amygdalar activity

- and cardiovascular events: a longitudinal and cohort study', *The Lancet* (2017), https://doi.org/10.1016/S0140-6736(16)31714-7.
- Virginia Tech: 'Keep calm and carry on; Scientists make first serotonin measurements in humans', *Medicalxpress* (30 April 2018), https://medicalxpress.com/news/2018-04-calm-scientists-serotonin-humans.html.

옥시토신

- Affective touch and its effects on the oxytocin system, Research Project between 2015-2020, University of Skovde/School of Health Sciences, https://www.his.se/en/research/digital-health-research-dhear/translational-medicine-trim/affective-touch-and-its-effects-on-the-oxytocin-system/.
- Algoe, S. B., & Way, B. M., 'Evidence for a role of the oxytocin system, indexed by genetic variation in CD38, in the social bonding effects of expressed gratitude', *Social Cognitive and Affective Neuroscience* (2014), 1855-1861, https://doi.org/10.1093/scan/nst182.
- Boer, D., & Abubakar, A., 'Music listening in families and peer groups: benefits for young people's social cohesion and emotional well-being across four cultures', *Frontiers in Psychology* (2014), 5, 392, https://www.frontiersin.org/articles/10.3389/fpsyg.2014.00392/full.
- Bostrom, A., et al., 'Hypermethylation-associated downregulation of microRNA-4456 in hypersexual disorder with putative influence on oxytocin signalling: A DNA methylation analysis of miRNA genes', *Epigenetics* (2019), 145-160, https://www.tandfonline.com/doi/10.1080/15592294.2019.1656157.
- Brooks, A. C., 'Choose to be grateful, It will make you happier', *The New York Times* (2015), https://www.nytimes.com/2015/11/22/opinion/sunday/choose-to-be-grateful-it-will-make-you-happier.html.
- Dias, B. G., & Ressler, K. J., 'Holotropic breathwork: A review of the

literature', *Journal of Psychoactive Drugs* (2013), 307-316, https://doi.org/10.1080/02791072.2013.847355.
- Domes, G., et al., 'Oxytocin promotes facial emotion recognition and amygdala reactivity in adults with Asperger syndrome', *Neuropsychopharmacology* (2013), 2234-2241. https://www.nature.com/articles/npp2013254.
- Emmons, R. A., *Thanks! How practicing gratitude can make you happier* (2008), Houghton Mifflin Company, ISBN: 9780547085739
- Fox, G. R., et al., 'Neural correlates of gratitude', *Frontiers in Psychology*, (2015), 1491, https://doi.org/10.3389/fpsyg.2015.01491.
- Gallup, A. C., & Church, A. M., 'The effects of intranasal oxytocin on contagious yawning', *Neuroscience Letters* (2015), 13-16, https://www.sciencedirect.com/science/article/abs/pii/S0304394015301336.
- Grant, Adam & Gino, Francesca., 'A little thanks goes a long way: Explaining why gratitude expressions motivate prosocial behavior', *Journal of Personality and Social Psychology* (2010), https://doi.org/10.1037/a0017935.
- Grewen, Karen M. et al., 'Effects of partner support on resting oxytocin, cortisol, norepinephrine, and blood pressure before and after warm partner contact', *Psychosomatic Medicine* (2005), 531-538, https://journals.lww.com/psychosomaticmedicine/Abstract/2005/07000/Effects_of_Partner_Support_on_Resting_Oxytocin,.4.aspx.
- Experimental Biology, 'How walking benefits the brain: Researchers show that foot's impact helps control, increase the amount of blood sent to the brain', *ScienceDaily* (2017), www.sciencedaily.com/releases/2017/04/170424141340.htm.
- Klein, Laura., 'All You Need is Love, Gratitude, and Oxytocin', *Greater Good Magazine* (2014), The Greater Good Science Center at the University of California, Berkeley, https://greatergood.berkeley.edu/article/item/love_gratitude_oxytocin.

- Kok, Bethany E. et al., 'How Positive Emotions Build Physical Health: Perceived Positive Social Connections Account for the Upward Spiral Between Positive Emotions and Vagal Tone', *Psychological Science* (2013), https://journals.sagepub.com/doi/10.1177/0956797612470827.
- Koole, Sander L. et al., 'Embodied Terror Management: Interpersonal Touch Alleviates Existential Concerns Among Individuals With Low Self-Esteem', *Psychological Science* (2013), https://journals.sagepub.com/doi/10.1177/0956797613483478.
- Kosfeld, Michael et al., 'Oxytocin increases trust in humans', *Nature* (2005), 673–676, https://www.nature.com/articles/nature03701.
- Lambert, Nathaniel M. et al., 'Benefits of expressing gratitude: expressing gratitude to a partner changes one's view of the relationship', *Psychological Science* (2010), https://doi.org/10.1177/0956797610364003.
- Langer, E. J., *The Mindful Body* (2023), Ballantine Books.
- Lawson, Elizabeth A., 'The effects of oxytocin on eating behaviour and metabolism in humans', *Nature Reviews Endocrinology* (2017), 700–709, https://www.nature.com/articles/nrendo.2017.115.
- Le Dorze, C., et al., 'Emotional remodelling with oxytocin durably rescues trauma-induced behavioral and neuromorphological changes in rats: a promising treatment for PTSD', *Translational Psychiatry* (2020), https://www.nature.com/articles/s41398-020-0714-0.
- Light, K. C., et al., 'More frequent partner hugs and higher oxytocin levels are linked to lower blood pressure and heart rate in premenopausal women', *Biological Psychology* (2005), https://www.ncbi.nlm.nih.gov/pubmed/15740822/.
- Love, T. M., 'Oxytocin, motivation and the role of dopamine', *Pharmacology Biochemistry and Behavior* (2014), 49-60, https://doi.org/10.1016/j.pbb.2013.06.011.
- Lyubomirsky, S., et al., 'Pursuing happiness: The architecture of sustainable change', *Review of General Psychology* (2005), https://

journals.sagepub.com/doi/10.1037/1089-2680.9.2.111.
- Mills, P., et al., 'The role of gratitude in spiritual well-being in asymptomatic heart failure patients', *Spirituality in Clinical Practice* (2015), https://psycnet.apa.org/doi/10.1037/scp0000050.
- Nagasawa, M., et al., 'Oxytocin-gaze positive loop and the coevolution of human-dog bonds', *Science* (2015), 333-336, https://science.sciencemag.org/content/348/6232/333.
- Nelson, C. A., Fox, N. A., & Zeanah, C. H., 'Romania's abandoned children: Deprivation, brain development, and the struggle for recovery', (Harvard University Press, 2014).
- Payne Bennett, M., & Lengacher, C., 'Humor and laughter may influence health, III: Laughter and health outcomes', *Evidence-based Complementary and Alternative Medicine* (2008), https://www.ncbi.nlm.nih.gov/pmc/articles/PMC2249748/.
- Peltola, M. J., et al., 'Oxytocin promotes face-sensitive neural responses to infant and adult faces in mothers', *Psychoneuroendocrinology* (2018), 261-280, https://www.sciencedirect.com/science/article/pii/S0306453017311927.
- Popova, M., 'Leonard Bernstein on cynicism, instant gratification, and why paying attention is a countercultural act of courage and resistance', *Brainpickings* (2016), https://www.brainpickings.org/2016/10/03/dinner-with-lenny-leonard-bernstein-jonathan-cott/.
- Purves, Dale et al., 'Physiological Changes Associated with Emotion', *Neuroscience. Sinauer Associates* (2001), https://www.ncbi.nlm.nih.gov/books/NBK10829/.
- Richards, Sabrina, 'Pleasant to the Touch', *The Scientist* (2012), https://www.the-scientist.com/pleasant-to-the-touch-40534.
- Shea, Molly, 'The 7 Types of Rest You Need to Actually Feel Recharged', *Shine*, 2019, https://psnews.com.au/seven-types-of-rest-what-people-actually-need-to-feel-recharged/44780/.
- Strean, William B., 'Laughter prescription', *Canadian family physician*

(2009), https://www.ncbi.nlm.nih.gov/pmc/articles/PMC2762283/.
- Sundman, Ann-Sofie et al., 'Long-term stress levels are synchronized in dogs and their owners', *Scientific Reports* (2019), https://www.nature.com/articles/s41598-019-43851-x.
- 'The Science of Gratitude. A white paper prepared for the John Templeton Foundation by the *Greater Good Science Center* at UC Berkeley', Greater Good Science Center (2018), https://ggsc.berkeley.edu/images/uploads/GGSC-JTF_White_Paper-Gratitude-FINAL.pdf.
- Tjew A Sin, Mandy and Koole, Sander L., 'That human touch that means so much: Exploring the tactile dimension of social life', *The Inquisitive Mind* (2013), https://www.in-mind.org/article/that-human-touch-that-means-so-much-exploring-the-tactile-dimension-of-social-life.
- Tolle, E., *The Power of Now: A guide to spiritual enlightenment* (New World Library, 1999)
- Tronick, Edward, 'Still Face Experiment', *University of Massachusetts Boston*, YouTube (2009), https://www.youtube.com/watch?v=vmE3NfB_HhE.
- Tuomi, Janne, 'The effects of Whole-Body Vibration therapy on patients with primary insomnia', *University of Helsinki* (2016), https://helda.helsinki.fi/handle/10138/159913.
- Uvnäs-Moberg, Kerstin et al., 'Self-soothing behaviors with particular reference to oxytocin release induced by non-noxious sensory stimulation', *Frontiers in Psychology* (2015), https://www.frontiersin.org/articles/10.3389/fpsyg.2014.01529/full.
- Uvnäs-Moberg, Kerstin and Petersson, Maria, 'Oxytocin, a mediator of anti-stress, well-being, social interaction, growth and healing', *Z Psychosom Med Psychother* (2005), https://pubmed.ncbi.nlm.nih.gov/15834840/.
- World Health Organization, 'WHO launches commission to foster social connection' (2023), https://www.who.int/groups/commission-

on-social-connection.
- White, Mathew P. et al., 'Spending at least 120 minutes a week in nature is associated with good health and wellbeing', *Scientific Reports* (2019), https://rdcu.be/b3K5P.
- Wong, Joel and Brown, Joshua: 'How Gratitude Changes You and Your Brain', *Greater Good Magazine*, The Greater Good Science Center at the University of California, Berkeley (2017), https://greatergood.berkeley.edu/article/item/how_gratitude_changes_you_and_your_brain.
- Zahn, Roland et al., 'The Neural Basis of Human Social Values: Evidence from Functional MRI', Cerebral Cortex (2008): 276-283, https://doi.org/10.1093/cercor/bhn080.
- Zak, Paul J., 'The Neuroscience of Trust', *Harvard Business Review* (2017), https://hbr.org/2017/01/the-neuroscience-of-trust.
- Zak, Paul J., 'Trust, morality - and oxytocin?', *TEDGlobal* (2011), https://www.ted.com/talks/paul_zak_trust_morality_and_oxytocin.
- Uvnäs-Moberg, Kerstin and Petersson, Maria, 'Oxytocin, a mediator of anti-stress, well-being, social interaction, growth and healing', *Zeitschrift für Psychosomatische Medizin und Psychotherapie* (2015), https://www.vr-elibrary.de/doi/10.13109/zptm.2005.51.1.57.

옮긴이 최가영
서울대학교 약학대학원을 졸업하였다. 현재 번역 에이전시 엔터스코리아에서 과학 및 의학 분야 출판 전문 번역가로 활동하고 있다. 주요 역서로는 『게놈 오디세이』, 『다윈에서 데리다까지』, 『나이듦에 관하여』, 『효소』, 『꿀꺽, 한 입의 과학』 등 다수가 있다.

프린키피아 005
호르몬 혁명

1판 1쇄 인쇄 2025년 9월 22일
1판 1쇄 발행 2025년 10월 20일

지은이 에밀리아 부오리살미
옮긴이 최가영
감수 이시형
펴낸이 김영곤
펴낸곳 (주)북이십일 21세기북스

정보개발팀장 이리현
정보개발팀 이수정 현미나 이지윤 양지원
마케팅 김설아
외주편집 신혜진 **디자인 표지** 문성미 **본문** 이슬기
영업팀 정지은 장철용 강경남 황성진 김도연 이민재 한충희 남정한
해외기획팀 최연순 소은선 홍희정
제작팀 이영민 권경민

출판등록 2000년 5월 6일 제406-2003-061호
주소 (10881) 경기도 파주시 회동길 201(문발동)
대표전화 031-955-2100 **팩스** 031-955-2151 **이메일** book21@book21.co.kr

KI신서 13818
ⓒ 에밀리아 부오리살미, 2025
ISBN 979-11-7357-528-0 03510

(주)북이십일 경계를 허무는 콘텐츠 리더

21세기북스 채널에서 도서 정보와 다양한 영상자료, 이벤트를 만나세요!
페이스북 facebook.com/21cbooks **블로그** blog.naver.com/21c_editors
인스타그램 instagram.com/jiinpill21 **홈페이지** www.book21.com
유튜브 youtube.com/book21pub

책값은 뒤표지에 있습니다.
이 책 내용의 일부 또는 전부를 재사용하려면 반드시 (주)북이십일의 동의를 얻어야 합니다.
잘못 만들어진 책은 구입하신 서점에서 교환해드립니다.

프린키피아

과학적 사고의 씨앗

프린키피아(Principia)는 '시작, 기초, 원리'를 의미하는 라틴어로, 프린키피아 시리즈는 모든 지식의 기초이자 근원인 과학을 탐구하고 세상이 돌아가는 원리를 알고자 하는 독자를 위한 교양 과학 시리즈입니다.

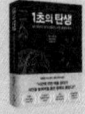

01 1초의 탄생
해시계부터 원자시계까지 시간 측정의 역사

채드 오젤 지음 | 김동규 옮김 | 김범준 감수 | 492쪽 | 28,000원

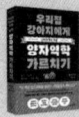

02 우리집 강아지에게 양자역학 가르치기
나의 첫 양자 수업

채드 오젤 지음 | 이덕환 옮김 | 348쪽 | 22,000원

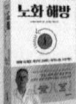

03 노화 해방
생체 시계를 거꾸로 돌리는 저속노화 프로젝트

장 마르크 르메트르 지음 | 김모 옮김 | 정희원 감수 | 288쪽 | 19,900원

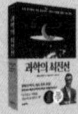

04 과학의 최전선
노화 연구에서 우주 탐사까지, 인류의 미래를 향한 지적 여행

패트릭 크래머 지음 | 강영옥 옮김 | 노도영 감수 | 412쪽 | 25,000원